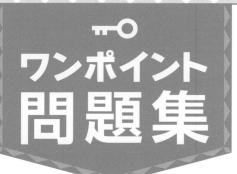

ワンポイント問題集

生理学

人体の構造と機能

内田勝雄
山形県立保健医療大学
名誉教授

松本　裕
東海大学医学部
看護学科講師

片野由美
山形大学名誉教授

SCIO
Publishers Inc.
サイオ出版

******************* **は じ め に** *******************

　生理学は、医療関係の大学、短大、専門学校などで必須の科目で、それぞれの医療資格の国家試験でも生理学関係の問題が多く出題されている。本書の筆者の片野および内田は生理学の教科書として、項目ごとに見開き2ページを当て、左ページに図表、右ページに解説という形式で要点をまとめた『新訂版　図解ワンポイント生理学』を2015年に株式会社サイオ出版から出版した。その本では、コンセプトとして、「一見関係ないように思える事項の根底にある普遍性に気付く」ことをあげた。たとえば、圧−容量曲線が心臓と肺で横軸、縦軸が逆になっていて、圧−容量曲線の勾配が心臓では硬さ（elasticity）、肺では柔らかさ（compliance）を示すが、曲線で囲まれる面積はそれぞれ心臓および肺の仕事である。また、クリアランスは生理学を学ぶ学生にとってわかりにくい概念の1つであるが、クリアランスを求める式は心拍出量と酸素摂取量を結びつけるFickの原理と類似（アナロジー）がある。発熱時の「熱負債」と運動時の酸素負債の間にも類似性がある。アメリカの教育学者Boyerは、大学教員がもつべき4つの学識（スカラーシップ）として、発見の学識、教育の学識、応用の学識および統合の学識をあげている。個々の事項を覚えることで精一杯の学生に、「一見関係ないように思える事項の根底にある普遍性」を気づかせることは正に統合の学識だと思う（内田勝雄：統合の学識によるサイエンス・ミニマム教育、山形保健医療研究、13: 1-6、2010）。

　サイオ出版から「ワンポイント問題集」シリーズとして『ワンポイント問題集　解剖学』および『ワンポイント問題集　病理学』が出ている。今回、そのシリーズの1つとして『ワンポイント問題集　生理学』が企画された。本書は「問題集」として以下の特色を意識してまとめた。①2021年2月の第110回看護師国家試験の問題を含め、看護師国家試験の過去問を中心に、理学療法士、作業療法士および管理栄養士国家試験の過去問からも特色ある問題を選んだ、②すべての過去問に正解と共に解説を付け、必要な箇所には『新訂版　図解ワンポイント生理学』の関連ページを示した、③看護師国家試験の計算問題を「輸液に関する問題」「希釈液に関する問題」および「酸素ボンベに関する問題」に分けて、解法を解説した、④過去問とは別に、知識の整理のために『新訂版　図解ワンポイント生理学』の各章に対応した穴埋め問題も作成した、⑤『新訂版　図解ワンポイント生理学』と同様に詳しい索引を付け、重要語の用語集としても役立つようにした。

　本書を執筆するにあたり、株式会社サイオ出版の中村雅彦氏をはじめ編集担当の皆さまのご協力をいただきましたことに厚く感謝を申し上げます。

2021年7月

内田　勝雄
松本　　裕
片野　由美

Contents

はじめに …………………………………………………………………………………………… 3

Chapter 1 細胞の基本機能　　　　　　　内田勝雄・片野由美・松本裕　10

問題1　細胞、組織、器官、器官系の関係 … 10
問題2　細胞の構造 ……………………………… 10
問題3　細胞膜の機能 …………………………… 11
問題4　細胞小器官の機能 …………………… 12
問題5　核の機能 ………………………………… 13
問題6　タンパク質の合成 …………………… 14
問題7　体液 ……………………………………… 14

問題8　体液の電解質組成 …………………… 15
問題9　拡散と浸透 ……………………………… 16
問題10　等張液、高張液、低張液 ………… 16
問題11　非脂溶性物質を通す特殊な機構 …… 17
問題12　興奮の発生と興奮の伝導 ………… 18
問題13　シナプス伝達 ………………………… 20

Chapter 2 骨格筋の機能　　　　　　　　内田勝雄・片野由美・松本裕　22

問題1　筋肉の種類 ……………………………… 22
問題2　骨格筋の構造 …………………………… 23
問題3　骨格筋の機能 …………………………… 24
問題4　骨格筋の収縮と弛緩 ………………… 25
問題5　心筋の特徴と収縮と弛緩 ………… 26
問題6　平滑筋の特徴と型 …………………… 27
問題7　平滑筋の収縮と弛緩 ………………… 27

問題8　cAMPによる心筋収縮力増大と平滑筋
　　　　弛緩作用のメカニズム ……………… 28
問題9　筋収縮の基本の型 …………………… 28
問題10　等尺性収縮と等張性収縮 ………… 29
問題11　骨格筋収縮のエネルギー源 ……… 30
問題12　筋肉の疲労 …………………………… 30

Chapter 3 神経系の機能　　　　　　　　内田勝雄・片野由美・松本裕　31

問題1　神経系の分類と働き ………………… 31
問題2　ニューロンの構造と働き ………… 31
問題3　有髄神経線維の構造と特徴 ……… 32
問題4　神経系の情報伝達方法 ……………… 33
問題5　脳の構造と機能 ……………………… 34
問題6　大脳辺縁系の機能 …………………… 35
問題7　大脳皮質の機能的区分 ……………… 35
問題8　脳幹 ……………………………………… 36
問題9　脳幹網様体と小脳 …………………… 37
問題10　脳室と脳脊髄液 …………………… 38

問題11　脳波とは ……………………………… 38
問題12　レム睡眠とノンレム睡眠 ………… 40
問題13　脊髄 ……………………………………… 40
問題14　脊髄反射 ……………………………… 41
問題15　脳神経 ………………………………… 42
問題16　脊髄神経 ……………………………… 43
問題17　交感神経系と副交感神経系 ……… 44
問題18　コリン作動性受容体 ……………… 45
問題19　アドレナリン作動性受容体 ……… 45
問題20　交感神経系の血圧調節 …………… 46

Chapter 4 血液と生体防御
内田勝雄・片野由美・松本裕 47

問題1　血液の成分 …………………………… 47
問題2　血清と血漿 …………………………… 47
問題3　各血球の役割 ………………………… 48
問題4　血球の産生（造血） ………………… 48
問題5　赤血球 ………………………………… 48
問題6　ヘモグロビン ………………………… 49
問題7　ヘモグロビンの働き ………………… 50
問題8　ヘモグロビン（Hb）量（ヘモグロビン
　　　　濃度、血色素量） …………………… 50
問題9　ヘモグロビンの酸素飽和度 ………… 51
問題10　ヘマトクリット（Ht）値 …………… 51
問題11　貧血の種類 …………………………… 52
問題12　貧血に用いられる指標 ……………… 52
問題13　白血球の種類 ………………………… 53
問題14　白血球の機能 ………………………… 53
問題15　サイトカイン ………………………… 54
問題16　免疫 …………………………………… 55
問題17　非特異的防御機構 …………………… 55
問題18　特異的防御機構 ……………………… 55

問題19　Tリンパ球（T細胞）の働き ……… 56
問題20　Bリンパ球（B細胞）の働き ……… 57
問題21　抗体 …………………………………… 57
問題22　抗体価 ………………………………… 58
問題23　アレルギー …………………………… 58
問題24　血小板の形態 ………………………… 58
問題25　血小板の働き－止血作用 …………… 59
問題26　血液凝固機序 ………………………… 59
問題27　血液凝固因子 ………………………… 60
問題28　線維素溶解（線溶） ………………… 60
問題29　血液凝固抑制剤（抗凝固剤） ……… 60
問題30　血液凝固試験 ………………………… 61
問題31　赤血球沈降速度（赤沈、血沈） …… 61
問題32　血栓症と塞栓症 ……………………… 61
問題33　ABO式血液型 ……………………… 62
問題34　輸血と交叉適合試験 ………………… 62
問題35　成分輸血 ……………………………… 62
問題36　Rh式血液型 ………………………… 63
問題37　白血球の型 …………………………… 63

Chapter 5 循環
内田勝雄・片野由美・松本裕 64

問題1　循環器系 ……………………………… 64
問題2　体循環 ………………………………… 64
問題3　肺循環 ………………………………… 64
問題4　心臓の構造 …………………………… 65
問題5　心臓の弁 ……………………………… 66
問題6　心筋の特性 …………………………… 67
問題7　刺激伝導系と心拍動の自動性 ……… 67
問題8　心臓のコントロール ………………… 68
問題9　心臓の活動電位 ……………………… 68
問題10　心電図の波形 ………………………… 68

問題11　不整脈 ………………………………… 69
問題12　1回拍出量と心拍出量 ……………… 70
問題13　心拍数と心音 ………………………… 70
問題14　脈拍 …………………………………… 71
問題15　心臓神経支配 ………………………… 72
問題16　心臓反射 ……………………………… 72
問題17　動脈系（大動脈、動脈、細動脈）… 73
問題18　静脈系（大静脈、静脈、細静脈）… 73
問題19　毛細血管 ……………………………… 74
問題20　冠状動脈 ……………………………… 74

Contents

問題21　血液の分配 ……………… 75

問題22　微小循環 ………………… 75

問題23　毛細血管壁を介する体液の移動 …… 75

問題24　血流変動の平滑化 ……… 76

問題25　収縮期血圧と拡張期血圧（弛緩期血圧）
　　　　 ……………………………… 76

問題26　血圧測定法 ……………… 77

問題27　静脈圧 …………………… 77

問題28　中心静脈 ………………… 77

問題29　静脈還流 ………………… 78

問題30　内皮細胞から産生・遊離される物質
　　　　 ……………………………… 78

問題31　血管内皮細胞障害によってもたらされ
　　　　る疾患 ……………………… 78

問題32　リンパ管 ………………… 79

問題33　リンパ液・リンパ球 …… 80

問題34　リンパ節の役割 ………… 80

問題35　浮腫 ……………………… 80

Chapter 6　呼吸　　　　　　　　　　　　　　　内田勝雄　81

問題1　呼吸と呼吸器系 …………… 81

問題2　気道の構造 ………………… 81

問題3　肺実質と肺間質 …………… 82

問題4　主な呼吸筋 ………………… 82

問題5　横隔膜 ……………………… 83

問題6　肋間筋 ……………………… 83

問題7　腹式呼吸と胸式呼吸 ……… 84

問題8　肺サーファクタント ……… 84

問題9　新生児呼吸窮迫症候群 …… 84

問題10　換気力学 ………………… 85

問題11　弾性抵抗と粘性抵抗 …… 85

問題12　4つの基本量 …………… 85

問題13　4つの基本容量 ………… 86

問題14　スパイロメトリー ……… 86

問題15　1秒率と閉塞性肺疾患 … 87

問題16　％肺活量と拘束性肺疾患 … 87

問題17　フロー・ボリューム曲線 … 88

問題18　肺胞気のO_2およびCO_2分圧を推定する
　　　　肺胞気式 ………………… 88

問題19　肺胞気-動脈血O_2分圧較差（$AaDo_2$）
　　　　の成因 …………………… 89

問題20　pHの維持 ……………… 89

問題21　アシドーシスを防ぐ肺と腎臓 … 90

問題22　呼吸不全と動脈血O_2分圧 ………… 90

Chapter 7　消化吸収　　　　　　　　　　　　　内田勝雄　91

問題1　消化管壁の構造 …………… 91

問題2　消化管の内在神経系 ……… 91

問題3　消化管の構造 ……………… 92

問題4　消化管の括約筋 …………… 93

問題5　咀嚼 ………………………… 93

問題6　嚥下 ………………………… 93

問題7　嚥下困難 …………………… 94

問題8　胃底腺の分泌物 …………… 94

問題9　胃酸分泌の促進および抑制因子 …… 95

問題10　消化性潰瘍 ……………… 96

問題11　小腸における2段階消化 … 96

問題12　栄養素の消化吸収 ……… 96

問題13　小腸粘膜の表面積 ……… 97

問題14　脂質の消化吸収 ………… 98

問題15　リポタンパク質 ‥‥‥‥‥‥ 98
問題16　胆汁酸の腸肝循環 ‥‥‥‥‥ 98
問題17　ビリルビンと黄疸 ‥‥‥‥‥ 99
問題18　胆石 ‥‥‥‥‥‥‥‥‥‥‥ 99

問題19　オッディの括約筋 ‥‥‥‥‥ 100
問題20　大腸の働き ‥‥‥‥‥‥‥‥ 100
問題21　排便反射 ‥‥‥‥‥‥‥‥‥ 100
問題22　便秘 ‥‥‥‥‥‥‥‥‥‥‥ 101

Chapter 8 栄養と代謝　　　　　　内田勝雄　102

問題1　栄養素 ‥‥‥‥‥‥‥‥‥‥ 102
問題2　糖質 ‥‥‥‥‥‥‥‥‥‥‥ 102
問題3　脂質 ‥‥‥‥‥‥‥‥‥‥‥ 103
問題4　タンパク質 ‥‥‥‥‥‥‥‥ 103
問題5　異化反応（代謝） ‥‥‥‥‥ 104
問題6　同化反応 ‥‥‥‥‥‥‥‥‥ 104
問題7　解糖系 ‥‥‥‥‥‥‥‥‥‥ 105
問題8　糖新生 ‥‥‥‥‥‥‥‥‥‥ 105

問題9　ヘキソキナーゼとグルコキナーゼ
　　　 ‥‥‥‥‥‥‥‥‥‥‥‥‥‥ 105
問題10　TCA回路 ‥‥‥‥‥‥‥‥‥ 106
問題11　細胞内呼吸 ‥‥‥‥‥‥‥‥ 106
問題12　ビタミンB_1の関与 ‥‥‥‥ 107
問題13　オキサロ酢酸補充経路 ‥‥‥ 107
問題14　電子伝達系（酸化的リン酸化） ‥‥ 107
問題15　脱共役 ‥‥‥‥‥‥‥‥‥‥ 108

Chapter 9 体温とその調節　　　　　内田勝雄　109

問題1　代謝による熱産生 ‥‥‥‥‥ 109
問題2　ふるえと非ふるえによる熱産生 ‥‥ 109
問題3　熱放散 ‥‥‥‥‥‥‥‥‥‥ 110
問題4　発汗の神経支配 ‥‥‥‥‥‥ 111
問題5　発汗の種類 ‥‥‥‥‥‥‥‥ 111
問題6　汗腺 ‥‥‥‥‥‥‥‥‥‥‥ 111
問題7　体温の測定部位 ‥‥‥‥‥‥ 112
問題8　サーカディアン・リズム（概日リズム）
　　　 ‥‥‥‥‥‥‥‥‥‥‥‥‥‥ 112

問題9　外因性発熱物質と内因性発熱物質
　　　 ‥‥‥‥‥‥‥‥‥‥‥‥‥‥ 113
問題10　内毒素と外毒素 ‥‥‥‥‥‥ 114
問題11　ライ症候群 ‥‥‥‥‥‥‥‥ 114
問題12　発熱 ‥‥‥‥‥‥‥‥‥‥‥ 114
問題13　熱型 ‥‥‥‥‥‥‥‥‥‥‥ 115
問題14　高熱 ‥‥‥‥‥‥‥‥‥‥‥ 115
問題15　熱中症の新分類 ‥‥‥‥‥‥ 116

Chapter 10 尿の生成と排泄　　　　　内田勝雄　117

問題1　ネフロン ‥‥‥‥‥‥‥‥‥ 117
問題2　糸球体の微細構造 ‥‥‥‥‥ 117
問題3　門脈系 ‥‥‥‥‥‥‥‥‥‥ 118
問題4　サイズ・バリアとチャージ・バリア

　　　 ‥‥‥‥‥‥‥‥‥‥‥‥‥‥ 118
問題5　腎臓の血流 ‥‥‥‥‥‥‥‥ 118
問題6　スターリングの仮説 ‥‥‥‥ 119
問題7　腎臓の基本的機能 ‥‥‥‥‥ 120

Contents

問題8　原尿 ……………………… 120.
問題9　不可避的尿量 …………… 121
問題10　クリアランス …………… 121
問題11　代表的な物質のクリアランス …… 121
問題12　酸性物質の排泄 ………… 122
問題13　代謝性アシドーシス …… 122
問題14　排尿の神経支配 ………… 123

問題15　排尿のしくみ …………… 123
問題16　腎不全 …………………… 124
問題17　血漿クレアチニン値とBUN …… 124
問題18　BUN/クレアチニン比 ………… 125
問題19　各利尿薬の特徴 ………… 125
問題20　自由水クリアランス …… 126

Chapter 11 内分泌

内田勝雄　127

問題1　内分泌 …………………… 127
問題2　ホルモンの作用 ………… 127
問題3　ホルモンの化学構造 …… 127
問題4　ホルモン分泌の調節 …… 128
問題5　放出ホルモン …………… 129
問題6　下垂体前葉ホルモン …… 129
問題7　下垂体後葉ホルモン …… 130
問題8　副腎皮質ホルモン ……… 130
問題9　糖質コルチコイド ……… 131
問題10　電解質コルチコイド …… 131
問題11　ストレスホルモン ……… 132
問題12　ネガティブ・フィードバック …… 132
問題13　クッシング症候群 ……… 132
問題14　クッシング症候群の合併症 …… 133
問題15　アジソン病 ……………… 133
問題16　カテコールアミン ……… 134
問題17　アドレナリン受容体 …… 134
問題18　カテコールアミンの生合成 …… 134
問題19　甲状腺ホルモン ………… 135

問題20　甲状腺機能亢進症 ……… 135
問題21　甲状腺機能低下症 ……… 135
問題22　膵臓ホルモン …………… 136
問題23　インスリンの分泌 ……… 136
問題24　卵巣ホルモン …………… 137
問題25　精巣ホルモン …………… 137
問題26　消化管ホルモン ………… 137
問題27　血糖調節に関与するホルモン … 138
問題28　糖尿病の診断基準 ……… 138
問題29　糖尿病の分類 …………… 139
問題30　HbA1c …………………… 139
問題31　昇圧ホルモン …………… 139
問題32　降圧ホルモン …………… 140
問題33　カルシウム調節に関与するホルモン
………………………………………… 141
問題34　活性型ビタミンD₃ ……… 141
問題35　内分泌様器官のホルモン ……… 142
問題36　レプチン ………………… 142

Chapter 12 感覚　　　　　　　　　　　　　　　　　　　内田勝雄　143

問題1　感覚 ……………………………… 143
問題2　感覚の分類 ……………………… 143
問題3　眼の機能 ………………………… 144
問題4　視細胞 …………………………… 144
問題5　錐状体の異常 …………………… 145
問題6　杆状体の異常 …………………… 145
問題7　耳の構造と機能 ………………… 146
問題8　音の伝搬 ………………………… 146
問題9　伝音系と感音系 ………………… 146
問題10　平衡覚にかかわる器官 ………… 147

問題11　嗅覚 ……………………………… 148
問題12　味覚 ……………………………… 148
問題13　皮膚の感覚受容器 ……………… 148
問題14　順応速度 ………………………… 149
問題15　筋の受容器 ……………………… 150
問題16　関連痛 …………………………… 150
問題17　痛み ……………………………… 150
問題18　脊髄神経 ………………………… 151
問題19　皮膚分布 ………………………… 151
問題20　かゆみ …………………………… 151

国家試験過去問　　　　　　内田勝雄・松本裕・片野由美　152

計算問題　　　　　　　　　　　　　　　　　　　　内田勝雄　177

column　　　　　　　　　　　　　　　　　　　　　　　内田勝雄

人間の細胞の数 ………………………… 10
同じ語源をもつ用語 …………………… 13
心臓震盪 ………………………………… 19
グルタミン酸とGABA ………………… 21
アルカロイド …………………………… 26
遠心性収縮 ……………………………… 29
アドレナリン反転 ……………………… 46
ヘモシニアン …………………………… 51
サイトカイン …………………………… 54
エピペン ………………………………… 58
血液凝固因子の命名 …………………… 59
ワルファリンの発見 …………………… 61
動脈と静脈 ……………………………… 65
心房キック ……………………………… 71
索引 ……………………………………… 180

パイエル板 ……………………………… 79
1％＝10,000 ppm ……………………… 81
irisinの働き …………………………… 108
中る ……………………………………… 116
副交感神経で収縮 ……………………… 123
不感蒸泄 ………………………………… 126
新型コロナウイルスの変異 …………… 140
活性ビタミンD$_3$ ……………………… 141
色よりも形が重要 ……………………… 144
骨伝導 …………………………………… 147
平衡覚 …………………………………… 148
痛みを阻害するSU薬 ………………… 150
圧力の単位 …………………………… 別冊34

1 細胞の基本機能

問題1 細胞、組織、器官、器官系の関係

> 次の文章の空欄に、適切な語句を語句群から選び、記入しなさい。
> ［語句群］ 器官 細胞 組織

● ヒトの身体は約30兆個のさまざまな①＿＿＿＿＿＿から構成され、同じ種類の①
が集まって②＿＿＿＿＿を構成する。さらに幾種類かの②が組み合わさって
心臓や肝臓といった③＿＿＿＿＿となり、それぞれ独自の機能を発揮する。さ
らに種々の機能をもつ③が集まって③系をつくり、③系が協調して働くこと
によって特別の機能をもつようになり、全体として統一のとれた生命活動を
営む個体が形成される。

column 人間の細胞の数

　人体の細胞数は約60兆個とよくいわれてきたが、最近約30兆個という論文が出された。
Sender R et al. : Revised estimates for the number of human and bacteria
cells in the body (2016), PLOS Biology. doi: 10.1371/journal.pbio.1002533. 30兆
個の細胞の約84%が赤血球と推定している。

問題2 細胞の構造

> 次の文章の空欄に、適切な語句を語句群から選び、記入しなさい。
> ［語句群］ 糖質 タンパク質 リン脂質 細胞質 遺伝 核 恒常性 赤血球

● 細胞の内部には①＿＿＿＿＿と②＿＿＿＿＿＿＿があり、それらは細胞膜（形質
膜ともいう）でおおわれている。③＿＿＿＿＿＿＿の２つの層で構成され
た細胞膜が、細胞内外を仕切ることで細胞内外の物質の出入りを制御し、細
胞内の④＿＿＿＿＿（ホメオスタシス homeostasis）を維持する。①は核
膜でおおわれ、細胞の⑤＿＿＿＿**情報**の伝達や⑥＿＿＿＿＿＿＿＿＿＿の合
成等を制御している。②の中にはいくつかの細胞小器官が入っている。細胞
小器官は、細胞の生命活動の維持のためにそれぞれ特殊な機能を営んでい
る。⑦＿＿＿＿＿＿は、成熟の過程で核を細胞外に出す（脱核）ので核をも
たない。

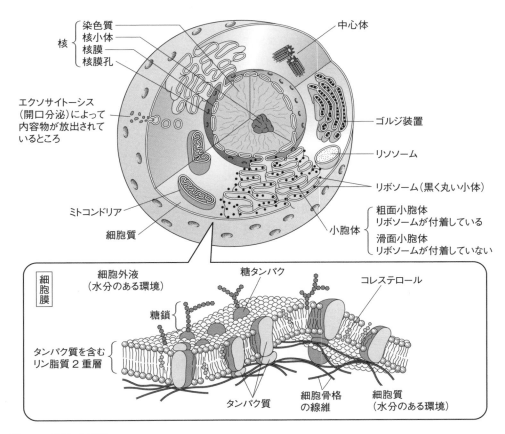

図 1-1　細胞の構造

問題3 細胞膜の機能

> 次の文章の空欄に、適切な語句を語句群から選び、記入しなさい。
>
> [語句群] 糖タンパク　チャネル　ホルモン　受容体　担体　水溶性　脂溶性
> 電解質　酸素　酵素

● 細胞膜は、リン脂質の2つの層（**リン脂質二重層**）から構成されている。このため、① ＿＿＿＿＿や二酸化炭素などのガス体や② ＿＿＿＿＿＿の物質は細胞膜を自由に通過できるが、水や③ ＿＿＿＿＿＿（Na^+、K^+、Ca^{2+}などのイオン）のような④ ＿＿＿＿＿＿＿の物質は透過できない。細胞膜は、このように細胞内外の物質の出入りを制御しているが、生命維持にとって不可欠な電解質や栄養素（グルコースやアミノ酸など）の出入りなくして細胞は生きていけない。

● ②以外の物質の出入りを制御したり、細胞内外の情報交換を行うために、リン脂質二重層の中にはタンパク質がさまざまな形ではめ込まれており、特有の機能をもっている。たとえば、特殊な化学反応にかかわる⑤ ＿＿＿＿＿、情報の伝達にかかわる化学伝達物質や⑥ ＿＿＿＿＿＿＿＿などを受け取り細

胞内へ情報を伝える⑦＿＿＿＿＿＿＿（レセプター recepter）、水や電解質が膜を透過するための**タンパク質**である⑧＿＿＿＿＿＿、ある物質と結合することによって細胞内外への物質輸送を担う⑨＿＿＿＿＿、また細胞膜の外側に頭を突き出したタンパク質に糖質が付着した⑩＿＿＿＿＿＿などがある。⑩は血液型を決定したり、免疫系細胞では細菌・ウイルス・毒素と結合する⑦として働くなど、多様な役割を担っている。

問題4 細胞小器官の機能

次の文章の空欄に、適切な語句を語句群から選び、記入しなさい。

[語句群] 肝臓　小腸　タンパク質　脂質　染色体　コレステロール
ゴルジ装置　ミトコンドリア　粗面　滑面　中心体　リボソーム　リソソーム

●細胞質には、種々の機能を営む細胞小器官が含まれる。

・①＿＿＿＿＿＿＿＿＿＿：発電所に相当し、エネルギー源であるATPを合成する。ATPはアデノシンに3個のリン酸が結合したものである。ATPは細胞のあらゆる活動のためのエネルギーを供給するので、②＿＿＿＿＿、筋肉、神経のようなエネルギー代謝の盛んな細胞ほど発達している。赤血球の中でオートファジー autophagyによりミトコンドリアが消失する。赤血球は酸素を使うミトコンドリアをもたず、酸素の運搬に特化した細胞である。

・③＿＿＿＿＿＿＿＿：タンパク質合成装置として働くRNA-タンパク質複合体（顆粒）である。核からの指令を運んできたメッセンジャーRNA（mRNA）のメッセージに基づいて、必要なタンパク質を合成する。小胞体膜に付着している場合と、細胞質中を自由に浮遊している場合がある。

・**小胞体**：タンパク質やコレステロールの合成、物質の輸送、貯蔵の場である。粗面小胞体と滑面小胞体に大別されるが、粗面小胞体の膜と滑面小胞体の膜は連続している。

・④＿＿＿＿**小胞体**：膜表面にリボソームが付着しざらざらに見えるため④小胞体とよばれ、ここで合成されたタンパク質は、④小胞体内腔へ輸送され、ゴルジ装置を経由して細胞膜に運ばれたり、分泌されたりする。

・⑤＿＿＿＿**小胞体**：膜表面にリボソームが付着していないため、⑤小胞体とよばれる。細胞の機能により働きが異なるが、タンパク質の合成にはかかわらず、⑥＿＿＿＿＿＿＿＿の合成や分解、脂質代謝、薬物の解毒、カルシウムの貯蔵などの機能を担う。細胞膜を構成する⑤＿＿＿＿＿もここでつくられる。

・⑧＿＿＿＿＿＿＿：粗面小胞体から輸送小胞の形で、送り込まれたタンパク質に多糖類や脂質を加え、リポタンパクや糖タンパクの合成を行うなどして、目的とするタンパク質の形に修飾し、荷造りし送り出す（分泌する）。

・⑨＿＿＿＿＿＿：異物・不要物処理の場である。内部には種々の強力な加水分解酵素が含まれ、細胞内に進入した異物や細胞内の代謝物や不要物を

消化する。

・⑩＿＿＿＿＿＿＿＿：細胞分裂の際、紡錘糸を形成し、⑪＿＿＿＿＿＿＿＿の移動に関与する。

---

column 同じ語源をもつ用語

　リボソーム ribosome、リソソーム lysosome、染色体 chromosomeなどのsome は、身体を意味するギリシャ語のsomato-と同じ語源である。膵臓のランゲルハンス島 のD（δ）細胞から分泌されるソマトスタチン somatostatinは、インスリンおよびグル カゴンの分泌を抑制する。ソマトスタチンは視床下部でも分泌され、下垂体前葉からの 成長ホルモンの分泌を抑制する（somato 身体をstatin 一定にする、すなわち成長抑 制）。成長ホルモンは、somatotropinともよばれる（somato 身体をtropin 刺激する、 すなわち成長促進）。ソマトスタチンのように脳と消化管の双方で分泌されるホルモン を脳腸ホルモン brain-gut hormoneという。

問題5 核の機能

次の文章の空欄に、適切な語句を語句群から選び、記入しなさい。

[語句群] DNA　RNA　染色質　核小体　アデニン　ウラシル　グアニン シトシン　チミン

● 核は核膜という二重膜でおおわれ、その内部の核質には、①＿＿＿＿＿＿＿＿（仁） と②＿＿＿＿＿＿＿＿（クロマチン chromatin）がある。

● ①は丸い小体で、細胞質内の核酸、とくにリボソームRNA（rRNA）がここ でつくられる。②は塩基性タンパク質のヒストンに**二重らせん構造**をとって いるDNAが巻き付き、折りたたまれて凝縮されたものである。その周囲を 鞘がおおっている。**核酸**には③＿＿＿＿＿＿（デオキシリボ核酸）と④＿＿＿＿＿＿＿＿ （リボ核酸）の2種類がある。

● DNAは核内に存在し、遺伝情報の伝達や保有をつかさどる。また、タンパ ク質合成のためのアミノ酸配列を指令する暗号も保存されている。DNAの ヌクレオチドは、塩基、デオキシリボース（5炭糖）とリン酸が組み合わ さってできた2本の柱の間に4種類の塩基、⑤＿＿＿＿＿＿＿＿（A）、 ⑥＿＿＿＿＿＿＿＿（G）、⑦＿＿＿＿＿＿＿＿（C）、⑧＿＿＿＿＿＿＿＿（T）が、水素結 合によりAとT、GとCに対になって梯子のような形をし、らせん状にねじれ た構造をなす（二重らせん）。

● RNAは、DNAを鋳型として核内で合成される。RNAも鎖状であるが一本鎖 である。RNAのヌクレオチドは塩基、リボース（5炭糖）とリン酸からな る。RNAの塩基は、DNAと同じく4種類の塩基をもつが、⑧（T）の代わ りに⑨＿＿＿＿＿＿＿＿（U）となっている。RNAの塩基の3つの組をコドン codonといい、コドンがアミノ酸の種類を示している。

問題6 タンパク質の合成

次の文章の空欄に、適切な語句を語句群から選び、記入しなさい。
[語句群] アミノ酸 リボソーム 転写 複写 遺伝子 ゲノム

● 核内でDNAの二重らせんの必要な部分がほどけてDNAがむき出しになる。そこにRNA合成酵素（RNAポリメラーゼ）が働いて、DNAのネガ像のRNA鎖が合成される。これがmRNAとなり、核外に出て細胞質内にある①＿＿＿＿＿＿＿＿へ送られる。一方、tRNAはタンパク質の材料となる②＿＿＿＿＿＿＿＿を①まで運び、mRNAの塩基配列を認識することによって、順番に②を結合し、タンパク質を合成する。mRNAはDNAの遺伝情報の一部をコピーしたものなので、mRNAの合成を③＿＿＿＿＿とよぶ。
・④＿＿＿＿＿：1個のペプチド分子（アミノ酸が2個以上結合した化合物）を合成するのに必要なDNA鎖であり、転写部とプロモーターの一部からなる。
・⑤＿＿＿＿＿：生物の生命をつかさどる④が内包されている染色体の1組、またはその中のDNAの総体のことをいう。人間の遺伝情報の全容をヒト⑤とよぶ。

問題7 体液

次の文章の空欄に、適切な語句を語句群から選び、記入しなさい。
[語句群] 50 55 60 70 80 細胞外液 細胞内液 血漿 間質液

● 身体を構成する細胞は、体液すなわち細胞外液と細胞内液で満たされている。水は体液の主要成分であり、成人男性では、体重の約①＿＿＿＿％を占める。女性や肥満者は脂肪分が多いため、水分含量は②＿＿＿＿＿％と少なめである。
● 成人男性では、その水分60％の2/3（体重の40％）は③＿＿＿＿＿＿で、1/3（体重の20％）は④＿＿＿＿＿である。
● 細胞外液のうち、3/4（体重の15％）は細胞間隙（⑤＿＿＿＿＿＿）に、1/4（体重の5％）は⑥＿＿＿＿＿中にある。体液の比率は新生児が最も高く、年齢とともに減少する。なお、ヒトの全血液量（血球と血漿）は**体重の約1/13**（7〜8％）を占める。

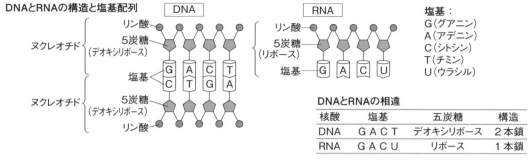

DNAとRNAの構造と塩基配列

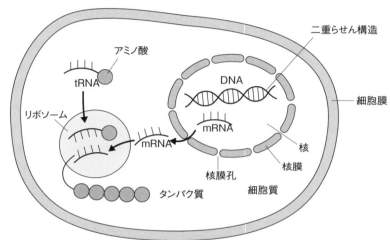

核内にあるDNAの二重らせんの必要部分がほどける。これを鋳型としてDNAのネガ像のRNA鎖が合成され、これがmRNAとなって核から細胞質にあるリボソームに入る。このコピーをもとに、アミノ酸をリボソームまで運搬してきたtRNAの塩基とmRNAの塩基が結合してタンパク質を合成する。

図 1-2　タンパク質の合成

問題8 体液の電解質組成

次の文章の空欄に、適切な語句を語句群から選び、記入しなさい。
[語句群]　マグネシウム　ナトリウム　カリウム　毛細血管壁　細胞膜

● 細胞外液と細胞内液は① _____ で、細胞外液である血漿と間質液は② _____ で仕切られている。電解質組成は、血漿と間質液ではほぼ同じである。これは②を構成する内皮細胞に孔があり、水と電解質を比較的自由に通過させるためである（タンパク質はサイズが大きいため、毛細血管壁を通過しない。ただし、洞様毛細血管のような例外はある）。

● 細胞内液と細胞外液の電解質組成は大きく異なる。細胞内液には、③ _____ **イオン**が非常に多く、④ _____ **イオン**、カルシウムイオンは少ない。一方、細胞外液には④**イオン**、カルシウムイオン、塩素イオンが多く、③**イオン**は少ない。

拡散と浸透

次の文章の空欄に、適切な語句を語句群から選び、記入しなさい。
また、[ ] 内の語句より適切なものを選択しなさい。
[語句群] 気圧　浸透圧　促進　単純

● 体液中の物質粒子（あるいは分子、イオン）は、基本的には濃度の
[① **高い** **低い**] ほうから [② **高い** **低い**] ほうへ拡散で移動
する。この場合、物質粒子が移動する際にエネルギーを必要としない（濃度
勾配または化学勾配に従う）。このように物質粒子がある空間を拡がり散る
現象を拡散という。拡散には、次の2つのタイプがある。

・③＿＿＿＿**拡散** simple diffusion：細胞膜を通して起こる溶質の拡散を③と
よぶ。単純拡散によって通過する物質には、脂溶性物質や酸素や二酸化炭素
のようなガス体がある。また分子量の小さなイオン等はイオンチャネルを単
純拡散で通過する。

・④＿＿＿＿＿＿**拡散** facilitated diffusion：③拡散で細胞膜を通過できないような
分子量の大きい溶質（たとえばグルコースやアミノ酸）は、輸送タンパク
（担体、キャリア）を利用して拡散の法則（濃度勾配または電気的勾配）に
従い移動が行われる拡散のことである。

● 溶液のうち水（溶媒）を自由に通すが、溶質を全く通さない半透膜で仕切
り、両側の溶質濃度に差があるとする。水は溶質の濃度が高いほうへ浸透圧
が等しくなるまで移動し、平衡に達する。これを浸透という。このときに水
の浸透を防ぐ圧力を⑤＿＿＿＿＿＿osmotic pressureといい、単位容積中の
溶質のモル数で表され、その単位を**オスモル**（OsmolまたはOsm）という。
すなわち1molの分子が1Lの水溶液中にあるときの浸透圧を1オスモルと
いう。浸透圧は、溶質粒子の数に比例する。

等張液、高張液、低張液

次の文章の空欄に、適切な語句を語句群から選び、記入しなさい。
また、[ ] 内の語句より適切なものを選択しなさい。
[語句群] 低張　等張　高張

● 半透膜によって隔てられた2つの溶液間の浸透圧が等しい溶液を
①＿＿＿＿＿＿isotonic solutionという。とくに細胞内液、血漿、涙液など
の体液と浸透圧が等しい溶液のことである。また、体液より浸透圧の高い液
を高張液 hypertonic solution、低い液を低張液 hypotonic solutionとよぶ。
一般に、輸液、注射薬、点眼薬などは等張液である。
● 赤血球は高張液の中では [② **膨らむ** **しぼむ**]。血球は低張液の中で
は [③ **膨らむ** **しぼむ**]。そして、溶血 hemolysisする。

問題11 非脂溶性物質を通す特殊な機構

次の文章の空欄に、適切な語句を語句群から選び、記入しなさい。
[語句群] 内 外 拡散、浸透 能動 対向 共 担体 エクソサイトーシス
エンドサイトーシス

❶チャネル

●細胞膜には分子量の小さいイオンを通す孔（イオンチャネル ion channel）
があり、これらが開くと、濃度の高いほうから低いほうへ濃度勾配（電位勾
配も関係する）に従って、① ＿＿＿＿＿＿ によりイオンが移動する。ナトリウ
ムイオン（Na^+）の場合は、濃度の高い細胞② ＿＿＿＿＿ から濃度の低い細胞
③ ＿＿＿＿＿ へ移動する。

❷担体性輸送

●グルコースやアミノ酸、イオンは膜に存在する膜輸送タンパク質である
④ ＿＿＿＿＿（トランスポーター transporter）によって輸送される。④はイオ
ンやその他の分子と結合すると、このタンパク質の構造が変わることによっ
て結合した分子を膜の一側から他の側へ移動させる。これを利用した輸送に
は、次のものがある。

・⑤ ＿＿＿＿＿ **輸送** active transport：電位勾配に逆らって輸送する方法である。
この場合、エネルギー源としてATPを必要とするので⑤**輸送またはポンプ**
pumpとよばれる。低いところから高いところへ水を汲み上げることを思い
浮かべてみよう。この場合、ポンプなどを使って汲み上げるであろう。この
ような輸送系の重要なものに**Na^+-K^+ポンプ（Na^+-K^+ATPase、Na^+ポンプ）**
がある。Na^+-K^+ポンプは、ATPを分解する酵素Na^+-K^+ATPaseでもあり、1
分子のATPを分解するごとに3個の$Na+$を濃度勾配に逆らって細胞外に汲
み出し、2個のK^+を細胞内に輸送する。

・⑥ ＿＿＿＿＿ **輸送** antiport：代表的なものに**Na^+-Ca^{2+}交換系**がある。細胞が興
奮（活動電位が発生）すると細胞内にCa^{2+}が流入するが、流入したCa^{2+}はい
ずれ細胞外に汲み出されなければならない。流入したCa^{2+}を汲み出す機構の
1つが、Na^+-Ca^{2+}交換系である。Ca^{2+}濃度は細胞内よりも細胞外で高いにも
かかわらず、細胞内から1個のCa^{2+}を細胞外に輸送して3個のNa^+を細胞内
に取り込む。他に、H^+-K^+交換系やNa^+-H^+交換系もある。ATPを消費しない。

・⑦ ＿＿＿＿＿ **輸送** symport：代表的なものにNa^+-グルコースの輸送がある。こ
れは1個の担体を利用して1個のNa^+と1個のグルコースが一緒に細胞外か
ら細胞内に輸送される。ATPを消費しない。

❸開口分泌と開口吸収

●チャネルや担体で細胞膜を通過できない物質を移動させる機構には、次の2
つがある。

・⑧ ＿＿＿＿＿＿＿＿＿＿＿（**開口分泌**）：化学伝達物質やホルモンなどの物
質を運び出す手段である。これらの物質を積み込んだ小胞が膜まで移動し、

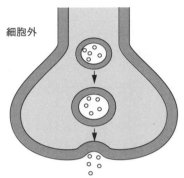

エクソサイトーシス

細胞外

細胞内で産生され、小胞につめられた神経伝達物質やホルモンなどが、小胞膜と細胞膜が融合した場合、膜が溶けて小胞内容物が細胞外（あるいは神経終末外）へ放出される。

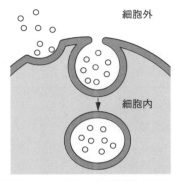

エンドサイトーシス

細胞外

細胞内

細胞外からコレステロールを付着したリポタンパク質などが、細胞膜にくっつくと細胞膜にくぼみができ、そのくぼみが小胞を形成する。これは、細胞外の物質を細胞内に取り込む手段の1つである。

図1-3　エクソサイトーシスとエンドサイトーシス

膜と結合すると小胞膜と細胞膜が融合し、小胞内容物が細胞外に押し出される（放出または遊離される）現象である。これはペプチドホルモンの分泌や、シナプスや神経筋接合部での情報伝達において重要な手段となる。

・⑨ ＿＿＿＿＿＿＿＿＿＿＿＿＿＿＿（**開口吸収**）：コレステロールを付着したリポタンパク質などが細胞膜に結合すると膜にくぼみができ、それが小胞となり、それらの物質を細胞内に取り込んだり飲み込んだりする現象である。

問題12 興奮の発生と興奮の伝導

次の文章の空欄に、適切な語句を語句群から選び、記入しなさい。
［語句群］　プラス　マイナス　オーバーシュート　不応期　膜　静止　絶対
相対　活動　刺激　閾値　脱分極　再分極

● 神経細胞や筋細胞の膜は、① ＿＿＿＿＿＿ に応じて② ＿＿＿＿ 電位 action potentialを発生する。これは細胞内外での**イオン透過性**の変化である。興奮に際してみられる一連の②**電位** potentialは、神経、平滑筋、心筋、骨格筋など細胞の種類や部位（たとえば心臓でも洞結節、心房筋、心室筋、プルキンエ線維等）でかなり異なる。

● 細胞膜に発生する電位を③ ＿＿＿＿ **電位** membrane potentialという。細胞が興奮していないとき（静止状態）の細胞膜内外の電位差を④ ＿＿＿＿ **電位**といい、このとき細胞内は⑤ ＿＿＿＿＿、細胞外は⑥ ＿＿＿＿＿＿ になっている。この状態を**分極状態**にあるという。細胞膜に刺激が加わると、Na^+に対する透過性が増大し、陽イオンであるNa^+が細胞内に流入するため細胞内はプラスに傾く。これを⑦ ＿＿＿＿＿＿ depolarizationという。その電位

がある電位に達すると突然急激な変化が起こり、ついには細胞外電位を超える（細胞の興奮）。この興奮が起こる限界の膜電位を閾膜電位あるいは
⑧＿＿＿＿＿＿thresholdという。細胞外電位を超える部分を
⑨＿＿＿＿＿＿＿＿＿＿overshootとよぶ。神経や骨格筋と異なり、心室筋の場合、速い立ち上がり相の後、再分極相との間に**プラトー相**とよばれる水平部がある。

●細胞内のNa⁺濃度があるレベルに達するとNa⁺チャネルが閉じ、K⁺チャネルが開いて細胞外にK⁺が流出し、静止電位まで戻る。これを⑩＿＿＿
repolarizationという。刺激により活動電位が発生すると、次の刺激では反応が低下して活動電位を発生しない時期を**不応期**という。どんなに強い刺激にも応じない時期を⑪＿＿＿**不応期** absolute refractory periodとよぶ。その一方、再分極の進行中に強い刺激を加えると、活動電位を発生する時期を⑫＿＿＿**不応期** relative refractory periodとよぶ。

column **心臓震盪**

　相対不応期は心電図上ではT波に相当する。T波のときに心臓に衝撃が加わり、不整脈が発生することを心臓震盪commotion of heartという。心拍数60 回/分で、1秒に1回T波が廻って来るので、いつでも危険と考えて、胸を打ったり、ボールを当てたりしないように注意する必要がある。

A：神経細胞の活動電位

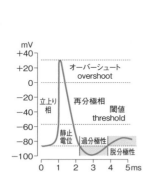

B：心室筋細胞の活動電位と膜電位

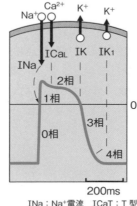

C：洞房結節筋細胞の活動電位と膜電位

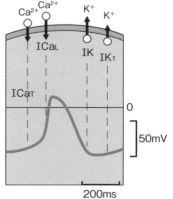

INa：Na⁺電流　ICaT：T型 Ca²⁺電流　IK1：内向き整流性 K⁺電流
ICaL：L型 Ca²⁺電流　IK：遅延整流性 K⁺電流

心筋（心室筋）細胞を例に、活動電位の各相を説明する（B）。
0相（立ち上がり相）：電位依存性 Na⁺チャネルの開放により細胞内に Na⁺が急激に流入することにより形成される。
1相：最初の速い再分極相で、Na⁺チャネルの閉鎖による。
2相（プラトー相あるいは平坦相）：電位依存性 Ca²⁺チャネルがゆっくり開き、Ca²⁺が流入することにより膜電位は平坦に保たれる。
3相（再分極相）：Ca²⁺チャネルが閉鎖し、K⁺チャネルが開くため、K⁺が細胞外に流出することにより膜電位は急速に下がる。
4相：静止膜電位

図 1-4　活動電位と膜電位（大地陸男：生理学テキスト、第4版、p.26、p.253、文光堂、2003より改変）

次の文章の空欄に、適切な語句を語句群から選び、記入しなさい。

[語句群] 脱分極　再分極　ニューロン　シナプス　受容体　Ca^{2+}　Na^+　K^+

● 神経線維上の情報（興奮）は活動電位により電気信号（**イオン透過性の変化**）として迅速に伝えられ、神経終末まで到達する。神経線維と神経線維の接合部（神経節）、および神経線維とそれによって支配される効果器官との間には隙間（約20nm）がある。この隙間を① _____間隙とよぶ。電気信号は、通常この間隙を直接伝わることはできない。

情報の伝達の方法は、以下のとおりである。

1．情報（活動電位）が神経終末に達するとシナプス前膜は② _____し、シナプス前膜にある③ _____チャネルが開く。すると③は濃度勾配により細胞外から細胞内へと流入する。

2．細胞内③濃度が上昇すると小胞が移動し、シナプス間隙前膜と融合する。すると小胞内に蓄えられている神経伝達物質が、①間隙へ放出される（**エクソサイトーシス**）。

3．①間隙に放出された神経伝達物質は拡散して、次の神経線維シナプス後膜上、あるいは効果器官の膜上の④ _____に結合する。④に伝達物質が結合すると、神経細胞膜の電位を変化させ、活動電位を誘発し、情報を伝播する。

● なお、神経線維内の情報（活動電位）の伝播を**伝導**というのに対し、①間隙の情報の伝播を**伝達**とよんで区別している。シナプスにおける化学伝達には、神経伝達物質と受容体の違いによって、興奮を伝達する**興奮性伝達**と、興奮を抑制する**抑制性伝達**がある。神経伝達物質には、**アセチルコリン**、**ノルアドレナリン**、**ドパミン**、セロトニン、一酸化窒素（NO）、アミノ酸（γ-アミノ酪酸、グルタミン酸、グリシン）、ペプチド（サブスタンスP、エンケファリン、ニューロペプチド）、プリン体（ATP、アデノシン）などがある。

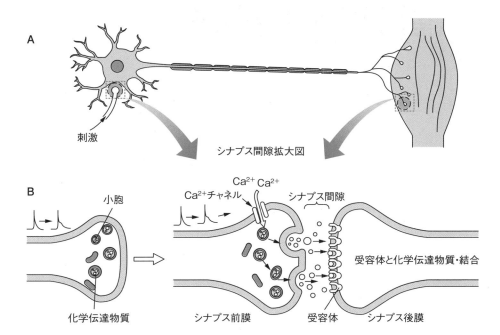

A：神経の興奮伝達（情報伝達）
神経上の興奮の伝播は、活動電位により電気信号として迅速に伝えられ、その情報が神経終末まで到達する。

B：シナプス間隙の情報伝達
情報（活動電位）が神経終末に達するとシナプス前膜は脱分極し、電位依存性 Ca^{2+} チャネルが開く。すると細胞外の Ca^{2+} は細胞内へと流入する。細胞内 Ca^{2+} 濃度が上昇すると、シナプス小胞は移動し始め、ついにはシナプス前膜と接合（融合）する。すると小胞内に蓄えられている化学伝達物質がシナプス間隙へと開口分泌（エクソサイトーシス）される。シナプス間隙に放出された化学伝達物質は拡散して、次の神経線維シナプス後膜あるいは効果器の膜上の受容体に結合し、情報を受容する。

図 1-5　シナプス伝達

---

column　グルタミン酸と GABA

　脳内の代表的興奮性神経伝達物資であるグルタミン酸 glutamic acidは脱炭酸反応で CO_2 が取れて抑制性神経伝達物質である γ-アミノ酪酸 γ-aminobutyric acid（GABA）になる。GABAは、酪酸 butyric acid $CH_3(CH_2)_2COOH$ のγ位の炭素原子にアミノ基が付いた化合物である。

$$
\begin{array}{ccc}
\text{COOH} & & \text{COOH} \\
| & & | \\
\text{CH}_2 & & \text{CH}_2 \\
| & & | \\
\text{CH}_2 & \rightarrow & \text{CH}_2 \quad + \quad CO_2 \\
| & & | \\
\text{H-C-NH}_2 & & \text{H-C-NH}_2 \\
| & & | \\
\text{COOH} & & \text{H}
\end{array}
$$

グルタミン酸　　　　GABA

　GABAはγ-アミノ酸でもあるが、上記反応はアミノ酸→アミン＋ CO_2 という生体内の普遍的反応の１つなので、アミンと考えるとわかりやすい。Parkinson病の治療に使われるドーパミン dopamine（アミン）は血液脳関門を通らないので、通過するL-ドーパ L-dopa（アミノ酸）を服用して、脳内の脱炭酸反応でドーパミンに変えている。

2 骨格筋の機能

問題1 **筋肉の種類**

次の文章の空欄に、適切な語句を語句群から選び、記入しなさい。
[語句群] 平滑　骨格　心　カリウム　カルシウム　ナトリウム　運動　知覚

● 筋肉は構造と機能から一般に次の3種類に分類される。

- ① _____ **筋**：**横紋**がよく発達し、正常では神経の刺激がなければ収縮しない。筋原線維には、明るい**A帯**と暗い**I帯**が繰り返しみられ、横紋とよばれる規則正しい縞模様となっている。また、筋線維間には形態的・機能的な連絡がなく、一般に、随意性の② _____ **神経**支配を受ける。

- ③ _____ **筋**：横紋があるが、機能的には**シンシチウム**（合胞体）である。そして筋層の中に自発的に活動電位を発生する**ペースメーカ細胞**（歩調取り細胞）があるために、外からの神経支配を遮断しても自律的に収縮する（例：心臓移植に伴い自律神経が切断されても心臓は拍動する）。

- ④ _____ **筋**：内蔵型（単一ユニット型）と多ユニット型の2種類があるが、いずれにも横紋はなく、機能的にはシンシチウムである。不規則に活動電位を発生するペースメーカ細胞をもっており、不規則ながら自発的に収縮できる。大多数の中空性内臓器官の筋層は平滑筋からなる。

● 筋肉の種類を問わず筋細胞は、**収縮タンパク（アクチンとミオシン）**をもっており、活動電位によってアクチンとミオシンの滑走が起こり、筋が収縮する。この収縮には⑤ _____ **イオン**が重要な役割を果たす。活動電位と収縮を結びつける機構を**筋の興奮収縮連関**とよぶ。

表 2-1　筋肉組織の収縮張力発生メカニズムの違い

	骨格筋	心筋	平滑筋（血管）
カルシウム（Ca^{2+}）放出機構	運動神経による活動電位	Ca^{2+} 流入と CICR	Ca^{2+} 流入または IP_3 による放出
収縮用カルシウム源	筋小胞体（SR）	筋小胞体（SR）	細胞外カルシウムまたは小胞体
筋小胞体のカルシウム保持能力	高	中間	低
カルシウム結合部位	トロポニン	トロポニン	カルモジュリン
筋解剖	横紋	横紋、合胞体	合胞体
収縮速度	速い	速い	遅い
収縮様式	強縮	単収縮	強縮
活動電位持続時間	短	長	短、スパイク頻発

IP_3：イノシトール三リン酸 inositol triphosphate　　　CICR：Ca^{2+}- 誘発性 Ca^{2+}- 放出 Ca^{2+}-induced Ca^{2+}-release
SR：筋小胞体 sarcoplasmic reticulum

問題2 骨格筋の構造

次の文章の空欄に、適切な語句を語句群から選び、記入しなさい。

[語句群] 筋　筋原　足状　三連　再分極　脱分極　トロポニン　アクチン
ミオシン　横行小管　Na^+　K^+　Ca^{2+}

● 骨格筋はよく発達した横紋をもち、随意運動に関与する。1個の筋肉には多数の①_____**線維群**があり、①**線維**は多数の②_____**線維**からなる。②**線維**には規則正しい縞模様（横紋）があり、A帯、I帯、H帯、Z帯等が観察される。

● 筋線維の部位により屈折率が異なるために、横紋がみられる。筋節（Z帯とZ帯の間）を電子顕微鏡で観察すると、太い③_____**フィラメント**と細い④_____**フィラメント**がみられる。細いフィラメントの構成要素として、トロポミオシンや⑤_____がある。

● 筋原線維は網状の膜でおおわれている。この網状の膜を筋小管系とよび、⑥_____ transverse tubule（**T管**）と⑦_____ sarcoplasmic reticulum（**SR**）からなる。⑦は袋状で、その両端を終末槽（膨らんだ部分）とよび、Ca^{2+}が貯蔵されている。T管は、筋鞘（筋線維鞘）の細胞膜へ陥入しており、細胞膜と同様に⑧_____電流による活動電位を発生する。T管は、表面の興奮を筋小胞体まで伝える経路である。筋線維内でT管には両側から筋小胞体の終末槽が接し、⑨_____**構造** triadをつくる。T管と終末槽の間には、⑩_____**構造**が多数見られる。T管の活動電位による⑪_____は、三連構造の筋小胞体の終末槽に興奮を伝え、Ca^{2+}を放出させる。

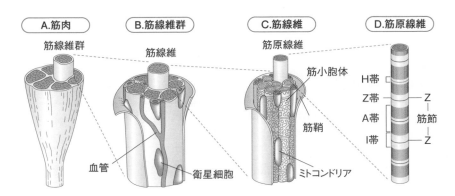

A. 筋肉：1個の筋肉には多数の筋線維を結合組織で包む群があり、全体は筋膜で包まれる。
B. 筋線維群：血管で栄養を受け、細胞外基質で包まれる。細胞外基質の下には衛星細胞がある。
C. 筋線維：筋原線維を筋鞘で包む。筋鞘は興奮性がある。筋線維の周囲には筋小胞体が発達し、ミトコンドリアもある。
D. 筋原線維：A帯、I帯、H帯、Z帯などが観察される。

図 2-1　骨格筋の微細構造

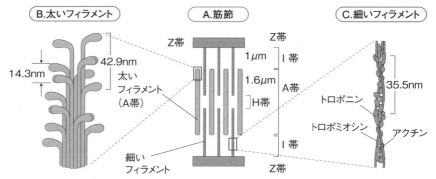

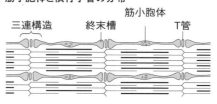

筋原線維には暗い A 帯と明るい I 帯が繰り返しみられ、それらが横紋（縞）となっている。
A. **筋節**（Z 帯と Z 帯の間）。細いフィラメントは Z 帯に付着しており、A 帯には太いフィラメントがあり、I 帯には細いフィラメントだけがある。A 帯は中央部の明るい部分を H 帯といい、細いフィラメントがない部分である。H 帯の両側にある A 帯の暗い部分は、細いフィラメントと太いフィラメントが重複している。
B. **太いフィラメント**。ミオシンが重合して6方向へ側枝を出している。
C. **細いフィラメント**。アクチン、トロポニン、トロポミオシンからなる。

図 2-2　筋の収縮要素

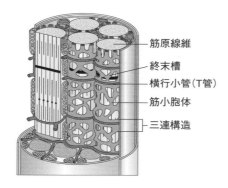

筋小胞体は網状の膜で筋原線維をおおっている。横行小管の両隣は筋小胞体の終末槽と接して三連構造を形成する。

図 2-3　筋小胞体と横行小管（T 管）

問題3 **骨格筋の機能**

次の文章の空欄に、適切な語句を語句群から選び、記入しなさい。
[語句群] 30　40　50　60　腱　関節　骨　熱　ニコチン性　アドレナリン

● 一般に筋肉というと骨格筋を指す。骨格筋の両端にある① ＿＿＿＿＿＿＿ を介して
　② ＿＿＿＿＿＿ に結合し、この筋肉が収縮したり弛緩したりすることによって姿勢を保ったり、運動することができる。

● 骨格筋は運動、**姿勢の維持**の他にも③ ＿＿＿＿＿ の安定化、④ ＿＿＿＿＿＿ の産生に重要な役割を果たす。骨格筋は、随意性の神経（運動神経）支配を受けており、中枢からの指令により運動神経線維を通って骨格筋上の
　⑤ ＿＿＿＿＿＿＿ **受容体**（Nм受容体）に伝えられ、骨格筋は収縮する。心筋

や平滑筋と異なり、骨格筋は正常では神経の刺激がなければ収縮しない。

● 運動神経の細胞体は脊髄にあり、その軸索は前根を出て骨格筋に達する。運動神経終末部（軸索末端部）は枝分かれして多数の筋線維を支配している。1本の運動神経が興奮すると、支配下にある筋線維群が同時に収縮する。1本の運動神経とそれによって支配されている筋線維群をまとめて**運動単位**または**神経筋単位**とよぶ。

● 全身には約400種類の骨格筋があり、体重の⑥_____～_____%を占める。

問題4 骨格筋の収縮と弛緩

> 次の文章の空欄に、適切な語句を語句群から選び、記入しなさい。
>
> ［語句群］ K^+ Na^+ Ca^{2+} 脱分極 再分極 ニコチン性
> ノルアドレナリン トロポニンC アセチルコリン 静止、活動

● 骨格筋は運動神経の支配を受けている。中枢からの骨格筋収縮の情報（刺激）は①_____**電位**により電気信号として迅速に伝えられ、その情報が神経終末に到達する。情報が神経終末に来ると、シナプス小胞に蓄えられている運動神経伝達物質である②_____（ACh）が放出される。放出されたAChはシナプス間隙を拡散して移動し、骨格筋上にあるAChの受容体［③_____**受容体**（N_M受容体）］に結合する。N_M受容体はイオンチャネル内蔵型であり、そこにAChが結合するとイオンチャネルが開き、④_____が筋細胞内へ流入し、⑤_____する。その結果、活動電位が発生し筋全体に興奮が伝えられる。このN_M受容体はクラーレによって阻害され、クラーレの主成分であるd-ツボクラリンには筋弛緩作用がある。

● 骨格筋膜のN_M受容体にAChが結合することで誘発された⑤は、**横行小管（T管）**を伝導して三連構造に達する。T管膜には、電位センサーである**ジヒドロピリジン受容体**（DHP受容体：L型Ca^{2+}チャネルタンパク質、電位依存性Ca^{2+}チャネル）がある。T管膜が脱分極すると連結している**リアノジン受容体**とよばれるCa^{2+}チャネルを介して、筋小胞体に蓄積されていたCa^{2+}が放出され、リアノジン受容体に結合する。Ca^{2+}が結合したリアノジン受容体は開孔し、さらにCa^{2+}放出が促進され、筋収縮に必要なCa^{2+}が供給される。

● 運動神経の刺激から筋の収縮、弛緩までの過程は、①**電位**発生→横行小管の⑤→筋小胞体からのCa^{2+}の放出・Ca^{2+}濃度増大→⑥_____へのCa^{2+}結合→アクチンとミオシンの滑走→骨格筋が収縮する。続いて、Ca^{2+}の筋小胞体内への取り込み→Ca^{2+}濃度の低下が起こり、骨格筋は弛緩する。アクチンとミオシンの解離にはATPが必要であり、筋小胞体へのCa^{2+}の取り込み（Ca^{2+}ポンプによる能動輸送）にもATPが必要である。動物の死後硬直は、死後にATPが枯渇してアクチンとミオシンの解離できなくなることによって起こる（⇒過去問、Chapter 2　骨格筋の機能：問題4）。

問題 5 心筋の特徴と収縮と弛緩

次の文章の空欄に、適切な語句を語句群から選び、記入しなさい。
また、〔 〕内の語句より適切なものを選択しなさい。

[語句群] 境界板 横紋 細胞膜 シンシチウム トロポニン C ギャップ
長く 短く 強縮 拘縮 静止 活動 脱分極 再分極 ニコチン リアノジン

● 骨格筋と同じく心筋にも① ＿＿＿＿＿＿ はあるが、心筋の筋線維は枝分かれして
絡み合う。各筋線維は② ＿＿＿＿＿＿＿ で包まれた 1 個の細胞である。1 本の
筋線維の一端が他の筋線維の一端と接するところでは、③ ＿＿＿＿＿＿＿ に
よって強く結合されている。心筋や平滑筋では隣接する筋線維の細胞膜は多
くの部分で細隙結合（④ ＿＿＿＿＿＿ 結合）している。すなわち、両細
胞膜が非常に近接し（約 3 nm）、みかけ上密着した構造をとる。この結合部
位には両細胞膜を貫通するコネクソンチャネルがあり、イオン以外にも分子
量約1000までの物質を通過させるので、この結合は活動電位の伝播に重要な
役割を担う。この結合によって心筋線維は互いに原形質のつながりがないに
もかかわらず、あたかも⑤ ＿＿＿＿＿＿＿＿＿ （合胞体）のように働く。

● 心筋の活動電位は部位により異なるが、骨格筋に比べ活動電位の持続時間が
〔⑥ **長く　短く** 〕、不応期が長く、骨格筋のような⑦ ＿＿＿＿＿ は正常な
心筋ではみられない。これは円滑なポンプ作用を保つために重要である。

● 興奮から心筋の収縮、弛緩までの過程は、⑧ ＿＿＿＿＿＿ **電位** の発生→横行小管
の⑨ ＿＿＿＿＿＿＿ →L 型 Ca^{2+} チャネル（**ジヒドロピリジン受容体**）を介して
Ca^{2+} が流入→Ca^{2+} が⑩ ＿＿＿＿＿＿ **受容体** に結合→筋小胞体からの Ca^{2+}
放出・Ca^{2+} 濃度増大→⑪ ＿＿＿＿＿＿＿＿＿＿ への Ca^{2+} 結合→アクチンとミ
オシンの滑走→心筋が収縮する。続いて、心筋内に流入した Ca^{2+} や筋小胞体
から放出された Ca^{2+} は、筋小胞体膜にある **Ca^{2+} ポンプ** によって能動的に筋小
胞体に取り込まれる。また一部は細胞膜にある **Na^+-Ca^{2+} 交換系** によって細
胞外に排出され、Ca^{2+} 濃度の低下が起こり、心筋は弛緩する。

● ジギタリスの強心作用は心筋細胞膜にある **Na^+/K^+-ATPase**（ナトリウムポ
ンプ）の阻害によって起こる。阻害により上昇した細胞内 Na^+ を **Na^+-Ca^{2+} 交
換系** で細胞外に出すことで細胞内の Ca^{2+} が上昇して心収縮力が増大する。

---

column アルカロイド

　フグ毒テトロドトキシン tetrodotoxin（TTX）は、神経や筋の細胞膜に作用して
Na^+ の流入を阻害する。フグ中毒は呼吸筋で脱分極が起こらず呼吸停止が死因になる。
生物毒として、その他にも運動神経の末端から分泌されるアセチルコリン（ACh）を骨
格筋側で受け取るニコチン性ACh受容体を阻害するクラーレcurare、ムスカリン性
ACh受容体を阻害するアトロピンatropineなどがある。TTX、ニコチン（タバコ）、ム
スカリン（ベニテングダケ）、クラーレ（植物毒）、アトロピン（ベラドンナ）などをア
ルカロイドalkaloidsという。アルカロイドはN原子を含む天然有機化合物（アミノ酸、
ペプチド、タンパク質および核酸は除く）で、多くは塩基性（アルカリ性）でアルカロ
イドと総称される。生物毒として作用するものが多い。

問題6 平滑筋の特徴と型

次の文章の空欄に、適切な語句を語句群から選び、記入しなさい。
[語句群] Ａ　Ｉ　Ｈ　Ｚ　随意　不随意　横紋　心臓　血管　内臓　実質
中空　合胞体

● 平滑筋は、胃腸、膀胱、子宮などの内臓や① ＿＿＿＿＿＿＿ の運動に関与する。骨格筋とは異なり、平滑筋の収縮は② ＿＿＿＿＿＿＿ 性である。平滑筋の収縮は疲労せずに行われ、わずかなエネルギーしか消費しないので、長時間持続する収縮に適している。平滑筋細胞は小さく（長さ50〜400μm、厚さ2〜10μm）、筋小胞体の発達は悪い。骨格筋や心筋と同じように平滑筋にはアクチンとミオシンがあるが、配列が不規則なため、③ ＿＿＿＿＿＿＿ を示さない。また平滑筋には（④ ＿＿＿＿＿＿ ）帯がない。

● 一般的には平滑筋の型は、⑤ ＿＿＿＿＿＿＿ **平滑筋**（**単一ユニット平滑筋**または**単一単位筋**）と**多ユニット平滑筋**（**多元平滑筋**または**複合単位筋**）の2種類に分類される。

● ⑤**平滑筋**は、⑥ ＿＿＿＿＿＿＿ **臓器** hollow organ（腸管、気管、子宮、卵管、尿管など）の壁にみられる。これらの臓器の平滑筋細胞はギャップ結合によって相互に結合しているので、機能的には⑦ ＿＿＿＿＿＿＿ （**シンシチウム**）で、自発性に活動電位を発生し（**ペースメーカ細胞**をもつ）、収縮する。しかし、平滑筋の活動電位の発生や収縮は不規則である。平滑筋は自律神経の支配を受けているが、神経支配によって活動が開始されるのではなく、増強あるいは抑制されるにすぎない。

● **多ユニット平滑筋**は、大動脈のような**大血管**、**肺の太い気道**、**輸精管**、**虹彩**およびある種の括約筋にみられる。多ユニット平滑筋は骨格筋によく似ており、自発性活動電位を発生することはなく、神経支配に依存して活動する。

問題7 平滑筋の収縮と弛緩

次の文章の空欄に、適切な語句を語句群から選び、記入しなさい。
また、[ ] 内の語句より適切なものを選択しなさい。
[語句群]　アクチン　ミオシン　酸素　リン酸

● 興奮から平滑筋の収縮、弛緩までの過程は、活動電位（多ユニット平滑筋ではみられない）、神経興奮、伸張（平滑筋が引き伸ばされるなど）、ホルモンあるいは電気刺激などを受けると→**L型Ca²⁺チャネル**（ジヒドロピリジン受容体）を介してCa²⁺が流入→Ca²⁺がカルモデュリンに結合→Ca²⁺-カルモデュリン複合体が① ＿＿＿＿＿＿＿ **軽鎖キナーゼ**を［② **活性　不活性**］化→①**軽鎖**の③ ＿＿＿＿＿＿＿ 化→ミオシンATPaseが活性化→アクチンがミオシンの上を滑走して、平滑筋が収縮する。続いて、Ca²⁺-カルモデュリン

複合体の解離や細胞内Ca^{2+}濃度が低下すると、①**軽鎖キナーゼ**は
［④　**活性**　**不活性**　］化されて、ミオシンは脱リン酸化されて、平滑筋
は弛緩する。

問題8 cAMPによる心筋収縮力増大と平滑筋弛緩作用のメカニズム

次の文章の［　　］内の語句より適切なものを選択しなさい。

● 心筋と血管平滑筋はともに心臓血管調節にかかわっているので両筋の主な違いを述べる。心臓の収縮弛緩は規則正しく交互に繰り返されるが、平滑筋の収縮はしばしば持続的で、心筋のように規則正しく収縮弛緩を繰り返さない。さらに細胞内にサイクリックAMP（cAMP）が増加すると心筋の収縮力は高まるが、血管平滑筋では弛緩する。cAMPが増加すると血管平滑筋が弛緩するのはなぜだろうか。これは心筋と平滑筋の収縮弛緩の細胞内機序が異なるためである。

● 心筋では、細胞内cAMP濃度が［①　**上昇**　**低下**　］すると、cAMPによって活性化された**プロテインキナーゼA**（Aキナーゼ：PKA）は、L型Ca^{2+}チャネル、筋小胞体ホスホランバン、筋小胞体Ca^{2+}遊離チャネルなどの機能調節タンパクをリン酸化し、細胞内Ca^{2+}濃度の［②　**上昇**　**低下**　］をもたらす。その結果、心筋収縮力は増大する。

● 平滑筋では、心筋と同様に細胞内cAMP濃度が［③　**上昇**　**低下**　］すると、Aキナーゼ活性化を介してL型Ca^{2+}チャネルをリン酸化するが、またAキナーゼはミオシン軽鎖キナーゼ（MLCK）をリン酸化することにより、ミオシン軽鎖キナーゼを［④　**活性**　**不活性**　］化してしまう。その結果、細胞内Ca^{2+}濃度が［⑤　**低く**　**高く**　］ても平滑筋（血管、気管支、腸管など）は弛緩する。**カテコールアミン**はβ受容体を刺激してcAMP合成を促進する。一方、**キサンチン誘導体**（テオフィリンなど）は、ホスホジエステラーゼを抑制することにより、cAMP分解を抑制し、細胞内cAMPの蓄積をもたらす。cAMPは心筋収縮力と**心拍数を増加**させる。

問題9 筋収縮の基本の型

次の文章の空欄に、適切な語句を語句群から選び、記入しなさい。
また、［　］内の語句より適切なものを選択しなさい。

[語句群]　心筋　骨格筋　単収縮　強縮　拘縮　硬直　疲労　緊張　弛緩

・①＿＿＿＿＿＿＿（攣縮）：1回の刺激で筋を興奮させると短時間の収縮を起こし、引き続いて筋が弛緩することをという。腱反射や②＿＿＿＿＿の収縮はこの収縮である。

・③＿＿＿＿＿：刺激による1つの単収縮が終わらないうちに次の刺激が加わる

と収縮の加重がみられる。反復刺激による持続的な収縮のことをという。一般的な骨格筋の収縮はこの型である。ただし、③が長く続くと収縮力が次第に減少する。これを筋の④＿＿＿＿＿という。筋肉がどれほど強く収縮するかは、刺激される細胞の数による。少数の細胞が刺激されただけでは筋収縮は弱い。すべての運動単位が動員されたとき筋収縮は最強となる。

- ⑤＿＿＿＿＿：激しい運動をした後、筋肉はしばらく固く収縮したままの状態が続くことがある。このような収縮のことをいう。筋小胞体内へのCa^{2+}の能動輸送が抑制されるために筋は⑥＿＿＿＿＿しなくなり、持続的な収縮をする。しかし、時間が経つと次第にもとの状態に戻りうる。

- ⑦＿＿＿＿＿：筋線維からATPとクレアチンリン酸が完全になくなると筋線維は収縮したままの状態になる。死後にこの状態が起こる場合を**死後**⑦といい、その原因はATPが枯渇するとミオシン頭部からアクチンフィラメントが外れなくなるからである。死後硬直は、死後2時間ころから顎関節や大腿の筋に出現し、6時間ほどで全身の関節に広がる。死後48時間までには、タンパク質の変性や腐敗により、死後硬直は消失する。

問題10 等尺性収縮と等張性収縮

次の文章の［　　］内の語句より適切なものを選択しなさい。

- ［① **等張性**　　**等尺性** ］収縮：筋は興奮すると収縮して筋肉全体は短くなるが（筋の短縮）、筋の両端を固定した上で筋を刺激すると、短縮せず張力だけを発生する。両端を固定しているので筋の長さは一定である。姿勢を保つ運動などが該当する。

- ［② **等張性**　　**等尺性** ］収縮：筋の上端のみを固定し下端には荷重が一定のおもりをつけ、筋を刺激すると筋はおもりを持ち上げる。歩行運動、膝を曲げる、腕をまわすなどが該当する。

column　遠心性収縮

　等張性収縮には、求心性収縮 concentric contractionと遠心性収縮 eccentric contractionがある。コップをテーブルから口に持って来る、いすから立ち上がる、階段を昇るなどの動作が求心性収縮、コップをテーブルに（水がこぼれないように）戻す、いすに（静かに）座る、階段を（ゆっくり）降りるなどの動作が遠心性収縮である。遠心性収縮は重力に従う方向の運動なので一見楽であるが、（　）内のように重力を制御しながら行う収縮であり、筋への負担は大きい。

骨格筋収縮のエネルギー源

次の文章の空欄に、適切な語句を語句群から選び、記入しなさい。
[語句群] ADP ATP 受動 能動

● 骨格筋が収縮・弛緩する際は、大きなエネルギーを消費する。収縮する際には① _____ が② _____ に分解されたときに放出されるエネルギーがアクチンとミオシンの滑走を起こし、筋は収縮する。また収縮に使われたCa^{2+}は濃度勾配に逆らって筋小胞体に取り込まれ（③ _____ **輸送**）、筋は弛緩する。このとき（筋小胞体へのCa^{2+}の能動輸送）にもエネルギーを必要とする。

● 生体の主なエネルギー補充系には、速やかに利用できるエネルギー貯蔵所であるホスホクレアチン（クレアチンリン酸）系、グリコーゲン分解によるエネルギーの補充（解糖系）、有酸素系による補充がある。

問題12 筋肉の疲労

次の文章の空欄に、適切な語句を語句群から選び、記入しなさい。
[語句群] 酸素 二酸化炭素 尿酸 乳酸 交感 副交感 肝臓 腎臓 ブドウ糖 グリコーゲン

❶ 疲労の原因

● 筋肉の疲労にはエネルギー源の減少、代謝産物（乳酸、クレアチン、ケトン体など）の蓄積とそれによるpHの低下、その他いろいろな原因が考えられている。

● 筋肉の収縮には① _____ が必要である。適度な運動の場合には、循環血液量の増加や呼吸数の増加によって必要な①は供給される。運動により② _____ **神経**の活動が高まり、心筋収縮力増強、心拍数増加、その結果、循環血液量が増加し、必要な血液を供給する。しかし、激しい運動を続けると筋肉への①供給は追いつかなくなり、ピルビン酸 pyrubic acid CH_3（CO）COOHがアセチルCoAに酸化されず、③ _____ lactic acid CH_3CH（OH）COOHに還元される。③は炭素原子3個の分子でグルコースの半分のエネルギーをもっている。筋疲労の直接的原因物質ではなく、エネルギー源の1つである。

❷ 疲労の回復

● 筋肉中に蓄積された③は、血液によって④ _____ に運ばれる。休息などによって酸素が補給されると乳酸の大部分は⑤ _____ に再合成される。骨格筋内のグリコーゲンの消費が疲労の原因のひとつと考えられており、グリコーゲンの補充が疲労の回復につながる。乳酸の一部は酸化されて、⑥ _____ と水になる。

神経系の機能

問題1 神経系の分類と働き

次の文章の空欄に、適切な語句を語句群から選び、記入しなさい。
[語句群] 脊髄　大脳皮質　脳幹　体性　自律　交感　副交感　感覚　運動　求心性　遠心性

- **中枢神経系**：身体のさまざまな部位から送られてきた情報を受け取り、分析、整理、判断し、その情報に対して適切な指令を下す司令塔の役割を果たす。情報の処理が行われるレベルから、脳（**上位脳、下位脳**）、脊髄に大きく分けることができ、① ＿＿＿＿＿＿ では反射など自動的な情報処理が行われる。下位脳（② ＿＿＿＿＿＿ 、小脳）では呼吸や心拍動など生命維持に必須の活動を無意識的、本能的に行っている。上位脳（③ ＿＿＿＿＿＿＿＿ ）は、運動調節や感覚の認知、あるいは精神活動や記憶など高度な情報処理を行っているところで、脳の高次神経機能ともよばれている。

- **末梢神経系**：皮膚や身体のさまざまな部位から情報を脳に送る役割と、中枢神経での決定を末梢に伝える役割を担っている。末梢神経は④ ＿＿＿＿＿ **神経** と⑤ ＿＿＿＿＿ **神経** に分けられる。いずれの神経もそれぞれの機能に応じた司令室が脳、脊髄にあり、そこへ情報を送ったり、そこから指令を受けたりしている。

  体性神経：痛みを伝える［⑥ ＿＿＿＿＿ **神経**（⑦ ＿＿＿＿＿ **神経**）］と、手足を動かすなど運動にかかわる［⑧ ＿＿＿＿＿ **神経**（⑨ ＿＿＿＿＿ **神経**）］からなり、動物神経ともいわれる。

  自律神経：⑩ ＿＿＿＿＿ **神経** と⑪ ＿＿＿＿＿ **神経** に分けられ、呼吸、循環、消化などにかかわる。自分の意思とは無関係に働くため、植物神経ともいわれる。

問題2 ニューロンの構造と働き

次の文章の空欄に、適切な語句を語句群から選び、記入しなさい。
[語句群] シュワン　乏突起膠　軸索　軸索終末　樹状突起

- 神経を構成する単位は**ニューロン**（神経細胞）であり、これが集合して神経系を構成する。ニューロンは、**神経細胞体**とその突起である**神経線維**からなる。

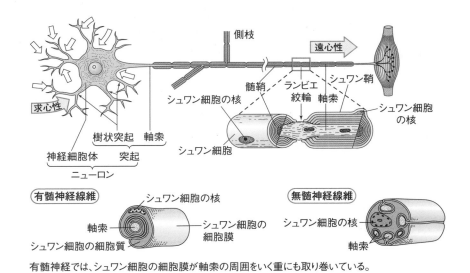

有髄神経では、シュワン細胞の細胞膜が軸索の周囲をいく重にも取り巻いている。

図 3-1　ニューロンの構造（堺章：新訂目でみるからだのメカニズム、2000、医学書院より改変）

- 神経細胞体は核をもち、細胞の栄養・代謝の中心をなしている。神経細胞体からは①＿＿＿＿＿＿＿＿と②＿＿＿＿＿＿の2つの突起が伸びており、その長さは数μmから1mにも及ぶ。①は神経情報を神経細胞体に伝える（求心性）役割を果たし、②は神経細胞体からの情報を末端に伝える（遠心性）役割を果たす。②は1個の神経細胞につき1本しかなく、神経細胞体から出たすべての②はその末端近くで枝分かれし、③＿＿＿＿＿＿＿で終わる。
- 神経線維には、軸索の周囲を**髄鞘**（ミエリン鞘）とよばれる皮膜で包まれた**有髄神経線維**と、髄鞘のない**無髄神経線維**に分けられる。末梢神経の髄鞘は④＿＿＿＿＿**細胞**からできており、中枢神経の髄鞘は⑤＿＿＿＿＿**細胞**oligodendrocyte（グリア細胞の一種）が形成する。

問題3 有髄神経線維の構造と特徴

> 次の文章の空欄に、適切な語句を語句群から選び、記入しなさい。
> [語句群] ランビエ　ミエリン　無髄　有髄　跳躍

- 有髄神経線維は、①＿＿＿＿＿＿＿という脂質に富んだ髄鞘でおおわれている。髄鞘はところどころくびれて消失している。この部分を②＿＿＿＿＿＿**絞輪**という。
- 髄鞘は絶縁体の役目を果たし、隣の神経線維との混線を防いでいる。また、神経の保護にも役立っている。インパルス（活動電位）である神経情報は、電気抵抗が高い髄鞘を飛び越えて、②の絞輪から絞輪へとスキップして伝わるため③＿＿＿＿＿**伝導**とよばれ、髄鞘のない無髄神経に比べて、情報をすばやく伝えることができる。すばやい興奮伝導を必要とする運動神経や知覚神

経は④＿＿＿＿＿＿**神経線維**で、それほどスピードを必要としない自律神経の節
後線維は⑤＿＿＿＿＿＿**神経線維**である。

問題4 神経系の情報伝達方法

> 次の文章の空欄に、適切な語句を語句群から選び、記入しなさい。
> また [　] 内のうち、語句より適切なものを選択しなさい。
> [語句群]　ナトリウム　カリウム　脱分極　再分極　シナプス間隙
> シナプス小胞　効果器　受容体

● 神経情報の伝達は、神経線維とシナプス間隙で異なる。神経線維では**活動電位の伝導**（興奮の伝導）により、シナプス間隙では**化学伝達物質（神経伝達物質）**を介して行われる。これによって中枢から末梢へ、末梢から中枢へと情報はすばやく伝達される。

❶神経線維の興奮伝導－電気的情報伝導

● 細胞膜はリン脂質二重層でできているので、イオンは膜を通過できないことになる。ところが、細胞膜にはさまざまなイオンチャネル・タンパク質が埋め込まれており、このチャネルを介してイオンの出入りが可能となる。

● 静止時には細胞内の電位は ［① **プラス　マイナス**］ に、細胞外は ［② **プラス　マイナス**］ になっている。この理由は、静止時には ③＿＿＿＿＿＿**イオン**チャネルのみが開くからである。これにより、細胞内に圧倒的に多く存在する③**イオン**が拡散により細胞外に流出する。陽イオンが流出するため、神経線維膜の内側は ［④ **プラス　マイナス**］ になる。静止時に刺激が加わるとイオン透過性は変化して、まず ⑤＿＿＿＿＿＿**イオン**チャネルが開く。⑤**イオン**は細胞外に圧倒的に多く存在し、細胞外から細胞内に流入する。⑤**イオン**は陽イオンなので、細胞内電位はマイナスからプラスに傾き、細胞内外の電位が逆転する（⑥＿＿＿＿＿＿）。やがて⑤**イオン**チャネルが閉じて③**イオン**チャネルが開く。すると③**イオン**が流出し、細胞内の電位はもとの静止電位に戻る。この一連の活動電位は軸索内の隣接する部位を次々に興奮させ、軸索の終末まで伝播する。

❷シナプス間隙の情報伝達－化学伝達物質による情報伝達方法

● 興奮が神経終末まで伝播すると、シナプス前膜を脱分極させ、終末の⑦＿＿＿＿＿＿＿＿＿＿に貯蔵されている神経伝達物質の放出を引き起こす。放出された神経伝達物質は⑧＿＿＿＿＿＿＿＿＿＿を拡散し、シナプス後膜上にある神経伝達物質特有の⑨＿＿＿＿＿＿＿と結合することによって情報を伝える。シナプスにおける情報伝達には、放出される神経伝達物質の違いにより、興奮を伝える場合（**興奮性伝達**）と抑制を伝える場合（**抑制性伝達**）がある。神経線維上の情報伝達の方法はすべて共通（活動電位の伝播による）であるにもかかわらず、興奮したり抑制したりと異なった反応を生ずること

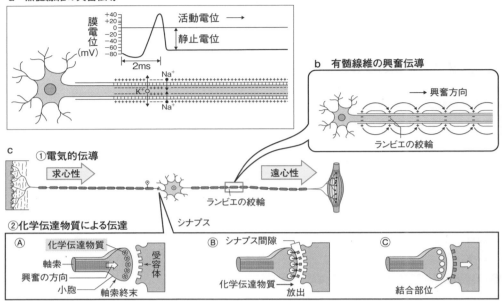

a 無髄線維の興奮伝導

膜電位（mV）
+40
+20
0
−20
−40
−60
−80

活動電位 →
静止電位
2ms

Na⁺
K⁺
Na⁺

b 有髄線維の興奮伝導

→ 興奮方向

ランビエの絞輪

c
①電気的伝導
求心性
遠心性

ランビエの絞輪
シナプス

②化学伝達物質による伝達

Ⓐ
化学伝達物質
軸索
興奮の方向
小胞
軸索終末
受容体

Ⓑ シナプス間隙
化学伝達物質 →
放出

Ⓒ
結合部位

図 3-2　神経線維の興奮伝導（堺章：新訂目でみるからだのメカニズム、2000、医学書院より改変）

ができるのは、化学伝達物質とそれを受け取る⑨の違いによる。

問題5 脳の構造と機能

次の文章の空欄に、適切な語句を語句群から選び、記入しなさい。
[語句群]　1.3　2.6　3.6　14　54　140　髄質　皮質　脊髄　大脳溝
大脳縦裂　大脳基底核　大脳辺縁系

● 脳は機能的には、**大脳**（終脳）、**脳幹**（間脳、延髄、橋、中脳）、**小脳**に区分され、それらは頭蓋骨に納められている。ヒトでは大脳が大きく発達し脳の大部分を占め、脳幹のほとんどをおおっている。脳幹は①＿＿＿＿＿の上部にあり、①と広範な連絡をしている。

● 成人の脳の重さは約②＿＿＿＿**kg**あり、身体のなかでは最も重い臓器である。脳の神経細胞は約③＿＿＿＿**億個**といわれている。

● 大脳は④＿＿＿＿＿＿で左右の大脳半球に分けられる。さらに、左右の大脳半球は⑤＿＿＿＿＿により**前頭葉**、**頭頂葉**、**側頭葉**、**後頭葉**に分けられ、各部位は異なる機能を分担している（機能の局在）。

● それぞれの半球は、外側を取り囲む外套（灰白質、白質）と、その深部にある大脳核、嗅脳の３つの部分からなる。⑥**大脳**＿＿＿＿＿（灰白質）は、大脳半球の表面の神経細胞体が集まっている部分で、灰色に見える。

⑦**大脳**＿＿＿＿＿（白質）は、灰白質より深部にあり、神経線維が多数集まっている部分で白く見える。さらに、大脳の深部で神経細胞体が集まっている

部分（大脳核）を⑨＿＿＿＿＿＿＿＿＿＿＿とよぶ。⑨は随意運動の調節に関係し、運動に際して筋緊張のバランスをとるように働いている。

問題6 大脳辺縁系の機能

> 次の文章の空欄に、適切な語句を語句群から選び、記入しなさい。
> ［語句群］ 新　古　大脳基底核　大脳辺縁系

- 大脳皮質は、部位により構造上の違いがあり、その働きも異なる。
- ①＿＿＿＿**皮質**（梨状回、海馬）と旧皮質（帯状回、海馬回）に基底核の一部を含む領域は②＿＿＿＿＿＿＿＿ limbic systemとよばれ、本能や情動に関係している。
- ①**皮質**は、個体維持や種族保存（性欲）に関係しており、本能に基づく情動行動（怒りや恐怖など）や自律機能に重要な役割を果たす。この部分はヒトも動物も共通した機能であるが、下等動物ほどこの部分を占める割合が大きい。一方、③＿＿＿＿＿**皮質**は記憶や知能などの高度精神機能を営んでおり、ヒトではこの部分が大きな面積を占める。

問題7 大脳皮質の機能的区分

> 次の文章の空欄に、適切な語句を語句群から選び、記入しなさい。
> また ［　］内のうち、語句より適切なものを選択しなさい。
> ［語句群（複数回の使用可）］ 失語　聴覚　知覚　体性感覚　運動　前頭　後頭
> 側頭　頭頂

- 大脳皮質にはさまざまな領野があり、機能の違いにより、前頭葉、頭頂葉、側頭葉、後頭葉に分けられる。さらに情報を識別してそれに応じた指令を出すといった一次的な働きを受けもつ**一次野**と、より高度な機能を受けもつ**連合野**に分けられる。

❶一次野
- 運動にかかわる①＿＿＿＿＿**野**、皮膚や筋肉、関節などの感覚にかかわる②＿＿＿＿＿＿＿＿**野**、聴覚野や嗅覚野、味覚野、視覚野などがある。

❷連合野
- さまざまな情報を統合し、判断、記憶するとともに言語や緻密な運動などを介して、その情報に対して適切な指令を出すなど高度な機能を営む。

❸ブロードマンの機能的区分
- 大脳皮質の細かい機能的区分法には他に**ブロードマン**の区分がある。大脳皮質は表面に平行な6層からできている。ブロードマンは大脳皮質の部位を大脳溝や大脳回によらないで、細胞層の構成の違いによって区別できるという見方から、大脳皮質を52の領野に分けた。

表3-1 （神経）大脳半球の機能的区分

大脳半球	一次野	連合野
前頭葉	運動野	前頭連合野（前頭前野）
	運動前野	（ブローカの運動性言語中枢）
頭頂葉	体性感覚野	体性感覚連合野
側頭葉	聴覚野	聴覚連合野（ウェルニッケの聴覚性言語中枢）
後頭葉	視覚野	視覚連合野（視覚性言語中枢）

・③＿＿＿＿＿葉：**一次運動野**ともよばれ、運動機能や自律機能に関係する。精神の座で、意志や意欲、創造、思考、感情の連合野でもある。この領野の一部にブローカの④＿＿＿＿＿**性言語中枢**があり、この部を損傷した場合、問いかけの意味を理解することはでき、発声筋にも異常がないのに答えを言えなくなる。これを運動性⑤＿＿＿＿＿症という。言語中枢はほとんどの場合、［⑥ **右 左** ］**半球**にある。

・⑦＿＿＿＿＿葉：**一次体性感覚野**ともよばれる。皮膚、深部感覚などの体性感覚や味覚に関係するが、この領域の連合野は⑧＿＿＿＿＿および空間の認知に基づく思考に関する統合を行っている。すなわち体性感覚野、味覚野、聴覚野、視覚野などからの感覚情報が記憶され、あるいはすでに記憶されていたものと照合して、それが何であるかを認知し、理解し、判断する。

・⑨＿＿＿＿＿葉：**一次聴覚野**ともよばれる。聴覚の連合野でもある。この領野の一部にウェルニッケの⑩＿＿＿＿＿**性言語中枢**があり、この部を切除しても聾にはならないが、言語の認知ができなくなる。この場合、問いかけられても意味がわからないため答えない。これを感覚性⑪＿＿＿＿＿症という。

・⑫＿＿＿＿＿葉：**一次視覚野**ともよばれる。視覚の連合野でもある。この領野の一部が損傷すると、目は見えるが空間認知や文字の意味の認知ができない。この状態を精神盲または読字不能症という。

問題8 脳幹

次の文章の空欄に、適切な語句を語句群から選び、記入しなさい。
［語句群］ 下垂体 第三脳室 第四脳室 四丘体 呼吸 対光 摂食 体温 大脳皮質 大脳髄質

・**間脳**：視床と視床下部からなる。
視床：間脳の背側部、①＿＿＿＿＿＿＿＿の左右に位置し、さまざまな感覚神経を中継して、視覚、聴覚などの感覚情報を②＿＿＿＿＿＿＿＿に伝える。視覚や聴覚の経路として重要である。
視床下部：視床の下部、第三脳室の下部にある。この部の底部は③＿＿＿＿＿＿＿＿につらなっている。生命活動に必須の呼吸、血圧、心拍、消化液分泌などの調節に加え、④＿＿＿＿＿**調節中枢**（温熱中枢、寒冷中枢）、⑤＿＿＿＿＿**調節中枢**（満腹中枢、空腹中枢）、飲水調節中枢、情動行動中枢

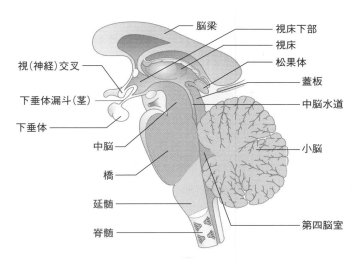

視(神経)交叉 ──

下垂体漏斗(茎) ──

下垂体 ──

中脳 ──

橋 ──

延髄 ──

脊髄 ──

脳梁

視床下部

視床

松果体

蓋板

中脳水道

小脳

第四脳室

図 3-3 脳幹の区分（正中矢状断）

のような多くの自律神経機能の高位中枢である。また、内分泌系の下垂体機能の調節を行っている。

・**中脳**：間脳と橋にはさまれた小さな部分である。中脳の背側の４つの突出は
⑥＿＿＿＿＿＿＿＿とよばれ、視覚や聴覚による反射に関与する。中脳が障害されると⑦＿＿＿＿＿**反射**が消失する。

・**橋**：中脳の尾側に突き出た丸い部分で、上行性（知覚性）や下行性（運動性）伝導路が通っている。

・**延髄**：生命の維持にとって極めて重要な中枢がある。ここには⑧＿＿＿＿＿**中枢**があるので、この部位が障害されると呼吸が停止する。その他、呼吸運動と関係のある咳、くしゃみ、発声を司る中枢、循環器系の調節にかかわる
⑨＿＿＿＿＿**中枢**、⑩＿＿＿＿＿**運動中枢**、消化器に対しては**咀嚼中枢**、**嚥下中枢**、**嘔吐中枢**、**唾液分泌中枢**、また、涙液分泌中枢、発汗中枢などがこの部位に存在する。

問題9 脳幹網様体と小脳

次の文章の空欄に、適切な語句を語句群から選び、記入しなさい。
[語句群]　姿勢　緊張　睡眠　覚醒　後頭　前頭　平衡

●脳幹には、神経線維が網の目のように張り巡らされ、その間に神経細胞が豊富に分布している。この放射状に分布している神経系を**脳幹網様体**という。主な役割は、筋の①＿＿＿＿＿、姿勢や運動の調節、大脳皮質にインパルス（活動電位）を送り、②＿＿＿＿＿状態を維持している。この上行性網様賦活系の機能を抑制すると③＿＿＿＿＿に陥る。

●小脳は④＿＿＿＿＿**葉**の尾側に位置し、脳幹と連絡している。小脳を全部取り去っても命に別状はなく、感覚も知能にも障害が起こらない。⑤＿＿＿＿＿**機**

能、⑥_____反射、随意運動などの調節を受けもっている。運動する際に筋力の微妙な調節を行ったり、筋力のバランスを保持するように働き、スムーズな運動や安定した姿勢を保つのは小脳の働きによる。したがって、小脳が出血や腫瘍で侵されると身体の平衡が乱れて運動失調症をきたす。

問題10 脳室と脳脊髄液

次の文章の空欄に、適切な語句を語句群から選び、記入しなさい。
[語句群] 第三 第四 側 中脳水道 中心管 脈絡叢 室間孔 クモ 髄 動脈 静脈 脳浮腫 水頭症

● 脳と脊髄は、胎生の早い時期に外胚葉から分化した神経管から発達したものである。神経管の内腔は中枢神経系が完成した後も腔所として残り、脳では脳室、脊髄では①_____となり、その内腔を脳脊髄液が満たしている。

● 左右の大脳半球にある腔所を②_____脳室、間脳にある腔所を③_____脳室、中脳にある腔所を④_____、橋と延髄の背面にある菱形状の腔所を⑤_____脳室とよび、すべての部分はつながっている。側脳室と第三脳室とは⑥_____でつながり、また第四脳室は①につながっている。

● 脳脊髄液（髄液）は、脳室内にある⑦_____で産生される。第四脳室の2つの外側口から流れ出た髄液は、クモ膜下腔を満たす。クモ膜下腔に出た髄液は、クモ膜顆粒を通って⑧_____内に吸収される。

● 脳・脊髄は、硬膜、⑨_____膜、軟膜という3重の⑩_____膜で包まれ、クモ膜下腔と脳室内を満たす髄液は中枢神経に浮力を与え、液体のクッションの役割も果たしている。成人する前に髄液の流通が妨げられると、脳室内に髄液が大量に溜まる。すると脳室内の圧力が高くなり、脳室腔は異常に拡大する。これを⑪_____ hydrocephalisいう。

問題11 脳波とは

次の文章の空欄に、適切な語句を語句群から選び、記入しなさい。
また [ ] 内の語句より適切なものを選択しなさい。
[語句群] δ　α　θ、β

● 頭皮上や脳の表面に電極を当てて、脳の電気活動を記録したものを脳波または脳電図 electroencephalogram（EEG）という。脳波は脳の活動状態を示し、意識水準が高いときは脳波の周波数は高く振幅は小さい（低振幅速波）。一方、うとうとしたり、睡眠が深くなるなど意識水準が低下すると、周波数は低く、振幅は大きくなる（高振幅徐波）。脳腫瘍やてんかんなど、異常波

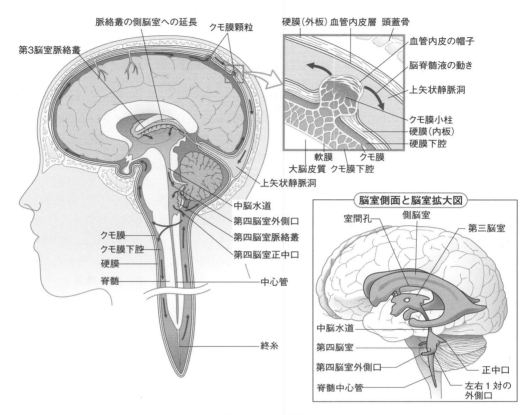

図3-4　脳および脊髄と髄液の流れ、脳室側面と脳室拡大図

　形を示す脳の疾患の診断や脳死判定に用いられる。

・①＿＿＿＿波：覚醒安静時（目を閉じて安静にしている状態）にみられる波
で、周波数8〜13Hz、振幅30〜60μV程度の比較的規則正しい波を示す。

・②＿＿＿＿波：注意力を集中して、精神活動を行っているときに現れる波
で、周波数14〜30Hz、振幅30μV以下の不規則な波を示す。

・③＿＿＿＿波：まどろんでいるような［④　**浅い**　**深い**　］睡眠中にみ
られる波形で、周波数は7Hz、振幅は10〜50μV程度の波形を示す。この
波形を多く含む脳波を覚醒型の波形という。

・⑤＿＿＿＿波：［⑥　**浅い**　**深い**　］睡眠中や麻酔時に現れる波で、周波
数は0.5〜4Hz、振幅は20〜200μV程度の波形を示す。幼児に著明にみられ
る。

次の文章の空欄に、適切な語句を語句群から選び、記入しなさい。
[語句群] レム　ノンレム　α　β　θ　δ　交感　副交感

●睡眠中に脳波を記録すると、2種類の睡眠（**レム睡眠とノンレム睡眠**）が観察される。深い眠りについているときは緩やかな①_____波（徐波）が多くなる。この状態を**徐波睡眠**または②_____**睡眠**とよび、この時期は③_____**神経**優位状態になっており、心拍数・血圧・体温・呼吸活動の低下、瞳孔の縮小が観察される。すなわち脳は休んでいる状態にある。この睡眠がしばらく続くと、脳波は急に入眠期と同じパターンになり、浅い睡眠中にみられる**低振幅速波**（④_____**波**）が現れる。この時期には、身体は明らかに眠っているのに心拍数増加、呼吸数増加、陰茎勃起がみられる。骨格筋の緊張は低下する。この時期には、**速い眼球運動** rapid eye movement（REM）が観察されるため⑤_____**睡眠**とよぶ（**逆説睡眠、賦活睡眠**ともいう）。レム睡眠中は交感神経と副交感神経の調節が乱れていることを示している。夢を見るのはこの時期である。しかし、睡眠は妨げられておらず、感覚刺激や網様体刺激による覚醒の閾値はむしろ上昇している。正常な睡眠はノンレム睡眠から始まり、ノンレム睡眠とレム睡眠が90〜120分周期で交互に繰り返す。

次の文章の空欄に、適切な語句を語句群から選び、記入しなさい。
[語句群] 延髄　橋　中脳　前角　後角　前根　後根　緊張　協調

●脊髄には、脳への神経線維束［求心性神経（知覚神経）］、脳からの神経線維束［遠心性神経（運動神経）］、神経反射の中枢があり、多くの脊髄神経が出入りする。脊髄の重要な機能は、**①脳からあるいは脳への情報を伝えること**と、**②脊髄反射**、である。

●大脳皮質の運動野から出る運動指令の下行路には、**錐体路**と**錐体外路**の2つがあり、互いに協調して骨格筋の運動を調整している。

・**錐体路**：大脳皮質の運動野から出て、運動指令を随意的に骨格筋まで伝える遠心性神経を錐体路（皮質脊髄路）とよぶ。中枢から骨格筋まで1回ニューロンを交代する。運動野から出る神経線維は内包、中脳、橋、延髄を通り、大部分は①_____の錐体で交叉して脊髄側索を下行し、②_____**神経細胞**にシナプスを介して結合する。さらに遠心性神経によって骨格筋に指令が伝えられる。脳卒中や交通事故により、右側の大脳皮質運動野が障害されると左半身麻痺が生ずるのは、運動野から出る神経線維の大部分が錐体で交叉しているためである。

A. 錐体路

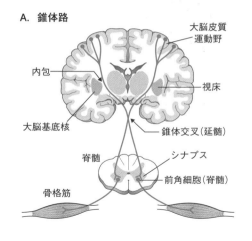

B. 錐体外路

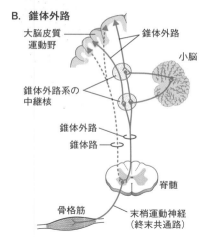

図 3-5　錐体路および錐体外路

- **錐体外路**：錐体路以外の運動指令を伝える神経路を錐体外路とよび、錐体路による骨格筋の随意的な運動を円滑に行うために重要な役割を果たしている。錐体外路系の働きには、大脳皮質にある錐体外路中枢や大脳基底核、視床、脳幹の黒質、赤核、小脳などが複雑に関与しており、さまざまな中枢と核が連絡を取りながら、筋の③＿＿＿＿や筋群の④＿＿＿＿**運動**を反射的、無意識的に行っている。豆を箸でつまむなど微妙な動きを上手にできるのは、錐体外路系の機能による。
- **感覚に関する神経路**：皮膚や筋などの感覚（知覚）情報は、脊髄の⑤＿＿＿＿から入り⑥＿＿＿＿**神経細胞**に伝えられ、上行性知覚神経によって脳に伝えられる。

問題14 脊髄反射

次の文章の空欄に、適切な語句を語句群から選び、記入しなさい。
また［　　］内の語句より適切なものを選択しなさい。
［語句群］　反射弓　膝蓋腱　自律　体性

- 反射とは、刺激に対して［① **意識的**　**無意識的**］（大脳皮質を介さない）に反応することである。**脊髄反射**とは、末梢からの刺激情報が［② **遠心性**　**求心性**］神経（知覚神経）によって脊髄の反射中枢に達すると、反射的にただちに［③ **遠心性**　**求心性**］神経（運動神経）を介してその刺激情報を末梢に伝え、支配筋肉に情報を伝え収縮させたり、腺分泌を行う。この刺激情報伝導経路を④＿＿＿＿ reflex arcという。
- 腰をかけて下腿を垂らした姿勢または仰臥位で膝を曲げて組んだ姿勢で、膝蓋腱をハンマーで打つ。すると大腿四頭筋が収縮して下腿が跳ね上がる。これを⑤＿＿＿＿**反射** knee jerk reflexという。

●反射には、次の2つの神経系の反射がある。

・⑤＿＿＿＿神経反射：熱いものに手を触れるととっさに手を引っ込めるなどの骨格筋の反射がある。これは反射的に手を引っ込めるもので、その後、大脳皮質が熱さを感じる。膝蓋腱反射も脊髄反射の例である。脊髄反射には、脳が関与する場合もある。たとえば多くの異なった刺激情報がやってきたとき、その反射反応には的確さを要する場合がある。このような場合、情報を判断するために脳が関与する。

・⑥＿＿＿＿神経反射：唾液を分泌する反射（**唾液分泌反射**）や瞳孔の大きさを変化させる反射（**瞳孔反射**）、くしゃみなどがある。血圧、発汗、消化、排泄なども自律神経系反射で調節されている。

問題15 脳神経

> 次の文章の空欄に、適切な語句を語句群から選び、記入しなさい。
> [語句群（複数回の使用可）] 舌咽　副　迷走　三叉　動眼　舌下　顔面　内耳
> 嗅　滑車　視　外転

・①＿＿＿＿神経（第Ⅰ脳神経）：においの情報を大脳半球の嗅球に伝える神経。知覚神経

・②＿＿＿＿神経（第Ⅱ脳神経）：網膜に写った像や明るさ、色彩の情報を外側膝状体に伝える。知覚神経

・③＿＿＿＿神経（第Ⅲ脳神経）：眼球運動にかかわる筋を支配する。瞳孔や毛様体筋収縮を支配する副交感神経を含むので、機能的には混在神経である。運動神経

・④＿＿＿＿神経（第Ⅳ脳神経）：眼球運動にかかわる骨格筋のうち、上斜筋を支配する。運動神経

・⑤＿＿＿＿神経（第Ⅴ脳神経）：脳神経のうち最も太い。顔面の知覚情報を脳に伝える。また、咀嚼を行う筋肉を支配する。混合神経

・⑥＿＿＿＿神経（第Ⅵ脳神経）：眼球を外側に向ける外側直筋を支配する。運動神経

・⑦＿＿＿＿神経（第Ⅶ脳神経）：表情筋を支配する運動神経と、舌の味覚や涙腺、顎下腺、舌下腺の分泌を調節する副交感神経を含む。混合神経

・⑧＿＿＿＿神経（第Ⅷ脳神経）：聴覚や平衡感覚の情報を中枢に送る。前庭神経と蝸牛神経からなる。メニエール病は前庭神経の異常による。知覚神経

・⑨＿＿＿＿神経（第Ⅸ脳神経）：舌の味覚を伝える知覚神経と嚥下に関する咽頭筋を支配する運動神経と舌咽神経、耳

　　　　　　　　下腺分泌調節を行う副交感神経を含む。混
　　　　　　　　合神経
・⑩　　　　　神経（第Ⅹ脳神経）：脳神経のなかで最も支配領域が広い。外耳
　　　　　　　　道、咽頭、喉頭の知覚情報を伝え、また運
　　　　　　　　動を支配する。また頸部、胸部、腹部臓器
　　　　　　　　に分布する副交感神経を含む。混合神経
・⑪　　　　　神経（第Ⅺ脳神経）：頸部にある胸鎖乳突筋と僧帽筋を支配する。
　　　　　　　　運動神経
・⑫　　　　　神経（第Ⅻ脳神経）：舌の運動を支配する。運動神経

●脳からは**12対**の脳神経が出ていて、主に頭部、顔面、頸部を支配する。胸腹
　部までのびて内臓を支配しているのは１対の⑬　　　　　神経である。

問題16 脊髄神経

次の文章の空欄に、適切な語句を語句群から選び、記入しなさい。
[語句群（複数回の使用可）]　1　3　5　8　10　12　アセチルコリン
ノルアドレナリン　ニコチン性　ドパミン　前根　後根　内臓　骨格

脊髄神経
・**頸神経**　①　　　　**対**：頸部や肩の皮膚、筋を支配する頸神経叢と腕神経
　　　　　　　　叢に分けられる。
・**胸神経**　②　　　　**対**：肋間神経をつくり、胸壁と腹壁に分布する。
・**腰神経**　③　　　　**対**：腰神経叢をつくり、下腹部、殿部、大腿前部へ分
　　　　　　　　布する。
・**仙骨神経**　④　　　　**対**：仙骨神経叢をつくる。最も太いものに坐骨神経が
　　　　　　　　ある。
・**尾骨神経**　⑤　　　　**対**：肛門付近と外陰部に分布する。
●脊髄神経は**31対**あり、脊髄の⑥　　　　　から出る運動神経と⑦　　　　　に入
　る知覚神経が椎間孔から出たところで合わさり、**混合神経**になる。。
●運動神経は、⑧　　　　**筋**に分布している。運動神経の興奮が神経終末に達
　すると、神経終末から伝達物質である（⑨　　　　　　　）が放出され、
　これが⑧**筋**の⑩　　　　　**受容体**（Nм受容体）に結合して筋の収縮
　を起こす。

次の文章の空欄に、適切な語句を語句群から選び、記入しなさい。

[語句群] 節前　節後　神経節　胸髄　腰髄　仙髄、　骨盤　腹部

● 自律神経系は、互いに拮抗的に作用する**交感神経**と**副交感神経**からなる。交感神経は胸髄および腰髄、副交感神経は脳幹および仙髄から出て内臓や血管、腺に分布し、生命維持にかかわる呼吸、循環、消化、吸収、代謝などを無意識的、反射的に調節している。自律神経系は支配器官に至るまでの間に必ず1回ニューロンを変える。ニューロン交代の場を①＿＿＿＿＿＿＿＿という。神経節はシナプスの一種で、交感神経も副交感神経も神経節における神経伝達物質はアセチルコリンである。神経節より中枢側の神経線維を②＿＿＿＿**線維**、末梢側の神経線維を③＿＿＿＿**線維**という。交感神経の神経節は脊髄に近く、副交感神経の神経節は脊髄から遠いという特徴がある（⇒過去問、chapter 3　神経系の機能：問題29）。

・**交感神経**：神経細胞は脊髄の側柱にあり、④＿＿＿＿（T1〜T12）と⑤＿＿＿＿（L1〜L3）のレベルで節前線維を脊髄外に出す。

・**副交感神経**：神経細胞は中脳・延髄と⑥＿＿＿＿にある。中脳・延髄から出た節前線維は第Ⅲ、Ⅶ、Ⅸ、Ⅹ脳神経を経て頭部、胸部、⑦＿＿＿＿内臓を支配する。仙髄から出た節前線維は、主として⑧＿＿＿＿内臓器を支配する。

● **副腎**は、交感神経節前線維によって直接支配される例外的な臓器である。

● 交感神経節は、**効果器官から離れたところ**にあるが、副交感神経節は、**効果器官から近いところ**にある。なかには効果器の内部にある場合もある。

● 交感神経系では、1本の節前線維が多数の節後線維とシナプスをつくり（1：20本以上）、節前線維からの刺激が拡大しやすい系を形成する。一方、副交感神経系では1本の節前線維がシナプスをつくる節後線維は少ないため（1：1のこともある）、節前線維からの情報は限局的に伝えられる。

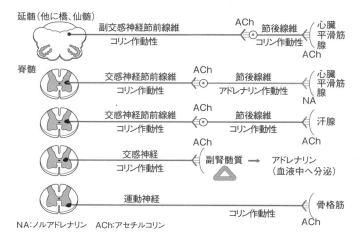

NA：ノルアドレナリン　ACh：アセチルコリン

図3-6　自律神経系の化学伝達物質

問題18 コリン作動性受容体

> 次の文章の空欄に、適切な語句を語句群から選び、記入しなさい。
> また [ ] 内の語句より適切なものを選択しなさい。
> [語句群] アセチルコリン ニコチン性 ノルアドレナリ ムスカリン性
> 交感 副交感 骨格 平滑

● AChが結合する受容体を**コリン作動性受容体**といい、

① ＿＿＿＿＿＿＿＿受容体（M受容体）と② ＿＿＿＿＿＿＿＿受容体（N受容体）の２つがある。

① **M受容体**：M受容体はGタンパク質共役型受容体で、③ ＿＿＿＿＿＿神経の効果器官に分布している。薬物に対する親和性の違いなどによりM$_1$、M$_2$、M$_3$受容体の３種類のサブタイプに分類されている。

・**M$_1$受容体**：神経節や中枢神経にも多量に存在し、神経伝達に関与している。

・**M$_2$受容体**：主に心臓に分布し、心拍数や伝導速度の [④ **増加 減少**] や、心筋の収縮力を [⑤ **増大 低下**] させる。

・**M$_3$受容体**：主に消化管の⑥ ＿＿＿＿＿筋や腺に分布し、消化管活動を活発化したり、胃酸や唾液の分泌を促進させる。また、気管支の平滑筋を [⑦ **弛緩 収縮**] させる。

② **N受容体**：N受容体は、イオンチャネル内蔵型でNa$^+$を通す。N$_N$受容体とN$_M$受容体の２つに分けられる。

・**N$_N$受容体**：自律神経節と [⑧ **末梢 中枢**] 神経系に存在し、興奮伝導を促進する。

・**N$_M$受容体**：運動神経によって支配される⑨ ＿＿＿＿＿筋に存在し、その収縮に関与する。

問題19 アドレナリン作動性受容体

> 次の文章の [ ] 内の語句より適切なものを選択しなさい。

● ノルアドレナリンが結合する受容体を**アドレナリン作動性受容体**といい、α受容体とβ受容体に大別される。α受容体はさらにα_1とα_2の、β受容体はβ_1、β_2、β_3のサブタイプに分類され、すべてGタンパク質共役型である。

・**α_1受容体**：主として血管平滑筋に存在し、血管の [① **弛緩 収縮**] に関与する。

・**α_2受容体**：主に [② **交感 副交感**] 神経終末に存在し、Norの過剰遊離を抑制するネガティブフィードバックをかける自己受容体である。

・**β_1受容体**：主に心拍数や伝導速度の [③ **増加 減少**]、心筋収縮力の [④ **増大 低下**] に関与する。

・**β_2受容体**：血管や気管支平滑筋に分布し、それらの拡張に関与する。

・**β₃受容体**（感受性はNor＞Adr）：主に［⑤　**タンパク質**　**脂肪**　］分解促進に関与する。

● **代表的なカテコールアミン**

・**ノルアドレナリン**（Nor）：α₁、α₂、β₁、β₃受容体に結合し、活性化するが、β₂受容体には結合しないので平滑筋拡張作用を生じない。

・**アドレナリン**（Adr）：α₁、α₂、β₁、β₂、β₃すべての受容体に結合し、活性化する。

・**イソプロテレノール**（Isp）：β₁、β₂受容体に結合し活性化する。

● α₁遮断薬使用時はα₁作用による血管収縮が起こらず、アドレナリンが骨格筋のβ₂受容体に結合して血管拡張が起こり血圧が低下する（アドレナリン反転現象）ので立ち眩みが起こることがある。

問題20 交感神経系の血圧調節

> 次の文章の空欄に、適切な語句を語句群から選び、記入しなさい。
> ［語句群（複数回での使用可）］　α₁　β₁　Adr　Nor　Isp　脊髄　延髄　交感　副交感

● 交感神経活動亢進が血圧上昇をもたらす一連の流れを以下に示した。

● はじめに①＿＿＿＿＿にある血管運動中枢から②＿＿＿＿**神経**にインパルスが送られてくると、神経終末からは③＿＿＿＿が放出される。③は、

①細動脈の④＿＿＿＿**受容体**を活性化し、細動脈を収縮させる。

②静脈の⑤＿＿＿＿**受容体**を活性化し、細静脈を収縮させる。

③心臓の⑥＿＿＿＿**受容体**を活性化し、心拍数増加、心筋収縮力を増大する。

④腎臓のα₁とβ₁受容体を活性化する。

● 腎臓の⑦＿＿＿＿**受容体**の活性化は、腎動脈収縮、腎血流減少をもたらす。腎臓の⑧＿＿＿＿**受容体**の活性化は、**レニン**分泌を促進し、**アンジオテンシンⅡ**生成を促進する。**アンジオテンシンⅡ**は、それ自体強力な血管収縮作用をもつと同時に**アルドステロン**分泌を促進する。

● アルドステロンは、Na⁺の再吸収を促進し、Na⁺貯留をもたらす。Na⁺の貯留は体液量増加をもたらし、**静脈還流量増加**、**分時拍出量増大**を介して血圧を上昇させる。

---

column　アドレナリン反転

　骨格筋にはアドレナリンのβ₂受容体があり、アドレナリンが結合すると血管が拡張する。運動時にはアドレナリンの分泌が増加し、骨格筋の血管拡張は好都合である。アドレナリンの作用としては、α₁作用（血管収縮）のほうがβ₂作用（血管拡張）よりも強いが、αブロッカー使用時はα₁作用が抑えられ、β₂作用による血管拡張で血圧が低下する。これをアドレナリン反転という。統合失調症の抗精神病薬にはαブロッカー作用があるので、血圧低下で立ち眩みなどが起こることがあるので注意が必要である。

4 血液と生体防御

問題1 血液の成分

次の文章の空欄に、適切な語句を語句群から選び、記入しなさい。
また、〔　〕内の語句より適切なものを選択しなさい。
[語句群]　内　外　1/13　1/15　1/20　血清　血漿　血球、　白血球
血小板　赤血球　7.35〜7.45　8.45〜8.55

● 血液は、生体の重要な細胞①_____ **液**で、体重の約②_____を占める。
血液の組成は、液体成分である③_____と有形成分である④_____に分
けられる。

● ③は全血液の55〜60％を占め、④は40〜45％を占めている。③の水91％・電
解質１％・有機物８％を含む。③に含まれる③タンパク質は、栄養素やホル
モンの運搬、出血の際には血液凝固の主体となる。③から凝固成分を取り除
いたものを⑤_____という。

● ④は大きく⑥_____、⑦_____、⑧_____の３種類に分
けられる。このなかで量も多いのが⑥である。⑥の量には男女差があり、
〔 ⑨　**男性**　**女性**　〕のほうが多い。

● 血液のpHは、通常⑩_____の間に保たれている。

問題2 血清と血漿

次の文章の空欄に、適切な語句を語句群から選び、記入しなさい。
[語句群]　血球　血漿　血清　血餅　フィブリノゲン　ヘモグロビン

● 血液を試験管内でしばらく放置すると、ゼリー状に固まる。これを
①_____という。①は血液凝固反応が起こり、血液が凝固したものであ
る。さらに時間が経つと、①がしだいに退縮して透明な液体（黄色）が分離
してくる。この液体を②_____という。

● 一方、血液凝固抑制剤を使用して凝固が起こらないように処理した血液を遠
心すると、血液は液体成分と有形成分に分離する。その液体成分を
③_____といい、血液凝固因子である④_____を含む。

● ③と②の違いは④の有無なので、血糖、中性脂肪、コレステロールなどは③
でも②でも同じである。

問題3 各血球の役割

> 次の文章の空欄に、適切な語句を語句群から選び、記入しなさい。
> [語句群] 白血球　赤血球　血小板　ヘモグロビン　ヘマトクリット

● ①＿＿＿＿＿＿の最も重要な役割は酸素の運搬である。血球（大部分は①）
が血液中に占める容積の割合（％）を②＿＿＿＿＿**(Ht) 値**という。

● ③＿＿＿＿＿＿はがん細胞や病原体などから生体を防御する。

● ④＿＿＿＿＿＿は一次止血に関与する。骨髄内で、造血幹細胞から分化した
巨核球の一部がちぎれてできる。

問題4 血球の産生（造血）

> 次の文章の空欄に、適切な語句を語句群から選び、記入しなさい。
> [語句群] 造血幹細胞　臍帯血　肝臓　膵臓　大腿骨　胸骨　エリスロポエチン
> フィブリノゲン　黄　赤

● 血球は、骨髄にある未分化の①＿＿＿＿＿＿＿からつくられる。同一の①
から各血球の幼若型が分裂・分化し、成熟型の血球となり、血液中に出てい
く。赤血球の生成には、腎臓で産生されるホルモンである
②＿＿＿＿＿＿＿が関与する。

● 造血は骨髄で行われ、長管骨よりも③＿＿＿＿や腸骨などの扁平骨のほうが
盛んである。造血の盛んな骨髄を④＿＿＿**色骨髄**といい、造血が行われて
いない骨髄を⑤＿＿＿**色骨髄**という。⑤**色**に見えるのは、骨髄が脂肪に置
き換わったためであり、加齢とともに④**色骨髄**の割合は減少する。造血は成人
の場合、通常、骨髄だけで行われているが、胎児では脾臓や⑥＿＿＿でも
行われている。

● ①は最近、⑦＿＿＿＿＿中にも存在し、骨髄移植に用いられることがあ
る。また、①は末梢血中にもごく少量であるが含まれている。

問題5 赤血球

> 次の文章の空欄に、適切な語句を語句群から選び、記入しなさい。
> [語句群] 50　120　200　300万　450万　500万　ヘモグロビン
> エリスロポエチン　網状赤血球　赤芽球　脾臓　膵臓

● 末梢血液中の赤血球数は、成人男性の場合約①＿＿＿＿/μL、女性の場合
で約②＿＿＿＿/μLである。1μL ＝ 1 mm³ である。

● 組織の酸素分圧が低下すると、腎臓から③＿＿＿＿＿＿が産生・放出さ
れ、骨髄内での④＿＿＿＿への分裂を促進する。④が成熟すると脱核し

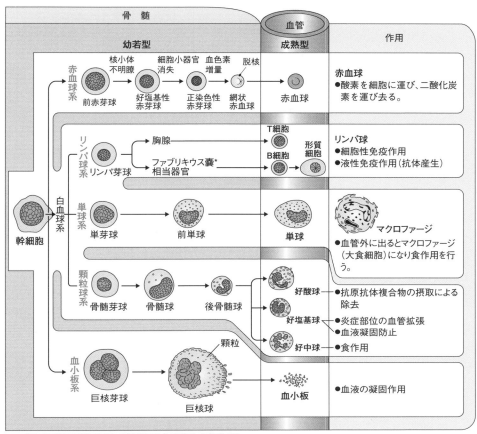

*ファブリキウス嚢は鳥類にみられ、哺乳類では骨髄がこれに相当する。
赤血球・白血球・血小板は、すべて骨髄中にある未分化の幹細胞（造血幹細胞）から幼若型に分裂・分化し、
成熟型の血球となり、血液中へ出ていく。

図 4-1　血球の系統と発達

て赤血球となり、末梢血に出ていく。赤血球は核をもたないため分裂でき
ず、寿命が終ると⑤＿＿＿＿＿＿や肝臓で破壊される。赤血球の寿命は約
⑥＿＿＿＿＿日である。脱核直後の赤血球を⑦＿＿＿＿＿＿＿＿＿といい、
⑦の割合が多ければ造血が盛んであることを示す。

問題6 ヘモグロビン

次の文章の空欄に、適切な語句を語句群から選び、記入しなさい。
[語句群]　ビリルビン　グロビン　ヘム　ヘモグロビン　フィブリノゲン
ウロビリノーゲン　浮腫　黄疸

●赤血球の成分の大半は、水と①＿＿＿＿＿＿＿＿＿**(Hb)** であり、酸素は
　水（血漿）に溶けにくい気体で、酸素の運搬はほとんどが①の働きによる。
　①は、鉄を含む②＿＿＿＿＿（赤い色素）と③＿＿＿＿＿＿＿というタンパ

ク質からなる。

● 赤血球が壊れる溶血により血球外に出た①は、②と③に分解され、②はさらに④＿＿＿＿＿＿＿と鉄に分かれる。鉄は次の①合成に再利用され、③もアミノ酸に分解されて再利用されるが、④は肝臓から胆管を通って十二指腸に排出される。その一部は小腸から吸収され血液中に入って肝臓に戻り（④の腸肝循環）、また腎臓に入って⑤＿＿＿＿＿＿＿＿＿となり尿中に排泄される。小腸で吸収されなかった大半の④は、酸化されステルコビリンとなり、糞便とともに排泄される。血漿中の④濃度が高くなると皮膚が黄色に見えることがある。これを⑥＿＿＿＿ jaundiceという。

● 胎児型Hbはα_1、α_2、γ_1、γ_2の四量体で、出生が近づくとγ_1、γ_2が分解されて、成人型Hbのα_1、α_2、β_1、β_2に変わっていく。γ_1、γ_2の分解で大量のビリルビンがつくられ、新生児が空気中の約21%という高濃度の酸素を吸入したときに起こる酸化障害をビリルビンが酸化されることによって防いでいる。ビリルビンの酸化によって生成されるビリベルジンは緑色で、新生児の緑便はこの色である（⇒『新訂版　図解ワンポイント生理学』、p.160、サイオ出版）。

問題7 ヘモグロビンの働き

次の文章の空欄に、適切な語句を語句群から選び、記入しなさい。
[語句群] 酸素　二酸化炭素　オキシヘモグロビン　デオキシヘモグロビン
動脈　静脈

● 酸素と結合したヘモグロビンを①＿＿＿＿＿＿＿＿＿＿、酸素と結合していないヘモグロビンを②＿＿＿＿＿＿＿＿＿（または**還元ヘモグロビン**）という。

● ヘモグロビンが酸素と結合して①になる割合は③＿＿＿＿＿**分圧**が高いほど多い。肺胞内は③**分圧**が高いので、血液が肺を流れると血球内のヘモグロビンが酸素を取り込み④＿＿＿＿**血**となる。各組織の③**分圧**は低いので、酸素を放ち⑤＿＿＿＿**血**となる（組織に酸素を供給した後の血液）。④血は鮮赤色、⑤血は暗赤色となる。

問題8 ヘモグロビン(Hb)量(ヘモグロビン濃度、血色素量)

次の文章の空欄に、適切な語句を語句群から選び、記入しなさい。
[語句群] 10　14　16　20　0.45　1.34　18.76　21.44　56.96

● 血液100mL（1 dL）中に含まれるヘモグロビンの量をgで表した基準値は、成人男性は約①＿＿＿＿**g/dL**、成人女性は約②＿＿＿＿**g/dL**である。1 gのヘモグロビンは約③＿＿＿＿**mL**の酸素と結合できるので、成人男性では、血液100mL（1 dL）あたり最大④＿＿＿＿**mL**の酸素を運搬できる。

column　ヘモシニアン

　エビやカニなどの節足動物やイカやタコなどの軟体動物のなかにはヘモグロビンではなく、銅を含むタンパク質ヘモシアニン hemocyaninによりO_2を運搬している動物がいる。ヘモシアニンはO_2と結合していないときは無色、結合しているときは薄い青色である。hemocyaninのcyanは、カラープリンターの青インクcyanからわかるように青色を意味している。過去問「4．血液と生体防御」の問題32（p.163）にチアノーゼcyanosisのときの皮膚の色に関する過去問があるが、これもcyanosisのcyanからわかるように青（青紫）である。ヘモシアニンは分子量が100万近い巨大分子で、ヘモグロビンとは異なり血漿中に存在する。ヘモグロビンが赤血球中ではなく、もし血漿中にあったら以下のような不都合がある。①血液の粘性が高くなり、微小血管の循環障害が起こる、②膠質浸透圧が高くなり、血液量が異常に多くなる、③腎臓の糸球体でろ過されるおそれがある。

問題9 **ヘモグロビンの酸素飽和度**

次の文章の空欄に、適切な語句を語句群から選び、記入しなさい。
また、[　]内の語句より適切なものを選択しなさい。
[語句群]　40　55　75　95　高　低

● ヘモグロビンのうちオキシヘモグロビンが占める割合を表したものが酸素飽和度である。動脈血ではどの部位でも酸素飽和度に差はなく、その基準値は①＿＿＿＿＿％以上である。静脈血の酸素飽和度は平均②＿＿＿＿＿％であるが、静脈血の酸素飽和度は血管の部位により異なり、酸素消費量の大きい組織を灌流した血液（静脈血）中の酸素飽和度は[③　**高い**　**低い**]。

問題10 **ヘマトクリット（Ht）値**

次の文章の空欄に、適切な語句を語句群から選び、記入しなさい。
[語句群]　血球　血漿　赤血球　白血球　血小板　45　55　65

● ヘマトクリット値は、血液中に占める①＿＿＿＿＿の容積の割合を示す。血液が凝固しないように注意して細いガラス管に吸い上げ、一端を閉じて遠心分離すると重い①は下層に、液体成分である②＿＿＿＿＿は上層に分かれる。基準値は約③＿＿＿＿＿％である。
● ①の中では④＿＿＿＿＿が大部分を占めるので、ヘマトクリット値の異常は④数の異常とみなすことができる。

問題11 貧血の種類

次の文章の空欄に、適切な語句を語句群から選び、記入しなさい。

[語句群] 酸素　二酸化炭素　栄養素　血小板　ヘモグロビン
エリスロポエチン　ビタミンD　ビタミンB_{12}　溶血性　再生不良性　悪性
鉄欠乏性　巨赤芽球性　腎性　胃　脾臓

● 血液による①＿＿＿＿＿の運搬能力が低下した状態を貧血という。臨床的には、② ＿＿＿＿＿ **(Hb) 量**、赤血球数、ヘマトクリット値（Ht）などの低下を貧血の指標としている。

・③＿＿＿＿＿　貧血：貧血のうち最も多い。鉄が不足すると赤血球が小さくなり、②量も低下する（小球性低色素性貧血）。このため、①の運搬能力が低下する。摂取された鉄は、④＿＿＿＿＿で吸収可能な形になり、小腸で吸収され肝臓に貯蔵される。手術で④を摘出した人は、鉄の吸収率が低下するので③貧血になりやすい（⇒過去問、chapter 4 血液と生体防御：問題2）。

・⑤＿＿＿＿＿　貧血（⑥＿＿＿＿＿　貧血）：赤血球の合成には、鉄のほかに⑦＿＿＿＿＿　cyanocobalaminと葉酸などの造血ビタミンが必要である。これらが不足すると、赤血球の形が大きくなるので⑤貧血という。また⑦不足による貧血は、原因も治療法も不明だった時代に⑥貧血ともよばれた。④を切除した人では、④の壁細胞でつくられる内因子が不足するため⑦と結合できず、肝臓に貯蔵された⑦を使い果たす数年後に⑤貧血をきたす。

・⑧＿＿＿＿＿　貧血：骨髄機能の低下により、赤血球、白血球、血小板のすべての減少をもたらす難治性の造血障害である。

・⑨＿＿＿＿＿　貧血：腎臓の障害によって⑩＿＿＿＿＿＿＿＿産生低下が原因となる。⑩は赤血球産生に重要な造血因子であり、組織の①分圧が低下すると腎臓で産生され、放出される。

・⑪＿＿＿＿＿　貧血：赤血球の破壊が亢進し、造血がそれに追いつかない場合に起こる。

問題12 貧血に用いられる指標

次の文章の空欄に、適切な語句を語句群から選び、記入しなさい。

[語句群]　MCH　MCV　MCHC

● 貧血の種類により、それぞれヘモグロビン（Hb）量や赤血球数に特徴的な変化がみられる。貧血の診断の指標として、平均赤血球容積（①＿＿＿＿＿）、平均赤血球ヘモグロビン量（②＿＿＿＿＿）、平均赤血球ヘモグロビン濃度（③＿＿＿＿＿）が主に用いられる。

問題13 白血球の種類

次の文章の空欄に、適切な語句を語句群から選び、記入しなさい。

[語句群] 顆粒球　好塩基球　好酸球　好中球　リンパ球　リンパ芽球　単球
単芽球　分画　分極　3,000　5,000　10,000　12,000

● 白血球には、好中球、好酸球、好塩基球、単球、リンパ球の5種類がある。
このような白血球の分類を**白血球**① _____ という。このうち、好中球、好
酸球、好塩基球を、② _____ という。最も多いのは③ _____ で、次
に多いのは④ _____ である。

● 疾患によって白血球数や①が変化するため、診断の手がかりとなる。一般
に、細菌感染では③が増加し、ウイルス感染では④が、アレルギー疾患や寄
生虫疾患では⑤ _____ が増加する。体内には白血球の貯蔵場があり、必
要に応じて血液中に動員され、目的地へ自発的に進むことができる。これを
遊走という。身体の状況によって白血球数は変動するが、成人の場合、
⑥ _____ /μL以下あるいは⑦ _____ /μL以上の場合は異常である。

問題14 白血球の機能

次の文章の空欄に、適切な語句を語句群から選び、記入しなさい。

[語句群] 顆粒球　好塩基球　好酸球　好中球　リンパ球　マクロファージ
単球　B　T　D　化学走性　受容　遊走　食作用

● ① _____ は、② _____（大食細胞）とともに体内に侵入し
た細菌を攻撃し貪食する。これを③ _____ という。①は変形しながら
血管壁を自由に通過できる。これを**血管外**④ _____ という。①や②は、
特定の化学物質に対し近寄ったり逃げたりする⑤ _____ を示す。
①は**図4-2**のように核糸でつながった核をもつので多形核白血球ともよばれ
る。

● ⑥ _____ と⑦ _____ はアレルギー反応に関与している。

● ⑧ _____ は白血球の約5%を占め、食作用をもつ。⑧が血管外に出ると②
となり、細菌や不用になった細胞を貪食する。

● ⑨ _____ は免疫反応の中心的役割を担う。⑨には⑩ _____ **細胞**
と⑪ _____ **細胞**がある。⑩**細胞**は骨髄で産生される。⑪**細胞**も骨髄で産生
されるが、胸腺で成熟する。

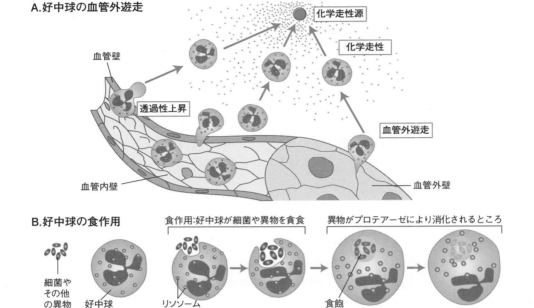

A.好中球の血管外遊走

血管壁

透過性上昇

血管内壁

化学走性源

化学走性

血管外遊走

血管外壁

B.好中球の食作用

食作用:好中球が細菌や異物を貪食　　異物がプロテアーゼにより消化されるところ

細菌や
その他
の異物　好中球

リソソーム

食胞

A. 好中球は変形しながら血管壁を自由に通過（血管外遊走）し、化学走性源に接近する。
B. 好中球が細菌などの異物を貪食する様子を示す。好中球が異物を貪食し、食胞を形成する。食胞にリソソームが作用して
　 プロテアーゼ（タンパク質分解酵素）を放出し、異物は消化される。

図 4-2　好中球の血管外遊走と食作用

問題15 サイトカイン

> 次の文章の空欄に、適切な語句を語句群から選び、記入しなさい。
> ［語句群］　インターロイキン　インターフェロン　サイトカイン

● 生体の細胞間では、さまざまな情報交換が行われているが、とくに免疫系、
造血系の細胞間で情報伝達を担う一群の液性因子を① ＿＿＿＿＿＿＿＿ とよ
び、可溶性タンパク質である。①は、主としてリンパ球やマクロファージか
ら放出されるが、とくにリンパ球などの免疫を担う細胞から放出されるもの
を② ＿＿＿＿＿＿＿＿＿＿＿＿＿ という。このほかに、コロニー刺激因子や
③ ＿＿＿＿＿＿＿＿＿＿ などがある。

---

column　サイトカイン

　細胞から分泌される生理活性物質をサイトカイン cytokineという。cytoは細胞、
kineは動かすという意味で、サイトカインは細胞間の情報伝達を行うタンパク質である。
とくに、脂肪細胞から分泌されるものをアディポカイン adipokine、筋細胞から分泌さ
れるものをマイオカインmyokineという（adipoおよびmyoは、それぞれ脂肪および筋
の意味）。アディポカインの代表的なものがアディポネクチン adiponectinで、インス
リンと同様に骨格筋にあるグルコース・トランスポータGLUT 4を細胞膜に移行させて、
血糖を取り込む働きをする。マイオカインの代表的なものがイリシン（p.108のコラム）
である。

問題16 免疫

次の文章の空欄に、適切な語句を語句群から選び、記入しなさい。
[語句群] 反射 防御 免疫 特異的防御 非特異的防御

● 人体は、自分自身の細胞や組織以外のものを排除し、生体に危害を加えるものから防御する能力（自己と非自己を区別する能力）をもつ。この能力を① ＿＿＿＿という。生体の防御機構には② ＿＿＿＿＿＿＿機構と③ ＿＿＿＿＿＿＿機構に大別できる。②機構は、細菌や異物などを無差別に排除する機構で、異物侵入の初期に働く。もう１つの③機構は、一度感染した病原体には再び感染しないように働く機構で、侵入した病原体を認識して特異的に処理する。

問題17 非特異的防御機構

次の文章の空欄に、適切な語句を語句群から選び、記入しなさい。
[語句群] 好塩基球 好中球 リンパ球 単球 遊離 遊走 大食 貪食 殺菌 血餅 膿

● 非特異的防御機構に重要な役割を果たすのは、① ＿＿＿＿＿と② ＿＿＿＿＿（マクロファージ）である。①は、細菌やウイルスに対する③ ＿＿＿＿作用がある。血液中に大量に存在し、血管外に出て細菌のいる場所に進んでいく（これを④ ＿＿＿＿という）。⑤ ＿＿＿＿は、細菌を③した白血球の残骸である。②は、①より遅れて感染局所にかけつける。②が血管外に出て各組織でマクロファージになる。マクロファージは①よりもさらに強い③能力をもっており、⑥ ＿＿＿＿細胞ともよばれる。

問題18 特異的防御機構

次の文章の空欄に、適切な語句を語句群から選び、記入しなさい。
[語句群] リンパ球 Ｔリンパ球 Ｂリンパ球 細胞性 液性

● 特異的防御機構では、① ＿＿＿＿＿＿＿が中心的役割を果たす。異物の攻撃、排除にあたる② ＿＿＿＿＿免疫と、抗体を産生して抗原を攻撃する③ ＿＿＿＿免疫に大別され、この両者の共同作用によって生体を防御している。②免疫では④ ＿＿＿＿＿＿が、③免疫では⑤ ＿＿＿＿＿がその役割を担う。

● Ｂリンパ球から分化した形質細胞 plasma cellが抗体 antibody（Ab）をつくり、③すなわち抗原抗体反応 antigen-antibody reactionを行う（**図4-3**）。

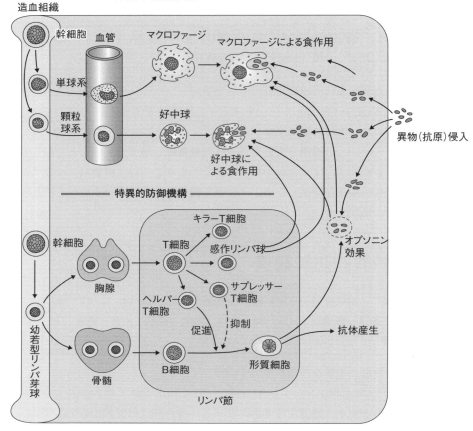

図 4-3　生体防御のしくみ

問題19 Tリンパ球（T細胞）の働き

> 次の文章の空欄に、適切な語句を語句群から選び、記入しなさい。
> [語句群]　インターフェロン　リンフォカイン　細胞傷害性T
> ナチュラルキラー　ヘルパーT　サプレッサーT

- T細胞は、免疫系全体の司令塔的な重要な役割を果たしている。T細胞は、マクロファージが貪食した異物（抗原）の特徴を認識すると、感作リンパ球となって①＿＿＿＿＿＿＿＿＿＿＿（サイトカインの一種）を産生する。またT細胞は、それぞれの役割をもったいくつかの細胞に分かれる。

- ②＿＿＿＿＿＿＿**細胞**は、B細胞が形質細胞へ分化するのを促進し、免疫に関与する細胞を活性化させる。③＿＿＿＿＿＿＿＿＿**細胞**は、主として②**細胞**を抑制し、抗体をつくり過ぎないようにするネガティブフィードバック機能を果たしている。④＿＿＿＿＿＿＿＿＿＿＿＿（**キラーT**）**細胞**は、攻撃性細胞ともよばれ、細菌やがん細胞、移植された細胞などに打撃を与える。

⑤_____**（NK）細胞**は、血液中のリンパ球の２〜10％を占め、ウイルス感染した細胞や腫瘍細胞を破壊する。ストレスや加齢によって活性が低下するため、歳をとるとがんの発生率が高くなるとされる。

問題20 Bリンパ球（B細胞）の働き

次の文章の空欄に、適切な語句を語句群から選び、記入しなさい。
［語句群］ 単球　T細胞　抗原　抗体

● B細胞は、①_____の指令により、特定の②_____を産生する。②は、細菌やウイルスなどの③_____と結合して攻撃する。

問題21 抗体

次の文章の空欄に、適切な語句を語句群から選び、記入しなさい。
［語句群］ マクロファージ　免疫グロブリン　オプソニン　ワクチン　補体
抗原　応答　感作　A　B　C　D　E　F　G　L　M

● 抗体は、①_____とよばれるタンパク質で、**Ig**②_____、
Ig③_____、**Ig**④_____、**Ig**⑤_____、**Ig**⑥_____の５種類がある。このうち、血中濃度が最も高いのは**Ig**②である。抗体の役割は、異物である⑦_____と結合することで⑦の毒性を減弱、無毒化し、生体の防御にあたる。また、マクロファージが貪食できない細菌や異物の表面に付着して食べやすい形にする液体成分を生成する。これを⑨_____**効果**という。

● ⑦が体内に入ることを⑩_____といい、最初の⑩では抗体産生に時間がかかるが（一次⑪_____）、２回目以降では大量の抗体がただちに産生される（二次⑪）。

● 抗体が敵を攻撃する際の手助けをするのが⑫_____で、これも血漿中のタンパク質である。

抗体価

次の文章の空欄に、適切な語句を語句群から選び、記入しなさい。
[語句群] 補体　補体価　抗体価　抗原抗体　アレルギー　予防接種　消毒

● 抗体の量を①＿＿＿＿＿＿＿＿という。ある病原体の抗原に対する①を測定すると、その病原体に感染しているかどうかが分かり診断に利用できる。①の測定には、赤血球や②＿＿＿＿＿の作用を利用している。
● 生体がある病原体に感染すると、その病原体と特異的に結合できる抗体をリンパ球が産生し、病原体を無毒化する。産生された抗体が抗原と反応することを③＿＿＿＿＿＿＿＿**反応**という。ワクチンを投与することで抗原抗体反応を人為的に誘導し、病原菌による発病を防ぐために行われるのが④＿＿＿＿＿＿＿である。

問題23　アレルギー

次の文章の空欄に、適切な語句を語句群から選び、記入しなさい。
[語句群]　Ⅰ　Ⅳ　重責発作　アナフィラキシーショック

● アレルギー allergyは免疫の病的な過剰反応であり、Ⅰ型からⅣ型に分類される。①＿＿＿＿**型**アレルギーである花粉症では、花粉（抗原）に過剰に反応して鼻汁、くしゃみなどを引き起こす。またタンパク質や薬剤などに対する反応が急激に生じ、ショックを起こしたり、死亡する場合もある。これを②＿＿＿＿＿＿＿＿＿＿＿＿＿＿＿という。

column　エピペン

　アナフィラキシーショックが起こったら、ただちにアドレナリンを筋肉注射する。救急車を待っている余裕はないので、Ⅰ型アレルギーの患者は小児でもエピペンを携帯していて自分で筋肉注射をする。新型コロナウイルスのワクチンも筋注しているが、筋注は皮下注射に比べ薬剤やワクチンの吸収が速い。

問題24　血小板の形態

次の文章の空欄に、適切な語句を語句群から選び、記入しなさい。
また、［　］内の語句より適切なものを選択しなさい。
[語句群]　5万〜10万　20万〜40万　10　30　120　溶解　凝集　止血　防御

● 血小板は直径約3μmの最も小さい血球で、核を［①　**もつ**　　**もたない**　］。血液1μL中には約②＿＿＿＿＿＿**個**あり、寿命は約③＿＿＿＿＿＿**日**である。
● 血小板の主な働きは、血小板の④＿＿＿＿＿による⑤＿＿＿＿**作用**である。

問題25 血小板の働きー止血作用

次の文章の空欄に、適切な語句を語句群から選び、記入しなさい。

[語句群] 粘着　凝固　溶解　拡張　収縮　血栓　血清　プラスミン
コラーゲン　エリスロポエチン　トロンボキサンA_2

● 血管が傷つき出血した場合、血液が血管の傷口に接触することによって止血機構が働く。

● 損傷血管の①＿＿＿＿→損傷部位への血小板凝集による②＿＿＿＿**形成**（一次②**形成**または血小板②）→血液③＿＿＿＿（二次②**形成**または永久②）

● この止血機構の最初に働くのが血小板である。

● 血管が損傷すると、血管内皮細胞が剝がれて④＿＿＿＿＿＿＿＿が露出する。血小板は④に接触すると活性化され、すると血小板内の顆粒の内容物の放出、⑤＿＿＿＿＿＿＿＿＿の産生・放出によってさらに損傷部位の②**形成**を促進すると同時に、血管平滑筋を強力に①させることで止血を促す。

● また、血小板は露出したコラーゲンに⑥＿＿＿＿し、血小板同士の⑥が起こることで②を形成し、傷ついた血管をふさぐ。②による止血は強固なものではなく剝がれやすい。止血をより強固にするのが血液③反応である。

問題26 血液凝固機序

次の文章の空欄に、適切な語句を語句群から選び、記入しなさい。

[語句群] フィブリン　フィブリノゲン　コラーゲン　トロンビン
トロンボプラスチン　プロトロンビン

● 血液凝固反応は連鎖的に進み、この反応には、血管の①＿＿＿＿＿＿＿表面に凝固因子が結合することにより始まる内因系と、血小板や傷ついた組織から②＿＿＿＿＿＿＿＿が放出されることにより始まる外因系とがある。

● ②が血漿中の凝固因子やCa^{2+}と作用し、血漿中の③＿＿＿＿＿＿＿を④＿＿＿＿＿＿に変える。この④が、⑤＿＿＿＿＿＿を⑥＿＿＿＿＿＿に変え、この線維状の⑥が血球を取り囲み血餅をつくることによって血液凝固は完成する。

column　**血液凝固因子の命名**

　血液凝固因子の第IX因子、第X因子および第XII因子は、それぞれChristmas因子、Stuart因子およびHageman因子とよばれるが、これらは発見者名ではなく、その因子の欠損が最初に確認された患者名である。ちなみに、異常ヘモグロビンには、発端者が発見された地名が付けられている。現代では考えられない命名である。

次の文章の空欄に、適切な語句を語句群から選び、記入しなさい。
[語句群] 腎臓、肝臓、C、D、K、Ca^{2+}、K^+

● 血液凝固に関係する因子には数十種類あり、そのほとんどは① _____ で産生される血漿タンパク質である。Ⅱ、Ⅶ、Ⅸ、Ⅹ凝固因子が①で合成される際にビタミン② _____ を必要とする。これが不足した場合も凝固能力は低下する。また、凝固過程には③ _____ が必要である。

問題28 線維素溶解(線溶)

次の文章の空欄に、適切な語句を語句群から選び、記入しなさい。
[語句群] 線溶 粘着 拡張 トロンビン トロンボプラスチン プラスミン フィブリン フィブリノゲン

● 凝固した血液を数日間放置すると再び液体になる。液体化した血液は二度と凝固しない。この現象を① _____ といい、② _____ というタンパク分解酵素が③ _____ を溶解することによる。

問題29 血液凝固抑制剤(抗凝固剤)

次の文章の空欄に、適切な語句を語句群から選び、記入しなさい。
[語句群] ヘパリン クエン酸ナトリウム クマリン誘導体 ビタミンK Mg^{2+}、Ca^{2+}、経口、静脈内

● ① _____、シュウ酸ナトリウム、EDTA（エチレンジアミン四酢酸）は、血液凝固に必須な② _____ を除去することによって凝固を阻止する。②除去剤であるので、③ _____ 投与をしてはいけない。

● ④ _____ を投与するとアンチトロンビンと結合する。④が結合したアンチトロンビンは、抗凝固活性が数百倍〜数千倍に増強し、血液凝固を抑制する。肝臓で破壊されるため⑤ _____ **投与**しても無効である。

● ⑥ _____（ジクマロール、ワーファリン）は、構造上⑦ _____ と似ているため、⑦と拮抗することによって血液凝固を抑制する。④と異なり⑤**投与**できるという利点があるが、作用発現が遅いこと、試験管内では凝固抑制作用をもたないという欠点がある。

Warfarinは、Wisconsin Alumni Research Foundation Coumarin、すなわち「ウィスコンシン大学同窓会研究財団の支援により発見されたクマリン」から付けられた名である。ウィスコンシン州の農家が原因不明で死んだ牛の血液を大学に持ち込んで調べてもらった結果、発酵した牧草のスイートクローバーを食べた牛が出血で死んだことがわかり、抗凝固物質ワルファリンの発見につながった。ワルファリンは出血を起こさない使用量に個人差があることや納豆などビタミンKが豊富な食品を食べられないなどの短所があり、最近はトロンビン阻害薬、第Ⅹa因子阻害薬などの新しい経口抗凝固薬が出て来た。

問題30 血液凝固試験

次の文章の空欄に、適切な語句を語句群から選び、記入しなさい。
[語句群] 血液凝固 出血 プロトロンビン プラスミン ワルファリン
シュウ酸ナトリウム

- ① _____ **時間**：耳たぶを鋭利なメスなどで出血させ、止血するまでの時間を測定する（基準値：3〜6分）。
- ② _____ **時間**：採血した血液をガラス管にとり、30秒ごとにガラス管を上下逆さまにして凝固までの時間を測定する（基準値：5〜8分）。
- ③ _____ **時間**：採血した血液に④ _____ などの血液凝固抑制剤を加え、③のトロンビンへの変換を防止する。そのうえで大量のCa^{2+}と組織トロンボプラスチンを加え、凝固までの時間を測定する（基準値：12秒）。播種性血管内凝固症候群（DIC）ではフィブリノーゲンの不足により血液凝固が起こりにくくなり、プロトロンビン時間は延長する。

問題31 赤血球沈降速度（赤沈、血沈）

次の文章の空欄に、適切な語句を語句群から選び、記入しなさい。
[語句群] ヘパリン クエン酸ナトリウム 15 25 50 遅延 亢進

- 赤血球沈降速度は、抗凝固剤として① _____ を加えた血液を注入したガラス管を立てて測定する。基準は② _____ **mm/時間**以下で、炎症性疾患があると測定値は③ _____ する。

問題32 血栓症と塞栓症

次の文章の空欄に、適切な語句を語句群から選び、記入しなさい。
[語句群] 梗塞 塞栓症 血栓症 脳梗塞 肺梗塞 心筋梗塞

- 何らかの原因で生体内に血栓が生じることを① _____ という。血栓や脂肪組織などの塞栓により血管が詰まることを② _____ という。血管

が閉塞し、それより下流の血流が途絶えて組織が壊死した病態を③_____
という。

● ③が脳内で起これば④_____、冠状動脈で起これば
⑤_____ をきたす。

問題33 ABO式血液型

次の文章の空欄に、適切な語句を語句群から選び、記入しなさい。
[語句群]　Ａ　Ｂ　Ｏ　ＡＢ

● 赤血球の膜上に凝集原ＡとＢ、血漿中に凝集素抗Ａ（α）抗体と抗Ｂ（β）
抗体がある。凝集原Ａと抗Ｂ（β）抗体をもつ血液型を①_____**型**、凝集
原Ｂと抗Ａ（α）抗体をもつ血液型を②_____**型**、凝集原ＡとＢをもつが、
凝集素をもたない血液型を③_____**型**、凝集原をもたないが、抗Ａ（α）
と抗Ｂ（β）抗体をもつ血液型を④_____**型**という。日本人の場合①**型**、
欧米人では④**型**の人が多いとされる。

問題34 輸血と交叉適合試験

次の文章の空欄に、適切な語句を語句群から選び、記入しなさい。
[語句群]　溶解　分離　凝集　血液型適合　血液型不適合　交差適合

● 赤血球の膜上にある凝集原Ａと凝集素抗Ａ（α）抗体と、凝集原Ｂと凝集素
抗Ｂ（β）抗体の組み合わせになったときに①_____**反応**が起こり、これ
が②_____**反応**である。

● まず輸血する際には、供血者と受血者の血液型が同じであることを確認し、
さらに必ず③_____**試験**を行う。

問題35 成分輸血

次の文章の空欄に、適切な語句を語句群から選び、記入しなさい。
[語句群]　全血　全成分　成分

● 血液の全成分を輸血することを①_____**輸血**という。疾患や症状によって
必要な成分だけを輸血することを②_____**輸血**という。

表4-1　ABO式血液型と凝集反応の有無

ABO式血液型の遺伝子型、凝集原、凝集素

血液型	遺伝子型	凝集原	凝集素	
O	OO	－	抗A(α)、抗B(β)	血液型Oの遺伝子型はOO
A	AA、OA	A	抗B(β)	血液型A型の遺伝子型はAAとOAの2種類
B	BB、OB	B	抗A(α)	血液型B型の遺伝子型はBBとOBの2種類
AB	AB	A、B	－	血液型ABの遺伝子型はABとそれぞれ1種類

凝集反応の有無（ABO式）

		受　血　者			
	血液型	O	A	B	AB
供	O	－	－	－	－
血	A	＋	－	＋	－
者	B	＋	＋	－	－
	AB	＋	＋	＋	－

＋：凝集を起こす　　－：凝集を起こさない

問題36 Rh式血液型

次の文章の空欄に、適切な語句を語句群から選び、記入しなさい。
[語句群]　陽性（＋）　陰性（－）　溶血　凝集　交換輸血　免疫グロブリン

● 赤血球膜上にRh因子（抗原）をもつ場合をRh①＿＿＿＿＿＿＿、もたない場合をRh②＿＿＿＿＿＿＿とよぶ。Rh②の割合は日本人では少なく約1％だが、白色人種では約15％といわれる。

● Rh②の人は、抗Rh抗体をもっていない。Rh②の人がRh①の血液を輸血されると、初回は抗Rh抗体が産生される。2度目にRh①の血液が輸血されると、抗原と反応し③＿＿＿＿＿が起こる。

● Rh②の女性とRh①の男性の間にできた胎児はRh①となる。抗Rh抗体は、胎盤を通過して母体から胎児へ移行できる。このため輸血の際と同様に、Rh陰性（－）の女性は2回目の妊娠で胎児に④＿＿＿＿＿を生じ、重症黄疸や流産などを起こしやすい。

● Rh不適合妊娠を防ぐため⑤＿＿＿＿＿＿＿＿＿＿**療法**が行われる。Rh陰性（－）の母親がRh陽性（＋）の児を分娩した後、72時間以内に抗Rh抗体を投与し、母体内の抗体産生を阻止する。

問題37 白血球の型

次の文章の空欄に、適切な語句を語句群から選び、記入しなさい。
[語句群]　A　Rh　HLA　溶血　凝集　拒絶

● ヒトの白血球にある抗原を①＿＿＿＿＿**抗原**という。①はほとんどの細胞に存在するため、HLAの不一致が臓器移植後の②＿＿＿＿＿**反応**の原因となる。

5 循環

問題1 循環器系

次の文章の空欄に、適切な語句を語句群から選び、記入しなさい。

[語句群] 大 小 心臓 肺 体 リンパ 循環器

● 血液およびリンパ液を全身に供給するための器官系を①＿＿＿＿＿系とい

い、②＿＿＿＿＿のポンプ作用によって全身に血液を流動させる。血液の循

環経路には③＿＿＿＿循環と、④＿＿＿＿循環の2系統がある。

問題2 体循環

次の文章の空欄に、適切な語句を語句群から選び、記入しなさい。

[語句群] 左心房 左心室 右心房 右心室 冠状動脈 毛細血管 動脈
静脈 酸素 二酸化炭素

● 体循環の経路は、①＿＿＿＿＿→動脈→細動脈→②＿＿＿＿＿＿→細

静脈→静脈→③＿＿＿＿＿であり、①から④＿＿＿＿血を全身の組織に送

り、⑤＿＿＿＿血を③に返す経路である。②は物質交換の場であり、ここで

組織に⑥＿＿＿＿や栄養素を渡し、⑦＿＿＿＿＿や代謝産物（老廃

物）を受け取る。

問題3 肺循環

次の文章の空欄に、適切な語句を語句群から選び、記入しなさい。

[語句群] 右心房 右心室 左心房 左心室 酸素 二酸化炭素 動脈 静脈

● 肺循環の経路は、①＿＿＿＿＿→肺動脈→肺→肺静脈→②＿＿＿＿＿で

ある。体循環から心臓に戻ってきた血液を、①から肺に送り②に返す。肺で

③＿＿＿＿＿＿を排出し、代わりに④＿＿＿＿を取り入れるため、

肺動脈には④に乏しい⑤＿＿＿＿血が流れ、肺静脈には④に富む

⑥＿＿＿＿血が流れる。

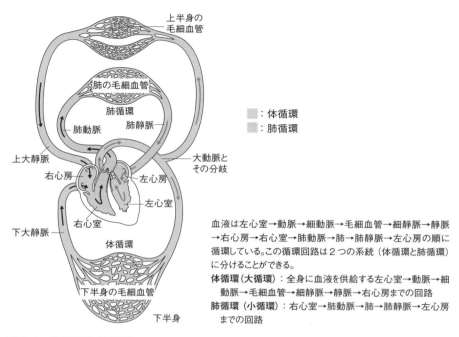

上半身の
毛細血管

肺の毛細血管

肺循環

肺動脈　　肺静脈

上大静脈

右心房　　　左心房

左心室

下大静脈　　　右心室

体循環

下半身の毛細血管

下半身

大動脈と
その分岐

血液は左心室→動脈→細動脈→毛細血管→細静脈→静脈→右心房→右心室→肺動脈→肺→肺静脈→左心房の順に循環している。この循環回路は2つの系統（体循環と肺循環）に分けることができる。

体循環（大循環）：全身に血液を供給する左心室→動脈→細動脈→毛細血管→細静脈→静脈→右心房までの回路

肺循環（小循環）：右心室→肺動脈→肺→肺静脈→左心房までの回路

▦：体循環
▨：肺循環

図 5-1　体循環と肺循環

---

column **動脈と静脈**

　　動脈、静脈は流れる血液の酸素分圧の高低をいうのではなく、心臓から血液が出て行く血管が動脈、心臓に血液が戻って来る血管が静脈である。動脈arteryには幹線、静脈veinには葉脈の意味があり、それぞれ心臓から出て行く血管、戻って来る血管がイメージできる。

問題4 **心臓の構造**

次の文章の空欄に、適切な語句を語句群から選び、記入しなさい。
また、[　]内の語句より適切なものを選択しなさい。

[語句群]　左　右　右心房　右心室　左心房　左心室　中膜　中隔　弁　栓

● 心臓は、胸部中央からやや① _____ **寄り**にある臓器で、② _____ 、
　③ _____ 、④ _____ 、⑤ _____ の4つの部屋がある。

● 左心系と右心系は⑥ _____ で隔てられており、②と③、④と⑤の間、③と⑤の出口には⑦ _____ がついていて、血液の逆流を防ぐ。また、心房に比べ心室の壁のほうが[⑧ **薄い**　**厚い**]。

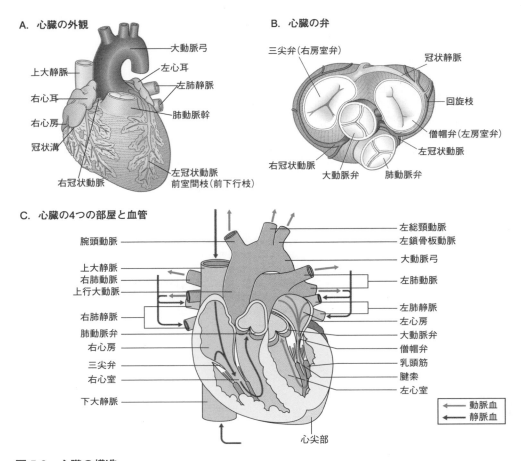

図 5-2　心臓の構造

問題5 心臓の弁

> 次の文章の空欄に、適切な語句を語句群から選び、記入しなさい。
>
> ［語句群］ 二尖　三尖　僧帽　大動脈　大静脈　肺動脈　肺静脈　狭窄
> 閉鎖不全　狭心症　心臓弁膜

● 左心房と左心室の間には①＿＿＿＿＿弁（②＿＿＿＿＿弁）、右心房と右心室の
間には③＿＿＿＿＿弁があり、腱索を介して乳頭筋につなぎ止められている。
左心室の出口には④＿＿＿＿＿弁、右心室の出口には⑤＿＿＿＿＿弁が
あり、三枚の弁からなる。

● 弁の障害を⑥＿＿＿＿＿症といい、弁が閉じにくくなることを
⑦＿＿＿＿＿症や弁口が狭くなり血液が流れにくくなる⑧＿＿＿＿＿症
が原因となる。

● 三尖弁である大動脈弁および肺動脈弁は、半月弁semilunar valveとよばれ
る。

問題6 心筋の特性

次の文章の空欄に、適切な語句を語句群から選び、記入しなさい。
また、[　]内の語句より適切なものを選択しなさい。
[語句群]　平滑　横紋　ギャップ　タイト　固有　特殊　ペースメーカー
刺激伝導系

● 心筋は、骨格筋と同様に① ＿＿＿＿＿＿ 筋からなるが、骨格筋と異なる心筋固有の特性をもつ。心筋は、全か無かの法則に[② **従う**　　**従わない**]。また、活動電位の持続が[③ **短い**　　**長い**]ため、引き続き強い刺激が与えられても強縮が起こらず、血液を規則正しく拍出できる。

● 心筋では、筋細胞間が④ ＿＿＿＿＿＿ **結合**しているため、電気的興奮が伝わりやすい。しかし、心房の筋細胞と心室の筋細胞同士が直接連絡することはなく、両者の連絡は⑤ ＿＿＿＿＿＿ **心筋**が行う。⑤**心筋**は、心臓に収縮を起こさせる電気的刺激を自動的に発生し、心臓全体にその興奮を伝える働きをする。これを⑥ ＿＿＿＿＿＿＿＿＿＿ という。

問題7 刺激伝導系と心拍動の自動性

次の文章の空欄に、適切な語句を語句群から選び、記入しなさい。
[語句群]　房室結節　洞房結節　結節間路　プルキンエ線維　洞リズム
ペースメーカー　ヒス束　左脚・右脚　持続　自動　自立

● 刺激伝導系とは、心房から心室に一気に興奮を伝える特殊心筋である。その興奮は① ＿＿＿＿＿＿ →② ＿＿＿＿＿＿ →③ ＿＿＿＿＿＿ →
④ ＿＿＿＿＿＿ →⑤ ＿＿＿＿＿＿＿＿＿＿ へと伝えられる。

● ①は、上大静脈と接する右心房側にあり、心臓の正常な自動的拍動のリズムはここから始まるため、⑥ ＿＿＿＿＿＿＿＿＿＿ といい、心臓の歩調取りを行う。②は、心房中隔の右心房側にあり、①と②との間には3本の細い特殊心筋の連絡路がある。これを⑦ ＿＿＿＿＿＿ という。

● ①の細胞は自発的に繰り返し興奮を生じる性質をもっており、これを心拍動の⑧ ＿＿＿ **性**という。これは刺激伝導系の働きによる。刺激伝導系のなかでは、①の興奮発生頻度が最も高いため（約70〜80回/分）、正常時は①が興奮を伝えている。これを⑨ ＿＿＿＿＿＿＿＿＿＿（**サイナスリズム**）という。刺激伝導系の細胞は、どの部位でも⑧的に興奮を発生する性質（⑥）をもっている。

次の文章の空欄に、適切な語句を語句群から選び、記入しなさい。
また、[　]内の語句より適切なものを選択しなさい。

[語句群] ステロイド　アドレナリン　アセチルコリン

● 心臓は、独自に活動することが可能であるが、ホルモンや自律神経にコント
ロールされている。自律神経のうち交感神経が興奮すると心拍数が
[① **増加**　**減少**] し、血圧が [② **上昇**　**下降**] する。副交感神
経が興奮すると、心拍数は [③ **増加**　**減少**] し、血圧は
[④ **上昇**　**下降**] する。また、副腎髄質ホルモンである
⑤＿＿＿＿＿＿＿＿＿＿ は心機能を亢進する。

問題9 心臓の活動電位

次の文章の空欄に、適切な語句を語句群から選び、記入しなさい。

[語句群] 歩調取り　静止　活動　後電位　Na^+　Ca^{2+}　心電図　心臓エコー
胸部誘導　四肢誘導

● 心臓では部位により①＿＿＿＿＿ 電位と②＿＿＿＿＿ 電位の形に違いがみられ
る。洞房結節と房室結節には③＿＿＿＿＿＿＿ 電位（前電位）があり、こ
こでの②電位は主に④＿＿＿＿ の流入よって引き起こされる。一方、それ以
外の部位は主に⑤＿＿＿＿ 流入によって引き起こされる。
● 心筋が刺激を受けると心筋細胞は興奮し、隣接する部位に興奮が次々と伝
わっていく。すべての心筋細胞が興奮状態になると、やがて興奮はおさま
る。この心筋の興奮・非興奮による電位差を、身体に電極を付けてモニタリ
ングしたものが⑥＿＿＿＿＿＿ である。
● 臨床では、心臓の状況を立体的にとらえるため、12誘導⑥を用いる。心臓を
地球に例えるnと、子午線上に配置したⅠ、Ⅱ、Ⅲ、aV_R、aV_L、aV_Fを
⑦＿＿＿＿＿＿＿＿ といい、赤道上に配置したV_1～V_6を
⑧＿＿＿＿＿＿ という。

問題10 心電図の波形

次の文章の空欄に、適切な語句を語句群から選び、記入しなさい。
また、[　]内の語句より適切なものを選択しなさい。

[語句群] O　P　Q　R　S　T　U　PQR　QRS　ST時間　PQ時間

● 心電図の基本波形における最初の小さな波を①＿＿＿＿ 波という。次に来る
大きな波のピークは、最初の下向きを②＿＿＿＿ 波、上向きをR波、次の下

向きを③＿＿＿＿＿＿**波**という。そして最後に現れる丸い波を④＿＿＿＿＿＿**波**という。

● ①**波**は心房を興奮が伝播することを表している。⑤＿＿＿＿＿＿**波**は心室を興奮が伝播することを表し、④**波**は心室の興奮の終息（再分極）を表している。③の終わりから④の始まりまでの長さを⑥＿＿＿＿＿＿＿＿＿＿といい、心室のすべての筋細胞が興奮している時間を表している。

● ①**波**の最初から⑤**波**の始まりまでの時間を⑦＿＿＿＿＿＿＿＿＿といい、心房の興奮が心室に伝わるまでの時間を表している。心房の興奮がすばやく伝わらないと⑦は〔⑧　**短く**　　**長く**　〕なり刺激伝導系の異常が疑われる。

問題11 不整脈

> 次の文章の空欄に、適切な語句を語句群から選び、記入しなさい。
> ［語句群］　不整脈　上室期外収縮　房室ブロック　心室期外収縮　心房粗動
> 心房細動　心室粗動　心室細動　カルシウム　カリウム

● 心臓の拍動数やリズムが正常でない場合を①＿＿＿＿＿＿＿＿という。洞房結節以外でリズムをコントロールしようとすることで起こるものを**期外収縮**という。そのうち、心室筋が独自にリズムをコントロールしようとする状態を②＿＿＿＿＿＿＿＿＿＿＿、心房筋が独自にコントロールしようとする状態を③＿＿＿＿＿＿＿＿＿という。

● 房室結節の刺激伝導性の低下や遮断を④＿＿＿＿＿＿＿＿という。心房筋に１分間に200〜300回もの異常興奮が起こる場合を⑤＿＿＿＿＿＿＿＿といい、さらに発生する興奮波が１分間に400〜600回にもなる場合を⑥＿＿＿＿＿＿＿＿という。このように興奮頻度が高くなると房室結節は心房からの興奮を伝導しきれなくなる。

● 心室においてまったく血液を拍出できなくなる状態である⑦＿＿＿＿＿＿＿＿が始まったら、ただちに除細動や心臓マッサージを行わなければならない。駅、空港、学校、スポーツ施設、劇場、など多くの人が集まるところには自動体外式除細動器（AED）を置くことが進められている。

● 心筋細胞の興奮度と血中⑧＿＿＿＿＿＿＿**濃度**には正の相関があり、血中⑧**濃度**が正常より低いと心筋の興奮性は低くなり、高くなりすぎると、静止時に⑧イオンが細胞外に出にくくなるので、細胞膜の興奮性が高まり⑦をきたしやすい極めて危険な状態になる（過去問、⇒Chapter 1　細胞の基本機能：問題15〜17）。

問題12 1回拍出量と心拍出量

次の文章の空欄に、適切な語句を語句群から選び、記入しなさい。
また、[ ] 内の語句より適切なものを選択しなさい。

[語句群] 駆出　不応　収縮　拡張　2　5　10　30　70　150

● 心周期は① ＿＿＿＿期と② ＿＿＿＿（弛緩）期からなる。血液は①期に動脈に押し出され、②期に静脈から心臓に戻る。1回の心拍動で左心室から拍出される血液量（拍出量）は、成人男性で約③ ＿＿＿＿mLである。心拍数が1分間に70回の場合、1分間の拍出量（心拍出量）は約④ ＿＿＿＿Lとなる。

● 一般に、心拍数が増すと心臓の①期はあまり変わらず②期が短くなる。このため、頻脈では心臓に戻る血液量が減少し、1回拍出量は
[⑤ 増加　減少] する。

● ②期に心室に流入する血液量が増加し、心室壁が血液の充満によって伸ばされると、心室筋の収縮力が [⑥ 増加　減少] して拍出量も⑥する。これをスターリングの心臓の法則という。

問題13 心拍数と心音

次の文章の空欄に、適切な語句を語句群から選び、記入しなさい。
また、[ ] 内の語句より適切なものを選択しなさい。

[語句群] 徐脈　頻脈　遅脈　速脈　結滞　心雑音　期外収縮　洞房結節
房室結節　動脈　静脈　房室

● 心臓の拍動数（心拍数）と脈拍数とは必ずしも一致しない。脈拍が抜け落ちた状態を① ＿＿＿＿という。

● 安静時の正常な心拍数は60〜80回/分で、② ＿＿＿＿＿＿＿＿の興奮発生頻度を意味する。心拍数が100回/分以上を③ ＿＿＿＿といい、60回/分以下を④ ＿＿＿＿という。

● 一般的に心拍数は運動、興奮、発熱時に [⑤ 増加　減少] し、睡眠中は
[⑥ 増加　減少] する。また、小児は成人より心拍数が
[⑦ 多い　少ない]。

● 心音は、心臓の弁が閉じるときに生じる音であり、Ⅰ音は、心室の収縮時に
⑧ ＿＿＿＿弁が閉じる音である。Ⅱ音は、心室の拡張時に⑨ ＿＿＿＿弁が閉じる音である。病的状態では血流の障害や逆流が起こって、正常では聞こえないはずの心音が聞こえる。これを⑩ ＿＿＿＿という。Ⅲ音は小さい音で、血液が急速に流入するときに生じる。

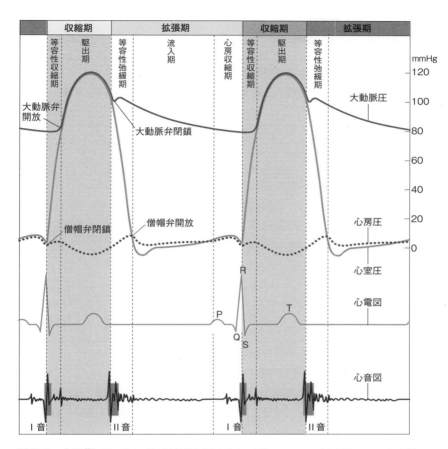

図 5-3　心周期（増田敦子：新訂版 解剖生理をおもしろく学ぶ. p.53、サイオ出版、2015 より改変）

---

column　**心房キック**

　左心房から左心室への血液の流入の約75 %は①受動的流入、約25 %は②能動的流入である。①は等容性弛緩期における左心室圧の低下の後に僧帽弁が開いて圧差で自然に流入する分、②は左心房を収縮させて積極的に左心室に流入させる分である。

問題14　**脈拍**

次の文章の空欄に、適切な語句を語句群から選び、記入しなさい。
また、[　]内の語句より適切なものを選択しなさい。

[語句群]　動脈壁　静脈壁　上腕　橈骨　内頸　総頸　大腿　膝下　腓骨　足背

● 脈拍は、左心室の収縮によって駆出された血液が、①＿＿＿＿＿＿＿を押し広げた状態である。

● 脈拍数は、手首にある②＿＿＿＿**動脈**、頸部にある②＿＿＿＿**動脈**、鼠径部の③＿＿＿＿**動脈**、足部にある④＿＿＿＿**動脈**などで測定できる。脈拍の測定では、数、リズム、遅速、圧の高低を観察する。

次の文章の空欄に、適切な語句を語句群から選び、記入しなさい。

[語句群] 脳神経　心臓神経　自律神経　交感神経　副交感神経　脊髄
延髄　間脳

● 心臓の拍動は、① ＿＿＿＿＿＿＿＿＿ やホルモンによって調節されている。心臓に分布する神経を② ＿＿＿＿＿＿＿＿＿ といい、心臓③ ＿＿＿＿＿＿＿＿＿ と心臓④ ＿＿＿＿＿＿＿＿＿ がある。②の中枢は⑤ ＿＿＿＿＿＿ にある。

● ③の亢進は、心拍数増加、心筋収縮力増強、刺激伝導系の伝導速度亢進をもたらし、④の亢進は、心拍数減少、心筋収縮力低下、刺激伝導系の伝導速度の遅延といった抑制作用をもたらす。運動や興奮したとき心拍数が増加するのは③活動の亢進による。

次の文章の空欄に、適切な語句を語句群から選び、記入しなさい。
また、[　]内の語句より適切なものを選択しなさい。

[語句群] 頸動脈小体　大動脈小体　大動脈神経　頸動脈洞神経　眼球心臓
心臓反射　ベーンブリッジ　アシュネル　呼吸性調節　呼吸性不整脈　増加
減少

● 心臓中枢は、体内の状況に応じ反射的に心臓神経を介して心臓の調節を行う。それを① ＿＿＿＿＿＿＿＿ という。

・② ＿＿＿＿＿＿＿＿ 反射：心房に入る血液量が増え心房壁が伸ばされると、それを感知して反射的に心拍数を増加し心房内の血液を早く動脈内に押し込もうとする反射である。

・③ ＿＿＿＿＿＿＿ 反射、④ ＿＿＿＿＿＿＿ 反射（圧受容器反射）：大動脈弓や内頸動脈の起始部にある頸動脈洞には、血圧を感知する圧受容器がある。血圧が上昇するとそれを感知し心臓中枢に伝え、副交感神経を介して反射的に心拍数を減少させ血圧を下げるように働く。

・⑤ ＿＿＿＿＿＿＿ 反射（化学受容器反射）：頸動脈洞のすぐ近くにある⑤と、大動脈弓壁にある⑥ ＿＿＿＿＿＿＿＿＿＿ には、血液の化学組成を感知する化学受容器があり、血液中のCO_2濃度が増加するとそれを感知して、反射的に心拍数を増加させることによりCO_2を排出させるように働く。

・⑦ ＿＿＿＿＿＿＿ 反射（または⑧ ＿＿＿＿＿＿＿ 反射）：眼球を強く圧迫すると心拍数が[⑨　増加　減少]する。これは、三叉神経第１枝の眼神経から三叉神経、迷走神経中枢を介して心臓を抑制することによると考えられている。

・**呼吸からの反射**：呼吸によっても心拍数は変化し、吸気時は心拍数が

〔⑩　**増加**　　**減少**　　〕し、呼気時は〔⑪　**増加**　　**減少**　　〕する。このようような呼吸による変化を⑫＿＿＿＿＿＿＿＿＿＿＿＿という。これは呼吸中枢からの情報を心臓中枢が受けて、心臓神経を介して反射的に心拍数を変化させることによる。

問題17 動脈系（大動脈、動脈、細動脈）

> 次の文章の空欄に、適切な語句を語句群から選び、記入しなさい。
> また、［　　］内の語句より適切なものを選択しなさい。
> ［語句群］　中膜　内膜　外膜　大動脈　大静脈　細動脈　抵抗　空気室

● 動脈壁は、内側から、単層の内皮細胞とその下にある少量の結合組織からなる①＿＿＿＿＿と、輪状の平滑筋と弾性線維から構成される②＿＿＿＿＿と、結合組織からなる③＿＿＿＿の３層からなる。

● 静脈に比べ、動脈壁は〔④　**薄く**　　**厚く**　　〕、丈夫で伸縮性と弾力に富む。動脈系はどこも弾性線維がよく発達しているが、最もよく発達し、伸縮性に富み、心筋の収縮による高い圧に対応できるのが⑤＿＿＿＿＿＿である。よく発達した弾性線維が血圧に対するクッションとしての役割を果たす。動脈が細くなるにしたがって弾性線維が少なくなり、平滑筋が多くなる。

● ⑥＿＿＿＿＿＿は、交感神経支配を受けており、血圧に最も影響を与える部位であり⑦＿＿＿＿**血管**といわれる。

問題18 静脈系（大静脈、静脈、細静脈）

> 次の文章の空欄に、適切な語句を語句群から選び、記入しなさい。
> ［語句群］　中膜　内膜　外膜　皮膜　弁　抵抗　空気室　容量　総胆管
> 肝静脈　門脈

● 静脈も動脈と同様に３層からなるが、血管内の圧が低いため①＿＿＿＿＿が薄く、筋や弾性線維が少ない。四肢の静脈には、血液の逆流を防ぐための②＿＿＿＿＿がある。②は下肢の静脈に多く、骨格筋の収縮と協働し、静脈還流を助ける。静脈は全身の血液を貯留する（75%）ので、③＿＿＿＿**血管**ともいわれる。また、消化管や脾臓・膵臓からの静脈血を肝臓に運ぶ静脈を④＿＿＿＿という。

問題19 毛細血管

次の文章の空欄に、適切な語句を語句群から選び、記入しなさい。
また、［　］内の語句より適切なものを選択しなさい。

[語句群]　1　2　3　網目　中空　交合　吻合　単動脈　終末動脈　冠動脈

● 毛細血管は各組織の奥深く①＿＿＿＿状に分布し、他の血管と異なり血管壁が②＿＿＿＿層からなる。物質の透過性が［③ **低く　高く**］、物質交換に都合よくできている。

● 動脈は、毛細血管に分かれるまでにしばしば隣接する動脈と相互に交通する。これを④＿＿＿＿という。脳や肺、腎臓、網膜、内耳のように、動脈の枝が毛細血管に分かれるまで④をつくらないものを⑤＿＿＿＿＿＿＿＿といい、これが閉塞すると、その支配領域に血液が届かず組織が壊死する。

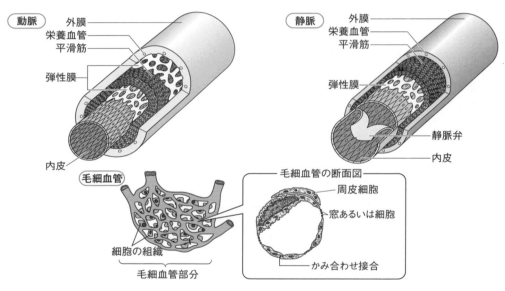

図 5-4　血管の構造

問題20 冠状動脈

次の文章の空欄に、適切な語句を語句群から選び、記入しなさい。

[語句群]　肺動脈　大動脈　前室間枝　左静脈角　冠状静脈洞　左心房
右心房　狭心症　心筋梗塞

● 冠状動脈は心筋細胞を養う血管である。冠状動脈の入口は①＿＿＿＿＿**弁**のすぐ上にあり、血液は冠状静脈を経て②＿＿＿＿＿＿＿に集められ③＿＿＿＿に戻る。

● 動脈硬化や攣縮などにより冠状動脈の血流が減少すると、その部分は酸素不

足に陥り、胸部や左肩に激痛が起こる。これが④＿＿＿＿＿＿＿である。さらに冠状動脈の閉塞により血流が途絶えると、その血管によって養われる細胞が壊死する。これが⑤＿＿＿＿＿＿＿である。

問題21 血液の分配

次の文章の空欄に、適切な語句を語句群から選び、記入しなさい。
[語句群] 容量　拍動数　収縮力　脳　心筋　血管平滑筋

● 血管は心臓の拍動で生じた血流を体内の各器官に分配する。循環血液量の総量を決定するのは心臓の①＿＿＿＿＿＿＿であり、各器官への血流量分配の調節は②＿＿＿＿＿＿＿の収縮・弛緩による。
● 運動時には、冠状動脈や骨格筋に配分される血液量は［③　**増加**　**減少**］し、消化管や肝臓、腎臓への配分は［④　**増加**　**減少**］する。一方、食後は消化管へ分配される血液が［⑤　**増加**　**減少**］する。⑥＿＿＿＿＿の血流は自動調節されており、全身の血圧が変動してもほぼ一定である。

問題22 微小循環

次の文章の空欄に、適切な語句を語句群から選び、記入しなさい。
[語句群] 細動脈　細静脈　毛細血管　交感　副交感

● ①＿＿＿＿＿＿＿は、さらに分岐し②＿＿＿＿＿＿＿となる。①の収縮は③＿＿＿＿＿**神経**により強く影響される。

問題23 毛細血管壁を介する体液の移動

次の文章の空欄に、適切な語句を語句群から選び、記入しなさい。
[語句群] 滲出液　間質液　浸透　拡散　漏出　濾過　毛細血管
毛細血管浸透性　コロイド浸透　タンパク質　電解質

● 毛細血管と組織間の物質交換は、①＿＿＿＿＿＿＿を介して行われる。毛細血管壁を介する物質の通過機序は主に②＿＿＿＿＿と③＿＿＿＿＿である。
● 毛細血管壁を介する体液の移動は、④＿＿＿＿＿＿**圧**と、①**圧**と、⑤＿＿＿＿＿＿＿**（膠質浸透）圧**によって左右される。
⑥＿＿＿＿＿＿＿は、毛細血管をほとんど通過できないので、体液は⑥のあるほうへ移動する。すなわち⑤は体液を血管に引き込む力となる。血漿の膠質浸透圧は、血漿タンパク質の中で最も多いアルブミンで維持されるので、栄養不良による消費や腎臓病によるタンパク尿で血中アルブミン濃度が低下すると浮腫が現れる（⇒過去問、Chapter 1　細胞の基本機能：問題3、4）。

●炎症などで⑦＿＿＿＿＿＿＿＿＿＿＿が亢進すると、①中の⑥含量が増加する（浮腫の原因となる）。

問題24 **血流変動の平滑化**

> 次の文章の ［ ］ 内の語句より適切なものを選択しなさい。

●心室の収縮期に拍出される血液は大動脈血管壁を ［① **伸展**　**収縮** ］ する。心室の拡張期には血管壁に生ずる元に戻ろうとするこの張力（弾性復元力）が血液を圧迫し続けるので血圧は ［② **高く**　**低く** ］ 維持される。また、細動脈の血流抵抗も拡張期血圧を ［③ **高く**　**低く** ］ 保つのに関与している。

●太い血管が動脈硬化を起こした場合、動脈壁の肥厚や硬化が生じて弾力性が減少する。すると心室の収縮期血圧が ［④ **高く**　**低く** ］ なり、拡張期血圧は ［⑤ **高く**　**低く** ］ なる。

●したがって、脈圧は ［⑥ **大きく**　**小さく** ］ なる。一方、細い血管が動脈硬化を起こした場合、収縮期血圧も拡張期血圧も高くなり、脈圧は小さくなり、平均血圧は ［⑦ **高く**　**低く** ］ なる。

問題25 **収縮期血圧と拡張期血圧（弛緩期血圧）**

> 次の文章の空欄に、適切な語句を語句群から選び、記入しなさい。
> ［語句群］　拡張期　収縮期　平均血圧　脈圧　心拍出量　心拍数　心筋
> 細動脈　交感　末梢　アドレナリン　アルドステロン

●血圧は、左心室が収縮するときに最も高いので①＿＿＿＿＿＿**血圧（最高血圧）**、拡張するときに最も低いので②＿＿＿＿＿＿**血圧（最低血圧）** という。①と②の差を③＿＿＿＿＿ という。

●血圧＝④＿＿＿＿＿＿＿＿×血管総末梢抵抗

●血圧が変動している場合は、その平均値が血液を流す真の血圧になる。これを⑤＿＿＿＿＿＿＿ という。⑤＝⑥＿＿＿＿＿＿＿＿＿＿＋（⑦＿＿＿＿＿／3）

●血管抵抗（血管総末梢抵抗）を決める因子は、⑧＿＿＿＿＿＿ の収縮・弛緩の程度である。また、精神的緊張や運動などにより⑨＿＿＿＿＿＿**神経**の活動が高まり、副腎髄質からの⑩＿＿＿＿＿＿＿＿＿ が分泌されることにより血圧は上昇し、心拍数も増加する。

●心拍出量を決める主な因子は、心筋の収縮力、⑪＿＿＿＿＿＿＿、静脈還流量である。

問題26 血圧測定法

> 次の文章の空欄に、適切な語句を語句群から選び、記入しなさい。
> また、[ ] 内の語句より適切なものを選択しなさい。
> [語句群] 心臓 左心室 右心室 肺動脈 上腕動脈 橈骨動脈 拡張期
> 収縮期 脈圧 粘性 張力 弾力性 高く 低く

● 血圧は部位によって異なり、最も高いのは① ＿＿＿＿＿＿＿＿ の出口である。一般に血圧測定は② ＿＿＿＿＿＿＿＿ の部位で行う。加圧したマンシェットを減圧していくと、血圧より低くなった瞬間に血液が流れ始め、その拍動音（コロトコフ音）が聴こえる。この値が③ ＿＿＿＿＿＿ **血圧（最高血圧）**である。さらに空気を抜いていくと拍動音が急に聴こえなくなる。この値が④ ＿＿＿＿＿＿ **血圧（最低血圧）**である。マンシェットは⑤ ＿＿＿＿＿ と同じ高さで巻く必要がある。

● 血圧は年齢とともに［⑥ **高く　低く** ］なる傾向がある。これは動脈硬化が原因となり、血管の⑦ ＿＿＿＿＿＿＿ が低下するためである。運動時には⑧ ＿＿＿＿＿＿ **血圧**は上昇するが、⑨ ＿＿＿＿＿＿ **血圧**は低下する。

問題27 静脈圧

> 次の文章の空欄に、適切な語句を語句群から選び、記入しなさい。
> また、[ ] 内の語句より適切なものを選択しなさい。
> [語句群] 膜 弁 脳神経 自律 運動 休息

● 静脈圧は動脈圧よりかなり［① **高く　低く** ］、脈波も平坦に近い。また、心臓よりも低い部位の血液を重力に逆らって心臓に戻すために、静脈には逆流防止のための② ＿＿＿＿＿ がある。

● 静脈圧は体位によって変動する。立位では身長分の重力に逆らう必要があるが、臥位ではそれほどでもない。この圧の調節は③ ＿＿＿＿＿ **神経**によって行われる。④ ＿＿＿＿＿ することで、骨格筋が収縮すると静脈が締めつけられ、血液が押し出されて心臓への還流を促進する。

問題28 中心静脈

> 次の文章の空欄に、適切な語句を語句群から選び、記入しなさい。
> [語句群（複数回の使用可）] 中心静脈圧 脈圧 肺静脈圧 停滞 うっ滞

● 下大静脈と上大静脈とが右心室に入る部位にカテーテルを置いて測定した圧を① ＿＿＿＿＿＿＿＿ という。心不全では、ポンプ機能が低下するので血液が② ＿＿＿＿＿ し、③ ＿＿＿＿＿ が上昇する。左心不全では

④＿＿＿＿＿＿＿＿＿が上昇する。右心不全では⑤＿＿＿＿＿＿＿＿＿＿＿が上昇し、頸静脈が太く浮き出て見える（頸静脈怒張）。

問題29 静脈還流

次の文章の空欄に、適切な語句を語句群から選び、記入しなさい。
[語句群] 輸入細静脈　細静脈　中静脈　下大静脈　上大静脈　中心静脈
肺静脈　左心房　右心房

●全身の毛細血管から、①＿＿＿＿＿＿＿を経た血液は、②＿＿＿＿＿＿＿＿と
③＿＿＿＿＿＿＿＿に集められ、④＿＿＿＿＿＿＿に戻ってくる。これを静脈
還流という。

問題30 内皮細胞から産生・遊離される物質

次の文章の空欄に、適切な語句を語句群から選び、記入しなさい。
[語句群] 一酸化炭素　一酸化窒素　Ca^{2+}　アンジオテンシンⅡ
プロスタサイクリン　アセチルコリン　L-アルギニン

●血管平滑筋の内腔面をおおう内皮細胞は、強い血管収縮物質に曝されると、
それに拮抗して、①＿＿＿＿＿＿＿＿（NO）を産生・遊離し、強力な血管
拡張作用を示す。①は、内皮細胞内の②＿＿＿＿＿＿＿＿＿に、①合成酵素が
作用すると産生される。
●また、内皮細胞内には③＿＿＿＿＿＿＿＿＿＿合成酵素（シクロオキシゲ
ナーゼ）が存在し、内皮細胞中の④＿＿＿＿＿濃度が上昇すると③が生成され
平滑筋の弛緩をもたらす。

問題31 血管内皮細胞障害によってもたらされる疾患

次の文章の空欄に、適切な語句を語句群から選び、記入しなさい。
[語句群] 高血圧　低血圧　出血　血栓　動脈硬化　静脈瘤

●血管の内皮細胞が傷害を受けると、①＿＿＿＿＿＿＿、冠血管や脳血管の攣
縮、②＿＿＿＿＿や血液凝固亢進、③＿＿＿＿＿＿＿＿＿、末梢血行障害などの
さまざまな循環器疾患のリスクが増加する。

問題32 リンパ管

次の文章の空欄に、適切な語句を語句群から選び、記入しなさい。

[語句群] 弁 膜 上皮細胞 内皮細胞 血液 間質液 毛細リンパ管 細静脈

● リンパ管は静脈とよく似た構造をもち、逆流を防ぐ① ＿＿＿＿がある。また、毛細血管と同じく、1層の② ＿＿＿＿＿＿＿＿からできており、周囲の結合組織と線維で固定されている。

● リンパ系は、全身の組織の間隙にあって、③ ＿＿＿＿＿の一部をたえず血液循環系内に運ぶ役割をもつ。微小循環では、毛細血管から組織間隙に出た水分の大部分は血漿に戻るが、一部は④ ＿＿＿＿＿＿＿＿入る。

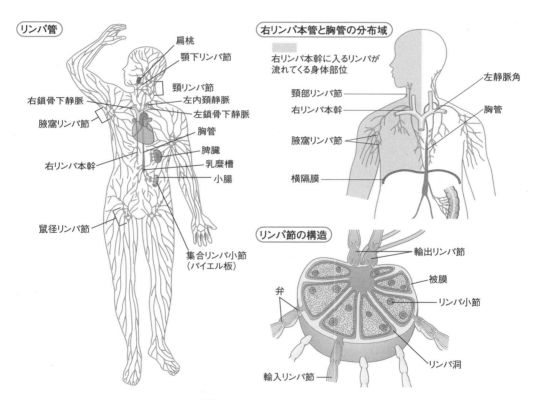

図 5-5 リンパ管の分布とリンパ節の構造

column パイエル板

消化管は気管と同様に外界と接しており、ウイルスや細菌の感染を受けやすいために免疫系が発達している。小腸にある集合リンパ小節をスイスの解剖学者Johan Konrad Peyer（1653-1712）が報告したので、パイエル板 Peyer patchesと呼ばれる。パイエルがこれを報告したのは1677年、江戸時代初期のことで『解体新書』の発刊（1774年）よりも100年も前のことである。

リンパ液・リンパ球

次の文章の空欄に、適切な語句を語句群から選び、記入しなさい。
[語句群] 細胞内液 細胞外液 好中球 リンパ球 トロンビン
フィブリノゲン 血小板 白血球 本リンパ管 毛細リンパ管 内頸静脈
外頸静脈

● リンパ液の組成は、① _____ の組成に等しい。リンパ液は淡黄色
をしており、多数の② _____ を含む。少量の
③ _____ があるので、体外に出ると凝固する。②は、血管内
とリンパ管内を自由に移動し、免疫担当細胞として働く④ _____ の一
種である。
● リンパの流れは、⑤ _____ に始まり、集合リンパ管→主リン
パ管を経て、左右の鎖骨下静脈と⑥ _____ の接合部（静脈角）で
静脈に流入する。

問題34 リンパ節の役割

次の文章の空欄に、適切な語句を語句群から選び、記入しなさい。
[語句群] リンパ球 白血球 抗原 抗体 リンパ節 貯留 濾過 溶解
硬結 腫脹

● 集合リンパ管、主リンパ管のところどころに網状内皮細胞からなる
① _____ が存在する。①はリンパ球が② _____ を産生し、リ
ンパ液に入った細菌や異物を③ _____ ・貪食・除去するなどフィルターの
役目を果たしている。外傷や疾病により①に炎症が起こると④ _____ を生
じる。

問題35 浮腫

次の文章の [ ] 内の語句より適切なものを選択しなさい。

● 血漿中の水分が血管から出て、間質液が [① 増加 減少] した状態を
浮腫という。原因として、血漿タンパク質含有量の [② 低下 上昇]、
毛細血管内圧の [③ 低下 上昇]、間質液タンパク質の
[④ 増加 減少]、リンパ管の閉塞などがある。

6 呼吸

問題1 呼吸と呼吸器系

> 次の文章の空欄に、適切な語句を語句群から選び、記入しなさい。
>
> [語句群] 酸素 二酸化炭素 代謝 呼吸 循環 気管 気道 肺門

- ヒトが活動するためのエネルギーは、摂取した食物を体内で酸化することによって産生されるが、このために外界から① ＿＿＿＿＿ を取り込み、不要となった② ＿＿＿＿＿＿＿＿＿ を排出する。このガス交換を③ ＿＿＿＿＿ といい、それを行う器官系を③器系という。
- 外界から空気を取り込み、ガス交換の場である肺までの経路を④ ＿＿＿＿＿ という。

column 1 % = 10,000 ppm

空気中のO_2濃度は約21 %、CO_2濃度は約0.04 %である。残りの約78 %はN_2、約1 %がArである。呼吸の生理学では、空気中のCO_2はゼロとして扱い、O_2、CO_2以外のガスはArも含めN_2として扱うことが多い。%はpart per cent（1/10^2）、ppmはpart per million（1/10^6）で、1 % = 10,000 ppmである。したがって、空気中のCO_2は、400 ppmということになる。新型コロナウイルス感染防止のために部屋の換気を行う目安として、CO_2濃度が1,000 ppm、すなわち0.1 %以下が良好な換気状態の基準になっている（厚生労働省）

問題2 気道の構造

> 次の文章の空欄に、適切な語句を語句群から選び、記入しなさい。
> また、[ ] 内の語句より適切なものを選択しなさい。
>
> [語句群] 主 終末細 呼吸細 前 後

- 気道は口腔、鼻腔、副鼻腔、咽頭、喉頭、気管および気管支で構成されている。気管支は① ＿＿＿＿気管支から② ＿＿＿＿＿＿気管支までで、その先にある③ ＿＿＿＿気管支以下は肺実質に含まれる。
- 気管が左右に分岐するときに［④ 右　左 ］気管支のほうが急角度で分岐し、より垂直に近い角度で肺に入っている。しかも直径が大きいので誤嚥した気道異物は④気管支に入りやすい。
- 気管と気管支は、多数の馬蹄（U字）形の軟骨からなり、輪状靱帯という結

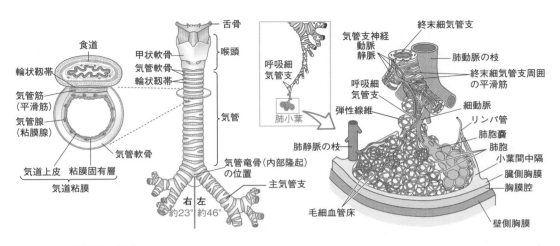

図 6-1　呼吸器系の構造

合組織によってつながっている。⑤＿＿＿＿＿**壁**には軟骨がなく、平滑筋を含む膜性壁になっている（⇒Chapter 6　呼吸：問題17、18『新訂版　図解ワンポイント生理学』、p.160、サイオ出版）。

問題3 肺実質と肺間質

次の文章の空欄に、適切な語句を語句群から選び、記入しなさい。
また、［　　］内の語句より適切なものを選択しなさい。
［語句群］　気胞　気腔　肺腔　肺実質　肺葉　間質

● 呼吸細気管支、肺胞道、肺胞嚢および肺胞の各内腔を①＿＿＿＿＿といい、これに肺胞上皮細胞を加えたものを②＿＿＿＿＿という。②に対して、肺胞および気管支細動静脈周囲の結合組織を③＿＿＿＿＿という。
● 心臓がやや左寄りに位置しているため、［④　**右肺　　左肺**　］のほうが大きい。

問題4 主な呼吸筋

次の文章の空欄に、適切な語句を語句群から選び、記入しなさい。
［語句群］　胸腔　腹腔　横隔膜　呼吸　骨格　肋間　随意　不随意

● 肺が納まっている①＿＿＿＿＿の運動によって呼気と吸気が行われる。この①の運動に関係するのが②＿＿＿＿**筋**である。主な②には、③＿＿＿＿＿と④＿＿＿＿**筋**がある。
● これらは運動神経の支配を受ける⑤＿＿＿＿**筋**からなり、意識的に収縮させられる⑥＿＿＿＿**筋**である。

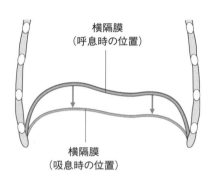

横隔膜
（呼息時の位置）

横隔膜
（吸息時の位置）

安静時呼吸時に使う筋肉
・吸息：外肋間筋、横隔膜
・呼息：なし

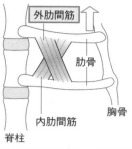

外肋間筋

肋骨

内肋間筋

脊柱　　　　　　胸骨

外肋間筋の収縮により肋骨は
挙上し、横隔膜の収縮により、
横隔膜は下がる。

努力呼吸時の補助筋
・吸息：斜角筋、胸鎖乳突筋
・呼息：内肋間筋、腹筋群（腹横筋、
　　　　外腹斜筋、内腹斜筋）

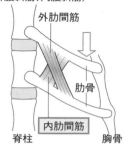

外肋間筋

肋骨

内肋間筋

脊柱　　　　　　胸骨

内肋間筋の収縮により肋骨は
下がり、胸郭内容積は減少す
る。

図 6-2　呼吸筋の動き

問題5 横隔膜

> 次の文章の空欄に、適切な語句を語句群から選び、記入しなさい。
> また、[　]内の語句より適切なものを選択しなさい。
> [語句群]　肋間　横隔

● 横隔膜は、胸腔の下端にあるドーム状の骨格筋で、脊髄神経である頸神経叢
　から出る① 　　　　 **神経**に支配されている。横隔膜が［② **弛緩**　　**収縮** ］
　すると、胸郭が広がり、胸腔内圧が［③ **上がり**　　**下がり** ］吸気が行わ
　れる。横隔膜が［④ **弛緩**　　**収縮** ］すると、胸腔は狭まり呼気が行われる。

問題6 肋間筋

> 次の文章の空欄に、適切な語句を語句群から選び、記入しなさい。
> また、[　]内の語句より適切なものを選択しなさい。
> [語句群]　内肋間　外肋間　胸背　肋間　呼気　吸気　呼出　吸入

● 肋間筋は肋間にある3層の薄い筋で、① 　　　　　**筋**と② 　　　　　**筋**
　および最内肋間筋がある。それぞれ③ 　　　　 **神経**に支配され収縮する。
● ①が収縮し肋骨が引き上げられると、胸郭が広がり胸腔内圧が下がるので
　［④ **吸気**　　**呼気** ］が行われる。②が収縮すると、肋骨が引き下げられ
　て胸郭が狭まるので［⑤ **吸気**　　**呼気** ］が行われる。ただし、安静呼吸
　では②が収縮せずに、①や横隔膜が弛緩するだけで［⑥ **吸気**　　**呼気** ］
　が行える。また、深呼吸時、安静呼気位以上に呼出するときには②が収縮する。

問題 7 腹式呼吸と胸式呼吸

次の文章の空欄に、適切な語句を語句群から選び、記入しなさい。

[語句群] 内肋間筋　外肋間筋　横隔膜　胸式呼吸　腹式呼吸

●肺は風船のように常にしぼもうとする性質があり、膨らませるための働きを
行うのが① _____ や② _____ という呼吸筋である。

●安静時の吸息の約70％は①の収縮によって起こり、これを③ _____ **呼吸**と
いう。残りの30％は②の収縮によるもので、これを④ _____ **呼吸**という

（⇒過去問、Chapter 6　呼吸：問題3、4）。

問題 8 肺サーファクタント

次の文章の空欄に、適切な語句を語句群から選び、記入しなさい。

[語句群] 肺胞内皮細胞　肺胞上皮細胞　表面活性物質　肺サーファクタント
ガス交換

●肺実質を構成する① _____ には、肺胞壁の約95％を占めるⅠ
型①と、約５％を占めるⅡ型①とがある。Ⅰ型①は、② _____ に
関与し、Ⅱ型①は、③ _____ の産生を行う。③は、
④ _____ であり、肺の表面張力を減少させ肺胞の虚脱を
防いでいる。

問題 9 新生児呼吸窮迫症候群

次の文章の空欄に、適切な語句を語句群から選び、記入しなさい。

[語句群] 胎児　低体重出生児　胎児仮死　循環不全　呼吸不全
新生児呼吸窮迫症候群　急性呼吸窮迫症候群　人工肺サーファクタント
表面活性剤

●肺サーファクタントは妊娠35週以降につくられるので、早産による
① _____ では肺サーファクタントが不足して重篤な
② _____ を起こす。これを③ _____ （RDS）
という。治療として④ _____ が用いられる（過去問、
⇒Chapter 6　呼吸：問題１）。

問題10 換気力学

次の文章の空欄に、適切な語句を語句群から選び、記入しなさい。

[語句群]　換気量　換気速度　胸腔内圧　気道抵抗　コンプライアンス

- 肺におけるガス交換（換気）は、①＿＿＿＿＿＿＿＿＿＿ **(P)**、
  ②＿＿＿＿＿＿＿ **(V)**、③＿＿＿＿＿＿＿＿＿（フロー：**dV/dt**）を用いて物理的に解析できる。この３つを換気力学の三要素といい、関係は以下の式で表される。

  P = V/C ＋ R dV/dt

- ここでCは④＿＿＿＿＿＿＿＿＿＿＿、Rは⑤＿＿＿＿＿＿＿＿＿＿を示す。

問題11 弾性抵抗と粘性抵抗

次の文章の空欄に、適切な語句を語句群から選び、記入しなさい。

[語句群]　弾性　粘性　喘息　肺気腫　肺線維症

- コンプライアンスは①＿＿＿＿ **抵抗** を示し、肺の軟らかさの程度を表す。
  ②＿＿＿＿＿＿＿＿＿のように肺が軟らかくなった場合に値は大きくなり、
  ③＿＿＿＿＿＿＿のように肺が硬くなった場合に小さくなる。
- 気道抵抗は④＿＿＿＿ **抵抗** を示し、換気のしにくさの程度を表す。
  ⑤＿＿＿＿や慢性気管支炎などで値が大きくなる。

問題12 4つの基本量

次の文章の空欄に、適切な語句を語句群から選び、記入しなさい。

[語句群]　残気量　１回換気量　最大呼気量　最大吸気量　予備呼気量
予備吸気量　500　1000　2000　3000

- 安静時に１回の呼吸で出入りする空気の量を①＿＿＿＿＿＿＿＿＿＿といい、約②＿＿＿ **mL** である。安静吸息位からさらに吸い込める空気量を
  ③＿＿＿＿＿＿＿＿、安静呼気位からさらに吐き出せる空気量を
  ④＿＿＿＿＿＿＿＿＿という。最大量を吐き出してもまだ肺の中に残っている空気量を⑤＿＿＿＿＿＿という。

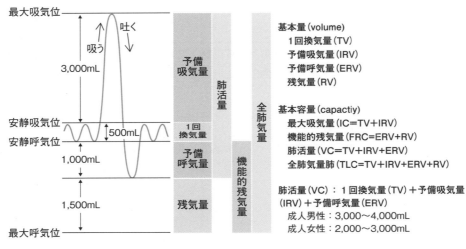

図 6-3　肺気量分画（スパイログラム）

問題13 **4つの基本容量**

次の文章の空欄に、適切な語句を語句群から選び、記入しなさい。
[語句群]　予備呼気量　予備吸気量　1回換気量　残気量　スパイログラム
スパイロメトリー

最大吸気量＝①＿＿＿＿＿＿＿＿＿＿＿＋②＿＿＿＿＿＿＿＿＿＿＿
肺活量＝最大吸気量（①＋②）＋③＿＿＿＿＿＿＿＿＿＿＿＿＿＿
全肺気量＝肺活量（①＋②＋③）＋④＿＿＿＿＿＿＿＿＿＿＿
機能的残気量＝③＋④
●基本的肺気量を表したグラフを⑤＿＿＿＿＿＿＿＿＿＿＿＿といい、肺の換気能
　力の測定に用いられる（⇒過去問、Chapter 6　呼吸：問題 5 ～ 7 ）。

問題14 **スパイロメトリー**

次の文章の空欄に、適切な語句を語句群から選び、記入しなさい。
また、［　］内の語句より適切なものを選択しなさい。
[語句群]　最大努力呼出　全肺気量　努力性肺活量　フロー・ボリューム
スパイロメトリー

●最大吸気位からできるだけ速く、できるだけ大きく呼出したときの空気量を
　①＿＿＿＿＿＿＿＿＿＿＿＿といい、これを時間に対するグラフで表したもの
　が②＿＿＿＿＿＿＿＿＿**曲線**である。これを測定する検査を
　③＿＿＿＿＿＿＿＿＿＿＿という。
●最大吸気時の肺容量を V_0 とし、呼出によって肺内の容量が指数的に減少す

ると想定したときの時刻 t における肺容量 V（t）は、 V（t）= V₀〔1 −exp（−t/RC）〕と表される。時定数であるR（気道抵抗）またはC（コンプライアンス）の増大により、V（t）の変化は〔④ **急激** **穏やか** 〕になる（呼出に時間がかかる）。

問題15 1秒率と閉塞性肺疾患

次の文章の空欄に、適切な語句を語句群から選び、記入しなさい。
［語句群］ 全肺気量 努力性肺活量 1秒率 ％肺活量 70 80 100
気管支喘息 慢性気管支炎 肺気腫 拘束性肺疾患 閉塞性肺疾患

● 最大吸気位から呼出を開始して1秒間に呼出した量（FEV1.0）が、呼出全量である① _____ **（FVC）** の何％にあたるかを示した値を
② _____ といい、② =（FEV1.0/FVC）×100（％）で表される。
③ _____ **％以上**を正常とする。
● ②が低下する疾患として、④ _____ や⑤ _____ 、
⑥ _____ などがあり、これらを⑦ _____ という。⑤および⑥は慢性閉塞性肺疾患（COPD）とよぶ。

問題16 ％肺活量と拘束性肺疾患

次の文章の空欄に、適切な語句を語句群から選び、記入しなさい。
［語句群］ 1秒率 ％肺活量 70 80 100 喘息 細菌性 間質性 拘束性
閉塞性

● 実測の努力性肺活量（FVC）が、予測肺活量の何％にあたるかを示した値を① _____ といい、① =（FVC/予測肺活量）×100（％）で表される。② _____ **％以上**を正常とする。予測肺活量は、身長が高いほど〔③ **増加** **減少** 〕し、年齢とともに〔④ **増加** **減少** 〕する。
● ①が低下する疾患として、線維性結合組織の増殖が起こり肺組織の硬化と萎縮をきたす⑤ _____ **肺炎**があり、このような疾患を⑥ _____ **肺疾患**という。

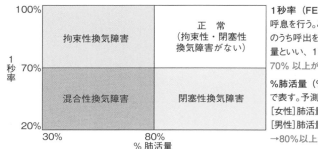

1秒率（FEV$_{1.0}$）：最大限の吸息位から最大の速度で最大限の呼息を行う。このとき呼出される空気の量を努力肺活量といい、このうち呼出を開始してから最初の1秒間に呼出される空気量を1秒量といい、1秒量の努力肺活量に対する百分率を1秒率という。→70%以上が正常

%肺活量（%VC）：計測された個人の肺活量が予測値の何%かで表す。予測値とは以下のとおりである。
[女性]肺活量(mL)＝0.032×身長(cm)−0.018×年齢−1.178
[男性]肺活量(mL)＝0.045×身長(cm)−0.023×年齢−2.258
→80%以上が正常

図6-4　％肺活量と1秒率

問題17 フロー・ボリューム曲線

次の文章の空欄に、適切な語句を語句群から選び、記入しなさい。
また、[　]内の語句より適切なものを選択しなさい。
[語句群]　スパイログラム　スパイロメーター　フロー・ボリューム
最大努力呼出　呼息　吸息　急激　穏やか

● 横軸が時間、縦軸が呼出量のグラフである①＿＿＿＿＿＿＿＿＿＿曲線の接線を求める（微分する）と、呼出速度、すなわちフローになる。このフローを縦軸に、換気量（ボリューム）を横軸に描いたグラフを②＿＿＿＿＿＿＿＿＿＿曲線という。電子③＿＿＿＿＿＿＿＿＿＿では、①曲線から自動的に②曲線が得られる。フロー・ボリューム曲線のボリューム軸の幅が肺活量に相当する。

● ②曲線は縦軸（フロー）のプラス側が［④　吸息　呼息　］、マイナス側が［⑤　吸息　呼息　］となるように表示するのが一般的である。②曲線の呼出期は、時定数R（気道抵抗）の増大により［⑥　急激　穏やか　］になり、時定数C（コンプライアンス）の減少により［⑦　急激　穏やか　］になる（⇒『新訂版　図解ワンポイント生理学』、p.176、サイオ出版）。

問題18 肺胞気のO$_2$およびCO$_2$分圧を推定する肺胞気式

次の文章の空欄に、適切な語句を語句群から選び、記入しなさい。
また、[　]内の語句より適切なものを選択しなさい。
[語句群]　大気　肺胞気　動脈血　呼気終末　70　80　100

● 混合気体は、その成分量に比例する圧をもつ。この圧を分圧という。①＿＿＿＿＿＿＿のO$_2$およびCO$_2$分圧（P$_A$O$_2$、P$_A$CO$_2$）は、ガス交換状態を把握するための重要な量であるが、直接測定することは困難であり、近似的には呼出最後に出てくる②＿＿＿＿＿＿＿のガスを採取し、測定することでP$_A$O$_2$およびP$_A$CO$_2$を推定できる。O$_2$①式の近似式は、P$_A$CO$_2$＝150−

- $P_ACO_2/0.8$ となる。
- $P_ACO_2 = 40$ Torr の標準値のときは $P_AO_2 = $ ③＿＿＿＿＿＿ Torr となる。動脈血の O_2 分圧は肺胞気の O_2 分圧より［④ **高い**　**低い**　］。
- P_a、P_A などの a や A を 2 次記号という。呼吸に関する 2 次記号は、小文字が血液、大文字が気体を示す。とくに小文字の a が動脈血 arterial、大文字の A が肺胞気 alveolar であることはよく出てくる（⇒『新訂版　図解ワンポイント生理学』、p.164、サイオ出版）。

問題19 肺胞気-動脈血O₂分圧較差（AaDo₂）の成因

次の文章の空欄に、適切な語句を語句群から選び、記入しなさい。

［語句群］　換気障害　拡散障害　シャント　動脈血　静脈血

- 肺胞気と動脈血の O_2 分圧較差（AaDo₂）が生じる成因には、**換気血流比不均等分布**と①＿＿＿＿＿＿の存在、および②＿＿＿＿＿＿の 3 つがある。重力を受けながら生活することに起因する換気血流比不均等分布と、解剖学的な血管走行に起因する①は健常者でも存在し、約 5 Torr の分圧較差がある。肺疾患があると②が加わり、較差は 30〜40 Torr にまで開大する。
- 右心室から肺動脈に流入した混合③＿＿＿＿＿＿は、通常、肺の毛細血管を通過するときに肺胞と接触し、酸素化されて④＿＿＿＿＿＿となって肺静脈から左心室に流入するが、このルートが短絡されて混合③が酸素化されずに流出することがある。この現象を①という。

問題20 pHの維持

次の文章の空欄に、適切な語句を語句群から選び、記入しなさい。

［語句群］　緩衝作用　炭酸脱水酵素　酸塩基平衡　5.4　7.40　8.4
アルカリ性　酸性　アシドーシス　アルカローシス

- 血液は O_2、CO_2 の運搬だけでなく、①＿＿＿＿＿＿の維持にも重要な役割を果たしている。CO_2 の水和反応は、②＿＿＿＿＿＿（CA）の存在下に進行する。

$$CO_2 + H_2O \overset{CA}{\rightleftarrows} H_2CO_3 \overset{非酵素反応}{\rightleftarrows} H^+ + HCO_3^-$$

- 血液の pH は③＿＿＿＿ ±0.05 に保たれている。血液中の H^+ 濃度が高くなると④＿＿＿＿に傾き、これを⑤＿＿＿＿＿＿という。一方、H^+ 濃度が低くなると⑥＿＿＿＿＿＿に傾き、これを⑦＿＿＿＿＿＿という。

問題21 アシドーシスを防ぐ肺と腎臓

次の文章の空欄に、適切な語句を語句群から選び、記入しなさい。
[語句群] アシドーシス　アルカローシス　呼吸性アシドーシス
呼吸性アルカローシス　代謝性アシドーシス　代謝性アルカローシス

● 生体はATPを産生するときにCO_2やH^+という酸性物質をつくるので、生体は① ＿＿＿＿＿＿＿＿ に傾く宿命にある。それを防いでいるのが肺と腎臓である。肺機能が低下すれば、$PaCO_2$が上昇して
② ＿＿＿＿＿＿＿＿＿＿＿ となり、腎機能が低下すれば、HCO_3^-が減少して③ ＿＿＿＿＿＿＿＿ となる。

● また、過換気症候群などで呼吸が促進した場合には、CO_2が大量に消費されて④ ＿＿＿＿＿＿＿＿＿ となる。胃液の嘔吐などにより、Cl^-が減少しHCO_3^-濃度が上昇した場合は⑤ ＿＿＿＿＿＿＿＿＿ となる（⇒過去問、Chapter 6　呼吸：問題16）。

問題22 呼吸不全と動脈血O_2分圧

次の文章の空欄に、適切な語句を語句群から選び、記入しなさい。
また、[　]内の語句より適切なものを選択しなさい。
[語句群] 40　45　60　55　80　95　O_2　CO_2　CO_2ナルコーシス
チアノーゼ　骨格筋　脳

● 動脈血の酸素分圧（PaO_2）の基準値は① ＿＿＿＿ **Torr**であるが、
② ＿＿＿＿ **Torr**以下に低下した状態を呼吸不全 respiratory failureという。さらに50 Torrより低下すると③ ＿＿＿＿＿＿ が現れる。

● 呼吸不全に加えて、動脈血の二酸化炭素分圧（$PaCO_2$）が
④ ＿＿＿＿ **Torr**以上に上昇した場合は、集中力がなくなったり、重症になると意識障害が起こり陶酔したような状態である⑤ ＿＿＿＿＿＿＿ が現れる。この場合、急激な⑥ ＿＿＿＿ **投与**は危険であり、自発呼吸が停止することもあるため、人工換気でまず$PaCO_2$を下げることが必要である。

● PaO_2は年齢とともに［⑦ **上昇**　**低下** ］する。また、PaO_2の低下の許容範囲は組織によっても大きく異なり、⑧ ＿＿＿＿ は最も低酸素に弱く、5分間の無酸素で回復不可能になる（⇒過去問、Chapter 6　呼吸：問題19、『新訂版図解ワンポイント生理学』、p.182、サイオ出版）。

7 消化吸収

問題1 消化管壁の構造

次の文章の空欄に、適切な語句を語句群から選び、記入しなさい。

[語句群] 筋層　粘膜　漿膜　縦走筋　括約筋　輪状筋　粘膜筋板　蠕動運動
回旋運動

● 消化管壁の構造は、内腔より順に①＿＿＿＿＿、②＿＿＿＿＿、③＿＿＿＿＿の3
層からなる。

● ①は、①上皮、①固有層、①下層よりなり、固有層と下層の間には
④＿＿＿＿＿＿＿＿＿＿がある。下層の外にある②は、筋線維が消化管を包むよ
うに輪状に走行する⑤＿＿＿＿＿筋と、縦方向（長軸方向）に走行する
⑥＿＿＿＿＿筋の2層で形成されている。内側の⑤筋と外側の⑥筋が交互に収
縮して⑦＿＿＿＿＿＿＿＿＿を起こす。

問題2 消化管の内在神経系

次の文章の空欄に、適切な語句を語句群から選び、記入しなさい。

[語句群] 脳神経　自律神経　壁内神経　内在神経　外来神経
アウエルバッハ　マイスナー

● 消化管は、他の内臓と同様に①＿＿＿＿＿＿＿＿＿系の支配を受けているが、
それとは別に特殊な神経支配である②＿＿＿＿＿＿＿＿＿系がある。

● ②系は、③＿＿＿＿＿＿＿＿＿ともよばれ、縦走筋と輪状筋間に存在する
④＿＿＿＿＿＿＿＿＿神経叢（筋層間神経叢）と、粘膜下組織に存在
する⑤＿＿＿＿＿＿＿＿＿神経叢（粘膜下神経叢）からなる。④は蠕動運動
を調節し、⑤は消化管ホルモンの分泌を調節する。

次の文章の空欄に、適切な語句を語句群から選び、記入しなさい。

[語句群] 括約 平滑 斜走 横紋 噴門 幽門 肛門 直腸 回腸 空腸
十二指腸 S状 横行 上行 下行

● 食道は約25cmの長さの筋肉性の管であり、食道の筋層は、上部1/3の部分は① ____ 筋、下部2/3は② ____ 筋からなる。

● 胃は容量が約1,400mLで、入り口（食道との接続部）を③ ____ 、出口（十二指腸との接続部）を④ ____ という。胃の筋層は、輪状筋の内側に⑤ ____ 筋が加わり3層構造となっている。

● 小腸は④に続く長さ約6〜7mの消化管で、約25cmの⑥ ____ および腸間膜小腸に区分される。腸間膜小腸の始めの約2/5を⑦ ____ 、終わりの約3/5を⑧ ____ という。

● 大腸は⑧に続く長さ約1.5mの消化管で、盲腸、結腸および⑨ ____ に区分され、結腸は、上から順に⑩ ____ 結腸、⑪ ____ 結腸、⑫ ____ 結腸、⑬ ____ 結腸に区分される。

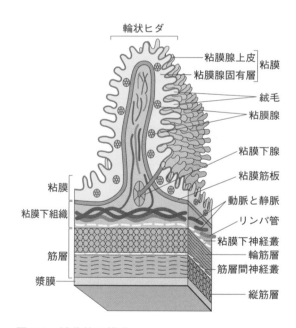

図 7-1 消化管の構造

問題4 消化管の括約筋

次の文章の空欄に、適切な語句を語句群から選び、記入しなさい。

[語句群]　平滑　横紋　輪状　幽門括約　回盲括約　内肛門括約　外肛門括約
噴門括約　直腸　肛門

● 消化管各部の境界には① _____ **筋**が肥厚した括約筋があり、管腔の入り口を絞める働きをしている。食道と胃の境界には② _____ **筋**、胃と十二指腸の境界には③ _____ **筋**がある。回腸と盲腸の境界には④ _____ **筋**、肛門には⑤ _____ **筋**と⑥ _____ **筋**がある。

● これら括約筋は⑦ _____ **筋**からなるが、⑥は例外的に⑧ _____ **筋**からなる。

問題5 咀嚼

次の文章の空欄に、適切な語句を語句群から選び、記入しなさい。

[語句群]　酸素　空気　唾液　頬　側頭　後頭　咬　オトガイ　内側翼突
外側翼突　平滑　横紋

● 咀嚼は、食塊を噛み切りすり潰して小さくするとともに① _____ と混ぜ合わせる運動である。咀嚼を行うための咀嚼筋は② _____ **筋**、③ _____ **筋**、④ _____ **筋**および⑤ _____ **筋**から構成される。これらの筋が、延髄網様体にあるリズム発生機構からの信号に同期して収縮することにより咀嚼運動が起こる。これらの咀嚼筋は⑥ _____ **筋**で随意的収縮を行うことができる。

問題6 嚥下

次の文章の空欄に、適切な語句を語句群から選び、記入しなさい。

[語句群（複数回の使用可）]　舌咽　咽頭　軟口蓋　喉頭蓋　延髄　間脳　三叉
蠕動　分節　随意　不随意

● 嚥下は第1〜3相に分けられる。第1相（口腔相）は、舌の運動で食塊が口腔内から① _____ に送られる過程で、② _____ **神経**に支配される③ _____ **運動**である。第2相（咽頭相）は、食塊により舌根や咽頭壁が刺激され④ _____ にある嚥下中枢を介する嚥下反射が起こる。反射なので⑤ _____ **運動**である。喉頭全体が引き上げられ⑥ _____ によって喉頭口が塞がり、気道に食物が入らないようにするため、このとき喉頭嚥下性無呼吸が起こる。第3相（食道相）は、食道内で起こる⑦ _____ **運動**

であり、平滑筋による⑧＿＿＿＿＿＿**運動**である。

問題7 **嚥下困難**

> 次の文章の空欄に、適切な語句を語句群から選び、記入しなさい。
> また、［　］内の語句より適切なものを選択しなさい。
> [語句群]　出血　狭窄　麻痺　誤嚥　筋ジストロフィー　アカラシア
> 重症筋無力症　筋萎縮性側索硬化症　舌　咽頭　食道

●嚥下困難（嚥下障害）は、腫瘍や炎症などにより①＿＿＿＿＿＿が生じて起きる
　場合や、筋力低下や②＿＿＿＿＿＿などによって起こる場合がある。
●口腔相および咽頭相では、③＿＿＿＿＿＿＿＿＿＿＿**（ALS）**、脳卒中、
　多発性硬化症（MS）、④＿＿＿＿＿＿＿＿＿＿**（MG）**、パーキンソン病、
　⑤＿＿＿＿＿＿**（MD）**などが原因となる。
●食道相では、⑥＿＿＿＿＿＿＿＿＿、びまん性（広汎性）食道痙攣などで起こ
　る。
●咽頭相の咽頭反射が障害されると、⑦＿＿＿＿＿＿を起こし、⑦を起こした異
　物は気管支の形状から［⑧　**右側**　**左側**　]の気管支に入りやすい。球麻
　痺のときに嚥下障害が現れ、特徴的な症状として⑨＿＿＿＿＿＿**萎縮**がみられ
　る。

問題8 **胃底腺の分泌物**

> 次の文章の空欄に、適切な語句を語句群から選び、記入しなさい。
> [語句群]　粘液　塩酸　ペプシノーゲン　内因子　糖質　タンパク質　脂質
> 胃潰瘍　悪性貧血　1～2　7　8～9

●胃底腺の主細胞から分泌される①＿＿＿＿＿＿＿＿＿＿が、壁細胞から分泌
　される②＿＿＿＿＿＿（胃酸）の作用でペプシンとなって③＿＿＿＿＿＿＿＿の
　消化作用を示す。
●胃液は②の作用でpH④＿＿＿＿＿に保たれている。そのままでは胃壁そのも
　のを消化してしまう危険性があるため、副細胞から分泌される⑤＿＿＿＿＿が
　自己消化を防衛している。
●また、ビタミンB_{12}は回腸遠位部で吸収されるときに壁細胞から分泌される
　⑥＿＿＿＿＿＿が必要であり、これが欠乏すると赤血球の成熟が妨げられ
　⑦＿＿＿＿＿＿＿＿となる（⇒過去問、Chapter 4　血液と生体制御：問題3）。

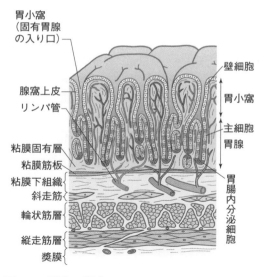

図 7-2　胃壁の構造

胃小窩
(固有胃腺
の入り口)

腺窩上皮
リンパ管

粘膜固有層
粘膜筋板
粘膜下組織
斜走筋
輪状筋層
縦走筋層
漿膜

壁細胞
胃小窩
主細胞
胃腺
胃腸内分泌細胞

問題9 　胃酸分泌の促進および抑制因子

次の文章の空欄に、適切な語句を語句群から選び、記入しなさい。
[語句群]　ヒスタミン　プロスタグランジン　オメプラゾール　プロトンポンプ
ガストリン　シメチジン

● 壁細胞の管腔側にある①＿＿＿＿＿＿＿＿＿＿によって胃酸（HCl）が生成
される。①を活性化して胃酸分泌を促進する因子には、消化管ホルモンであ
る②＿＿＿＿＿＿＿＿＿や、③＿＿＿＿＿＿＿＿＿＿およびアセチルコリ
ンがある。

● 胃酸分泌の抑制因子には④＿＿＿＿＿＿＿＿＿＿＿がある。胃酸分泌の抑
制薬として、③のＨ２受容体を阻害するＨ２ブロッカーや、①を阻害するプ
ロトンポンプ・インヒビター（PPI）などがあり、Ｈ２ブロッカーとしては
⑤＿＿＿＿＿＿＿＿＿、PPIとしては⑥＿＿＿＿＿＿＿＿＿＿＿などが
ある（⇒『新訂版 図解ワンポイント生理学』、p.120、図4-13、p.274、図11-7、サイオ出
版）。

消化性潰瘍

次の文章の空欄に、適切な語句を語句群から選び、記入しなさい。

[語句群] 胃潰瘍　膵炎　潰瘍性大腸炎　十二指腸潰瘍　非ステロイド系抗炎症
葉酸　プロスタグランジン　プロトンポンプ　ヘリコバクター・ピロリ
ガストリン　ペプシン

● 消化性潰瘍には、① ＿＿＿＿＿＿＿＿ と② ＿＿＿＿＿＿＿＿＿＿ がある。消化性
潰瘍の攻撃因子としては、胃酸過多、③ ＿＿＿＿＿＿＿＿ の過剰、
④ ＿＿＿＿＿＿＿＿＿＿＿＿＿＿＿ の 感 染、⑤ ＿＿＿＿＿＿ 薬
（NSAIDs）の投与などがある。NSAIDsは、胃酸分泌の抑制因子である
⑥ ＿＿＿＿＿＿＿＿＿＿＿＿＿ の産生を減少させることで胃酸分泌を亢進させ
る（⇒『新訂版　図解ワンポイント生理学』、p.120、サイオ出版）。

問題11 小腸における2段階消化

次の文章の空欄に、適切な語句を語句群から選び、記入しなさい。

[語句群] 酸性　アルカリ性　ガストリン　セクレチン　膜消化　管腔内消化
ファーター乳頭　栄養吸収細胞

● 胃のなかでペプシンおよび胃液と攪拌された① ＿＿＿＿＿＿＿＿ の消化物が
十二指腸に達すると、消化管ホルモンである② ＿＿＿＿＿＿＿＿ が分泌さ
れ、③ ＿＿＿＿＿＿＿＿ の膵液の分泌が促進され、これを中和する。
● 中和された液状の消化物は空腸へ進むが、この段階ではまだ中間的消化しか
行われない。これを④ ＿＿＿＿＿＿＿＿＿＿ という。最終的な消化を
⑤ ＿＿＿＿＿＿ とよび、これは空腸にある⑥ ＿＿＿＿＿＿＿＿＿ の微絨毛
で行われる（1902年にイギリスのベイリスとスターリングにより発見された
セクレチンは最初のホルモンと言われている。（⇒『新訂版　図解ワンポイント
生理学』、p.249、サイオ出版）。

問題12 栄養素の消化吸収

次の文章の空欄に、適切な語句を語句群から選び、記入しなさい。

[語句群] グルコース　アミノ酸　オリゴ糖　オリゴペプチド　グリセロール
リパーゼ　アミノペプチターゼ　脂肪酸

● 糖質およびタンパク質は2段階の消化が行われ、管腔内消化によって糖質は
① ＿＿＿＿＿＿＿＿ に、タンパク質は② ＿＿＿＿＿＿＿＿ まで分解される。さら
に、膜消化によって糖質は③ ＿＿＿＿＿＿ として、タンパク質はジペプチド
あるいはトリペプチドの形で吸収される。さらに細胞内消化として、細胞内

の④＿＿＿＿＿＿＿＿＿＿によって、ジペプチドやトリペプチドは

⑤＿＿＿＿＿＿で分解される。

● 脂質は、２段階の消化ではなく、⑥＿＿＿＿＿＿の作用で⑦＿＿＿＿＿と

⑧＿＿＿＿＿＿＿に分解されて吸収される。

問題13 小腸粘膜の表面積

> 次の文章の空欄に、適切な語句を語句群から選び、記入しなさい。
> ［語句群］ 絨毛 微絨毛 輪状ヒダ 回腸 空腸 刷子縁 20 200 2000

● 小腸の内面には多数の①＿＿＿＿＿＿＿があり、栄養吸収の主要な場である②＿＿＿＿に多く存在し、１本１本のヒダの上には無数の③＿＿＿＿がある。この③は栄養吸収細胞でおおわれ、その表面に④＿＿＿＿＿＿があり、⑤＿＿＿＿＿＿という構造を形成している。

● 微絨毛の表面積は⑥＿＿＿＿ **m²** にもなり、体内で最も広い表面積である。

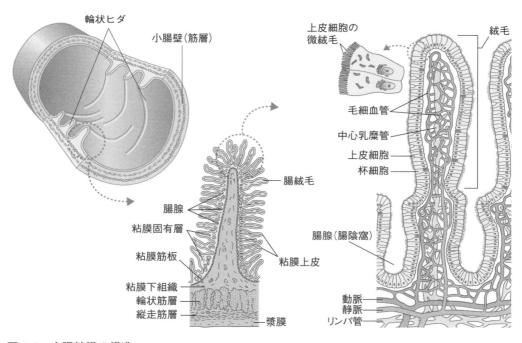

図 7-3　小腸粘膜の構造

問題14 脂質の消化吸収

次の文章の空欄に、適切な語句を語句群から選び、記入しなさい。
[語句群] 管腔内　膜　ミセル　リパーゼ　グリセロール　脂肪酸　胆汁酸
血管　リンパ管

● 脂質は糖質やタンパク質のような2段階消化ではなく、① _____ **消化**
のみ行われる。
● 胆汁に含まれる② _____ によって③ _____ を形成し水に溶けや
すい状態となり、膵液と腸液の③ _____ によって④ _____
と⑤ _____ に分解される（⇒過去問、Chapter 7　消化吸収：問題5）。

問題15 リポタンパク質

次の文章の空欄に、適切な語句を語句群から選び、記入しなさい。
また、［　］内の語句より適切なものを選択しなさい。
[語句群] HDL　LDL　LCAT　カイロミクロン　レシチン　中性脂肪
タンパク質　動脈硬化　静脈血　リンパ管　大き　小さ

● 脂質は、小腸粘膜上皮細胞内で① _____ に再合成され、
② _____ に吸収された後、最終的には左静脈角のある鎖骨下で
③ _____ に入る。①は、リポタンパク質のなかで④ _____ の
割合が最も高く、比重が最も［⑤ **大きい**　**小さい**］。
● ⑥ _____ は、コレステロールを血管から肝臓に戻し（コレステロールの逆
輸送）、⑦ _____ を防ぐので「善玉コレステロール」とよばれる。
⑧ _____ は、コレステロールを肝臓から血管に運び⑦を促進させるので
「悪玉コレステロール」とよばれる。また、⑥がコレステロールの逆輸送を
行う際、コレステロールをエステル化し肝臓に戻しやすくする酵素
⑨ _____ が働く（⇒『新訂版　図解ワンポイント生理学』、p.194、サイオ出版）。

問題16 胆汁酸の腸肝循環

次の文章の空欄に、適切な語句を語句群から選び、記入しなさい。
[語句群] 十二指腸　空腸　肝静脈　門脈　コレステロール　脂肪酸

● 肝臓から① _____ へ分泌された胆汁の一部は糞便とともに体外へ
排泄されるが、約95％が回腸末端の粘膜で吸収され、② _____ を経て肝臓
に戻る（胆汁酸の腸肝循環）。胆汁酸は肝臓で③ _____ から
合成されるが、大部分は腸肝循環で再利用される胆汁酸である。1日約6
回、腸肝循環が行われている（⇒過去問、Chapter 7　消化吸収：問題6）。

問題17 ビリルビンと黄疸

次の文章の空欄に、適切な語句を語句群から選び、記入しなさい。
[語句群] 胆汁酸 胆汁色素 直接ビリルビン 間接ビリルビン
ステルコビリン ウロビリノーゲン 黄疸 核黄疸 生理的黄疸

● 胆汁の主な成分は①＿＿＿＿＿と②＿＿＿＿＿である。①は、脂質を乳化し消化されやすくする働きがある。②はヘムが分解されたビリルビンであり、消化には関与しないが活性酸素に対する防御作用がある。また、腸内細菌により還元されて③＿＿＿＿＿に変化し、これが尿の色になる。

● 血漿中のビリルビンの約95％はアルブミンと結合した④＿＿＿＿＿（非抱合型ビリルビン）であり、肝臓内でグルクロン酸と結合したビリルビンを⑤＿＿＿＿＿（抱合型ビリルビン）いう。

● 血漿ビリルビン濃度が2〜3 mg/dL以上になると肉眼的に⑥＿＿＿＿が認められる。新生児では総ビリルビン値が10〜15mg/dLになることがあり、これは正常児にもみられ⑦＿＿＿＿＿ physiological jaundiceという。しかし、ビリルビンが大脳基底核などに蓄積する⑧＿＿＿＿ kernicterusには注意しなければならない（⇒『新訂版 図解ワンポイント生理学』、p.196、サイオ出版）。

問題18 胆石

次の文章の空欄に、適切な語句を語句群から選び、記入しなさい。
また、[ ] 内の語句より適切なものを選択しなさい。
[語句群] タンパク質 コレステロール 糖質 胆汁酸 レシチン

● ①＿＿＿＿、②＿＿＿＿、③＿＿＿＿がある範囲に達すると胆石が形成される。一般に、①と②の濃度が［④ **高く 低く**］、③の濃度が［⑤ **高い 低い**］ほど胆石が形成されやすい。胆石症のなかで最も頻度が高いのが③の過剰に起因する③胆石である。

問題19 オッディの括約筋

次の文章の空欄に、適切な語句を語句群から選び、記入しなさい。
[語句群] 肝管　膵管　胆管　総胆管　幽門部　十二指腸　コレシストキニン　セクレチン　インスリン　胆汁　膵液　腸液

● ①＿＿＿＿＿と②＿＿＿＿＿がY字型に③＿＿＿＿＿＿＿＿＿へ開口する出口にオッディの括約筋がある。通常オッディの括約筋は閉じていて、迷走神経および④＿＿＿＿＿＿＿＿＿＿（CCK）の刺激で開いて、⑤＿＿＿＿＿および⑥＿＿＿＿が③に分泌される。

問題20 大腸の働き

次の文章の空欄に、適切な語句を語句群から選び、記入しなさい。
[語句群] ショ糖　グルコース　食物繊維　水分　ビタミンK　カルシウム　乳化　発酵

● 大腸には消化酵素はなく、①＿＿＿＿＿の吸収が主な生理作用である。また、大腸に多く存在する腸内細菌は、血液凝固因子であるプロトロンビンの生合成に必要な②＿＿＿＿＿＿＿＿の産生など、生命維持に重要な働きをもつ。
● ③＿＿＿＿＿＿＿＿＿やフラクトオリゴ糖のような、小腸で消化吸収されない糖質を難消化性糖質といい、これらは大腸内で④＿＿＿＿＿されて短鎖脂肪酸（酢酸、プロピオン酸、酪酸）を産生し腸内環境を整えている。

問題21 排便反射

次の文章の空欄に、適切な語句を語句群から選び、記入しなさい。
[語句群] 延髄　仙髄　骨盤内臓神経　下腹神経　陰部神経　内肛門括約　外肛門括約

● 排便反射の中枢は①＿＿＿＿＿にある。
● 排便反射は、便により直腸壁が伸展すると便意を生じる。副交感神経の②＿＿＿＿＿＿＿神経によって③＿＿＿＿＿＿＿筋が弛緩し、さらに体性神経の④＿＿＿＿＿＿＿神経によって⑤＿＿＿＿＿＿＿筋の弛緩が起こる。同時に腹圧をかけることによって便が排出される。

問題22 便秘

次の文章の空欄に、適切な語句を語句群から選び、記入しなさい。
[語句群] 下痢 便秘 大蠕動 排便反射 弛緩性 痙攣性

● 大腸に起こる、便意を感じる強力な蠕動運動を①＿＿＿＿＿＿という。朝食後に起こることが多く、排便を我慢してしまうと大腸内での水分の吸収が進み、便が硬くなり②＿＿＿＿＿になりやすい。健康成人では、1日に1～2回起こる排便が3～4日以上ない状態を②という。

● ③＿＿＿＿＿＿**便秘**は腸管の運動低下などで起こり、便意も低下する。過敏性腸症候群などのときに生じる④＿＿＿＿＿＿**便秘**では、腹痛とともに強い便意を生じる。

8 栄養と代謝

問題1 栄養素

次の文章の空欄に、適切な語句を語句群から選び、記入しなさい。
[語句群] 糖質　ビタミン　タンパク質　脂質　ミネラル

● 生命維持に必要な物質をつくるための原料となるものを三大栄養素といい、
①＿＿＿＿＿、②＿＿＿＿＿、③＿＿＿＿＿＿がある。また、それらの物質
の代謝および合成反応を進めるために必要であるが、生体内ではつくれない
ものを微量元素といい、④＿＿＿＿＿＿＿＿および⑤＿＿＿＿＿＿＿など
がある。

問題2 糖質

次の文章の空欄に、適切な語句を語句群から選び、記入しなさい。
[語句群] デンプン　グルコース　グリコーゲン　O_2　エネルギー　炭水化物

● 糖質は①＿＿＿＿＿＿＿＿ともよばれ、$Cn(H_2O)m$という化学式で表され
る。糖質が生体内で酸化（代謝）されることで②＿＿＿＿＿＿＿＿が産生さ
れ、最終的にはCO_2とH_2Oに分解される。

● 食事で摂取される糖質の代表的なものは③＿＿＿＿＿＿＿である。これは
植物の貯蔵糖質で、数千個の④＿＿＿＿＿＿＿がグリコシド結合した化合
物である。ヒトを含む動物の貯蔵糖質は⑤＿＿＿＿＿＿＿＿である。

● 炭水化物は、消化性の糖質と難消化性の食物繊維に分類される。さらに、糖
質は、糖類（単糖、二炭糖）とオリゴ糖、多糖類、人工甘味料に分けられ
る。したがって、糖質ゼロには単糖、二炭糖、オリゴ糖、多糖類、人工甘味
料すべてが含まれないが、糖類ゼロにはオリゴ糖、多糖類、人工甘味料は含
まれる可能性がある。

問題3 **脂質**

次の文章の空欄に、適切な語句を語句群から選び、記入しなさい。
[語句群]　コレステロール　遊離コレステロール　コレステロールエステル
グリセリン　脂肪酸　中性脂肪　リン脂質

●生体内にある脂質は、単純脂質、複合脂質および誘導脂質に分類される。単
　純脂質には、①_____や②_____がある。
●①はトリグリセリドともよばれ、エステル結合で③_____3分子と
　④_____1分子が結合した化合物である。血中の大部分の②は、
　③とエステル結合した⑤_____として存在する。複合脂
　質には、細胞膜の主要な構成要素である⑥_____があり、誘導脂
　質には、遊離脂肪酸、⑦_____などがある。

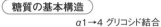

糖質の基本構造

$\alpha 1 \rightarrow 4$ グリコシド結合

グルコース　グルコース　グルコース

グルコース ＝

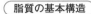

脂質の基本構造

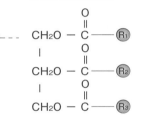

$CH_2O - \overset{\overset{O}{\|}}{C} - R_1$

$CH_2O - \overset{\overset{O}{\|}}{C} - R_2$

$CH_2O - \overset{\overset{O}{\|}}{C} - R_3$

R_1 R_2 R_3
＝脂肪酸のCOOHを除いた部分

$- O - \overset{\overset{O}{\|}}{C} -$

エステル結合

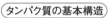

タンパク質の基本構造

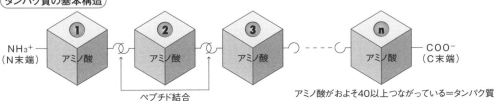

NH_3^+
（N末端）　アミノ酸①　アミノ酸②　アミノ酸③　・・・・　アミノ酸n　COO^-
（C末端）

ペプチド結合

アミノ酸がおよそ40以上つながっている＝タンパク質

図8-1　3大栄養素の基本構造

問題4 **タンパク質**

次の文章の空欄に、適切な語句を語句群から選び、記入しなさい。
[語句群]　アミノ酸　オリゴペプチド　ジペプチド　ポリペプチド

●タンパク質は、ペプチド結合で①_____が40個以上結合した化合物で
　ある。40個以下の場合を②_____、10個程度以下の場合は
　③_____とよぶ。

問題5 異化反応（代謝）

次の文章の空欄に、適切な語句を語句群から選び、記入しなさい。

[語句群] 代謝　生合成　異化反応　同化反応　酸化反応　還元反応
酸化状態　還元状態　TCA　ATP

- 栄養素は、分子内に多数の化学結合をもつ高分子化合物である。
- この高分子化合物を①＿＿＿＿＿＿してCO₂やH₂Oなどの低分子化合物にまで分解する反応を②＿＿＿＿＿＿＿＿＿という。栄養素の化学結合の大部分はC-H、C-N結合であり、高い③＿＿＿＿＿＿＿＿＿にあるといえる。CO₂やH₂Oは④＿＿＿＿＿＿＿にあるので、②とは⑤＿＿＿＿＿＿＿でもある。
- 生体は、栄養素の化学エネルギーを⑥＿＿＿＿＿に変換して、生命維持や活動に必要なエネルギーを得ている。

問題6 同化反応

次の文章の空欄に、適切な語句を語句群から選び、記入しなさい。

[語句群] 代謝　生合成　異化反応　同化反応　酸化反応　還元反応
タンパク質　デンプン　グリコーゲン

- 生体が、低分子化合物から高分子化合物を①＿＿＿＿＿＿する反応を②＿＿＿＿＿＿＿＿＿という。
- 生体内では、グルコースから③＿＿＿＿＿＿＿、アミノ酸から④＿＿＿＿＿＿＿を①することができる。

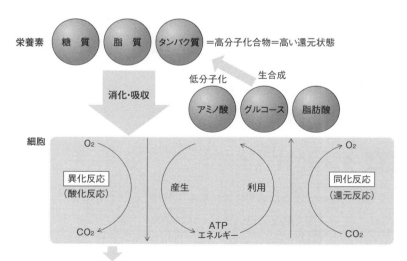

図8-2　異化反応と同化反応

問題7 解糖系

次の文章の空欄に、適切な語句を語句群から選び、記入しなさい。

[語句群] リン酸 ピルビン酸 酵素 酸素 ミトコンドリア TCA回路
ATP

● グルコース（ブドウ糖）を ① ＿＿＿＿＿＿＿＿＿＿ または乳酸まで分解する
反応を解糖系という。② ＿＿＿＿＿ を必要としないので嫌気的解糖ともよばれ
る。

● 解糖系では、グルコース1分子から ③ ＿＿＿＿＿ 2分子がつくられる。このと
きグルコースから得られた①は、④ ＿＿＿＿＿＿＿＿ に入ってさらに③に変
換される。

問題8 糖新生

次の文章の空欄に、適切な語句を語句群から選び、記入しなさい。

[語句群] 解糖系 糖新生 デンプン アミノ酸 グリセロール エネルギー
血糖値

● ① ＿＿＿＿＿＿＿＿ の逆で、乳酸やピルビン酸からグルコースを合成する反応を
② ＿＿＿＿＿＿ という。③ ＿＿＿＿＿＿＿＿ や ④ ＿＿＿＿＿＿＿＿ からグル
コースを合成する反応も②という。

● ②があることにより、糖質を摂取しない肉食動物もヒトと同じくらいの
⑤ ＿＿＿＿＿＿＿ を維持することができる。

問題9 ヘキソキナーゼとグルコキナーゼ

次の文章の空欄に、適切な語句を語句群から選び、記入しなさい。

[語句群] ヘキソキナーゼ グルコキナーゼ グリコーゲン
グルコース・トランスポーター インスリン 血糖値

● 血中のグルコースは、膜タンパク質である
① ＿＿＿＿＿＿＿＿＿＿＿＿＿＿＿＿＿＿ で細胞内に取り込まれる。

● 解糖系の第一段階に関与する酵素である ② ＿＿＿＿＿＿＿＿＿＿ は、脳など
ではミトコンドリアに結合して存在し、肝臓では ③ ＿＿＿＿＿＿＿＿＿ と
して存在する。

● 肝臓に取り込まれたグルコースはG6Pにリン酸化され、③によって効率よ
く ④ ＿＿＿＿＿＿＿＿ を合成して貯蔵する。肝臓へのグルコース取り込みは
⑤ ＿＿＿＿＿＿＿ に依存しないが、糖尿病の患者では③が不足するため、食
後に ⑥ ＿＿＿＿＿ が高くなっても肝臓へグルコースが取り込まれなくなる。

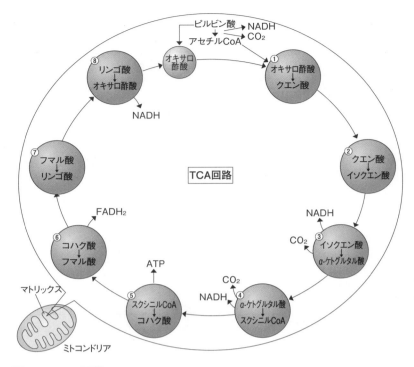

図 8-3　TCA 回路

問題10　TCA回路

次の文章の空欄に、適切な語句を語句群から選び、記入しなさい。
[語句群]　乳酸　オキサロ酢酸　クエン酸　アセチル CoA

● ピルビン酸は、好気的条件下ではピルビン酸脱水素酵素（PDH）の作用で
　① ＿＿＿＿＿＿＿＿＿＿ になり、TCA回路に入る。またピルビン酸は、嫌気的
　条件下では乳酸脱水素酵素（LDH）の作用で② ＿＿＿＿ に還元される。
　TCA回路は、③ ＿＿＿＿＿＿＿ がこの反応系に現れる化合物の１つであ
　ることから③回路、あるいはクレブス回路ともよばれる。

問題11　細胞内呼吸

次の文章の空欄に、適切な語句を語句群から選び、記入しなさい。
[語句群]　内呼吸　外呼吸　細胞膜　ミトコンドリア　ATP　TCA 回路

● 肺でのO_2、CO_2の交換は、外界とのガス交換なので① ＿＿＿＿＿＿ とよば
　れ、細胞内で行われるガス交換を② ＿＿＿＿＿＿ という。
● 肺で摂取したO_2の大部分は、③ ＿＿＿＿＿＿＿＿ の内膜で行われる電子伝
　達系で使われる。④ ＿＿＿＿＿＿＿＿ ではO_2は使われないが、CO_2が産生

される。これらはともに細胞内の反応であり細胞②という。

問題12 ビタミンB₁の関与

次の文章の空欄に、適切な語句を語句群から選び、記入しなさい。
[語句群] ビタミンB₁　ビタミンC　オキサロ酢酸　乳酸　アセチルCoA
TCA回路

● 水溶性ビタミンである①＿＿＿＿＿＿＿＿＿＿は、ピルビン酸脱水素酵素（PDH）
の補酵素となっていて糖代謝の必須ビタミンである。①が欠乏すると、好気
的条件下でもピルビン酸が②＿＿＿＿＿＿＿＿＿＿に酸化されず③＿＿＿＿に
変化する。そのため高カロリー輸液（IVH）には①が不可欠である。①は糖
代謝の必須ビタミンである。

問題13 オキサロ酢酸補充経路

次の文章の空欄に、適切な語句を語句群から選び、記入しなさい。
[語句群] ATP　アセチルCoA　O₂　ビタミンB₁　ピルビン酸　オキサロ酢酸
高血糖　低タンパク血症　ケトン血症

● 循環反応であるTCA回路は、①＿＿＿＿＿＿＿＿＿＿＿が供給されれば反応
は進んでいくが、回路内の中間産物の1つであり、アミノ酸合成の原料とし
て使用される②＿＿＿＿＿＿＿＿＿＿の補充が必要である。この解糖系の
③＿＿＿＿＿＿＿＿＿から②をつくり、TCA回路に供給する反応を②補充経
路という。

● 糖尿病や飢餓状態などで③が不足すると、TCA回路の進行が低下し①の酸
化が十分行われず④＿＿＿＿＿＿＿＿＿＿＿（ケトアシドーシス）をまねく。

問題14 電子伝達系（酸化的リン酸化）

次の文章の空欄に、適切な語句を語句群から選び、記入しなさい。
[語句群] 酸化　還元　糖新生　酸化的リン酸化　ATP　CO₂　アセチルCoA
ピルビン酸　オキサロ酢酸

● 解糖系でつくられたNADHおよび、TCA回路でつくられたNADHおよび
FADH₂がミトコンドリアの内膜で①＿＿＿＿＿される（電子が取られる）過
程を電子伝達系という。NADHおよびFADH₂がもつ結合エネルギーが①さ
れるときに、そのエネルギーが②＿＿＿＿＿に変換される。O₂の消費（①）
と、②産生というリン酸化が共役していることから、電子伝達系のことを
③＿＿＿＿＿＿＿＿＿という。

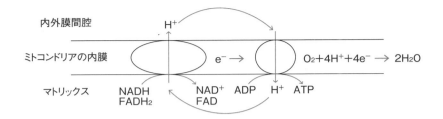

図 8-4　電子伝達系

問題15 脱共役

次の文章の空欄に、適切な語句を語句群から選び、記入しなさい。
[語句群]　共役　脱共役　CO_2　熱　乳酸　褐色脂肪組織
生理的脱共役タンパク質

● 電子伝達系において、O_2が消費されてもATPが産生されないことを
　①＿＿＿＿＿＿＿＿という。O_2消費とATP産生が②＿＿＿＿＿すれば、糖質や脂
　質がもつ結合エネルギーの約70％がATPに変換され、約30％が③＿＿＿＿
　になる。ところが、O_2消費とATP産生が①すると、結合エネルギーがすべ
　て③に変換される。

● 体温調節が未熟な新生児には、④＿＿＿＿＿＿＿＿＿＿＿＿brown adipose
　tissue（BAT）があり、①による③産生を行っている。最近、
　⑤＿＿＿＿＿＿＿＿＿＿＿＿（UCP）が④以外にも骨格筋などに存在し、肥
　満防止との関係で注目されている。

column　irisin の働き

　新生児は体温調節機能が未発達なので、肩甲骨の周囲に多く存在する褐色脂肪組織brown adipose tissue（BAT）が脳に行く血液を温めている。BATはミトコンドリアが豊富で褐色に見える。BATは酸化的リン酸化を活発に行うが、脱共役タンパク質uncoupling protein（UCP）により、ATP産生ではなく熱産生を行う。これが非ふるえ熱産生である。成人になるとBATは白色脂肪組織に変わるが、骨格筋における脱共役による非ふるえ熱産生は成人にも存在する。遅筋を主に使用する有酸素運動により骨格筋細胞内に増える生理活性物質irisinが白色脂肪組織（大きな脂肪細胞）を褐色脂肪組織（小さな脂肪細胞）に近づけ、UCPによる非ふるえ熱産生を行うと考えられている。Irisinについて最初に報告したBoström P et al. らは、A PGC1α-dependent myokine that drives browning of white fat and thermogenesis. Nature. 2012; 481: 463-468. doi: 10.1038/nature10777のなかで、Since this distinct, secreted polypeptide has not been previously described and signals from muscle to other tissues, we named it irisin, after Iris, the Greek messenger goddessと述べている。irisには目の色を決める虹彩の意味もあるので、脂肪組織の色を変えるirisinに伝達の女神だけでなく、虹彩のイメージを重ねたことも考えられる。新型コロナウイルスが細胞内に入るために結合するACE２（アンジオテンシン変換酵素２）をirisinが減少させるという最近の論文も出ているde Oliveira M et al. Irisin modulates genes associated with severe coronavirus disease (COVID-19) outcome in human subcutaneous adipocytes cell culture. Mol Cell Endocrinol. 2020; 515: 1110917. doi: 10.1016/j.mce.2020.110917。

Chapter 9 体温とその調節

問題1 代謝による熱産生

> 次の文章の空欄に、適切な語句を語句群から選び、記入しなさい。
> [語句群] 電子伝達系　TCA回路　同化　代謝　ATP　CO_2　グルコース
> 30　40　60　70

- 糖質、脂質などの栄養素がもつ化学エネルギー（結合エネルギー）は、解糖系および①＿＿＿＿＿＿＿＿でNADH、$FADH_2$に換えられ、さらに②＿＿＿＿＿＿＿＿で酸化されて③＿＿＿＿＿＿になる。
- 栄養素がもつ結合エネルギーが③に変換される効率は、糖質も脂質もほぼ同じで約④＿＿＿＿＿％である。残りの約⑤＿＿＿＿＿％が熱になり、これが⑥＿＿＿＿＿による熱産生である。

問題2 ふるえと非ふるえによる熱産生

> 次の文章の空欄に、適切な語句を語句群から選び、記入しなさい。
> [語句群] 骨格　拮抗　脂肪　ミトコンドリア　ATP　共役　脱共役　30
> 50　100

- ふるえとは、動筋とその①＿＿＿＿筋が同時に収縮するもので、外に対する仕事のない筋収縮である。したがって、②＿＿＿＿筋が収縮するときに使う③＿＿＿＿のエネルギーがすべて熱に変わる。
- 非ふるえ熱産生 non-shivering thermogenesis（NST）は、酸化的リン酸化が④＿＿＿＿することで起こり、これによって⑤＿＿＿＿％が熱になる。とくに褐色脂肪組織（BAT）で顕著である。BATは、⑥＿＿＿＿を貯蔵する白色脂肪細胞と違い、⑥を使って熱をつくる細胞である。⑦＿＿＿＿＿＿＿が豊富なため褐色に見える。

次の文章の空欄に、適切な語句を語句群から選び、記入しなさい。
また、[　]内の語句より適切なものを選択しなさい。
[語句群]　蒸発　発汗　対流　伝導　輻射

● 熱放散とは、物質とその周囲に温度差がある場合に、高温側から低温側に熱が移動する物理的現象であり、次の4つがある。

①＿＿＿＿＿：温度をもつ物質の周囲に流体があって熱が奪われるもの。

②＿＿＿＿＿：温度をもつ物質がより低温の物質に接している場合に、熱が低温側に移動するもの。

③＿＿＿＿＿：温度をもつ物質が真空中でも電磁波の形で熱を放散すること。

④＿＿＿＿＿：液体が気化するときに物体から奪う気化熱のこと。④の特殊なものとして、熱産生に応じて体表面からの水分蒸発を促進させるものを⑤＿＿＿＿＿という。これは生体固有の機能である。

● また、①～④は外界温が体温よりも高いときには起こらないが、⑤だけは外界温が体温より高くても湿度が［⑥　**高ければ**　　**低ければ**　］起こりうる熱放散である。

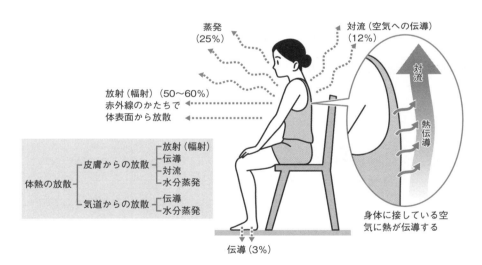

図9-1　熱放散

問題4 発汗の神経支配

次の文章の空欄に、適切な語句を語句群から選び、記入しなさい。
[語句群]　交感　副交感　ノルアドレナリン　アセチルコリン
アドレナリン作動性　コリン作動性

● 発汗は①＿＿＿＿＿**神経**の刺激で亢進するが、節後線維末端から分泌される神経伝達物質が通常の①神経と異なり②＿＿＿＿＿＿＿＿＿である
（③＿＿＿＿＿＿＿＿＿**神経**）。これは通常の交感神経のように
④＿＿＿＿＿＿＿＿＿が分泌されると、血管収縮が起こり熱放散に不利なためである。

問題5 発汗の種類

次の文章の空欄に、適切な語句を語句群から選び、記入しなさい。
[語句群]　エクリン　アポクリン　額　腋窩　甘い　辛い　三叉　舌咽　迷走

● 温熱性発汗は、環境温の上昇、運動などによる体温の上昇に反応して発現し、手掌や足底部を除く一般体表面の①＿＿＿＿＿**腺**で観察される。
● 精神性発汗は、精神的な緊張で手掌、足の裏、②＿＿＿＿＿などかぎられた部位にだけにみられ、快適な温度環境でも起こる。
● 味覚性発汗は、③＿＿＿＿＿ものを飲食したときに顔や頭に発現するもので、日常生活でもよく経験する。③味の成分であるカプサイシンが顔面神経および④＿＿＿＿＿**神経**を刺激することにより発汗する。交感神経遮断術後、⑤＿＿＿＿＿**神経**障害、耳介側頭神経障害などでは病的な発汗がみられる。

問題6 汗腺

次の文章の空欄に、適切な語句を語句群から選び、記入しなさい。
[語句群]　アポクリン　エクリン　能動汗腺　熱放散　体臭　毛幹　顔面
腋窩

● 汗腺には、①＿＿＿＿＿**腺**と②＿＿＿＿＿**腺**の2種類がある。
● ①は全身に分布するが、②は③＿＿＿＿＿、外耳道、乳輪、肛門周囲などの④＿＿＿＿＿の近くに限局する。
● ⑤＿＿＿＿＿に関与するのは①で、水分の多い薄い汗を出す。②からは分泌細胞を含んだ濃い汗が出て⑥＿＿＿＿＿に関係する。
● ①腺のなかで温熱刺激に反応して有効に発汗する汗腺を⑦＿＿＿＿＿という。⑦の数は人種によって異なり、暑い国の人のほうが多い。

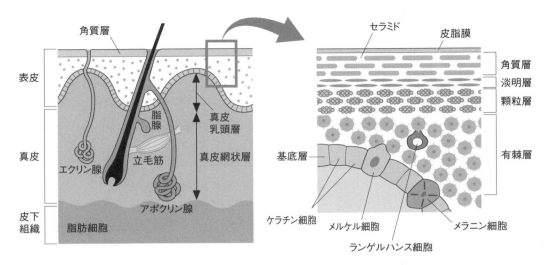

図 9-2　表皮の構造

体温の測定部位

> 次の文章の空欄に、適切な語句を語句群から選び、記入しなさい。
> [語句群]　皮膚温　核心温　外層温　口腔温　直腸温　鼓膜温　最高　最低
> 平均

- 体温は、外界温の影響を受けにくくほぼ一定している①＿＿＿＿＿＿（深部体温）と、外界温の影響を受けて変動しやすい②＿＿＿＿＿＿がある。
- ①の測定部位として、③＿＿＿＿＿＿、④＿＿＿＿＿＿、腋窩温、1秒足らずで測定できる⑤＿＿＿＿＿、手術中にプローブを挿入して測定する食道温などが用いられる。測定部位による温度差は、高い順に③＞④＞腋窩温である。腋窩温は③より0.8〜0.9℃低く、また、④は腋窩温より約0.2℃前後高い。
- 皮膚温は、全身の皮膚をいくつかの部位に分けて、その部分の面積が全表面積に占める割合を係数として重み付けした⑥＿＿＿＿＿**値**として表される。
- ⑥体温は、0.3×⑥皮膚温＋0.7×①で求められる。

問題8 **サーカディアン・リズム（概日リズム）**

> 次の文章の空欄に、適切な語句を語句群から選び、記入しなさい。
> また、［ ］内の語句より適切なものを選択しなさい。
> [語句群]　月周期　日内変動　温度　部位　時刻　体温計　23　24　25

- 核心温は環境温の影響によってはほとんど変化しないが、明け方に
　［① **高く　　低く** ］、夕方に［② **高く　　低く** ］なる。体温にかぎら

ず睡眠、内分泌、自律神経活動などにも③＿＿＿＿＿＿＿があり、これを
サーカディアン・リズムという。この体内機能の③は、約④＿＿**時間**周
期になることが知られている。

● 体温測定はサーカディアン・リズムを考慮して、毎日同じ⑤＿＿＿＿＿に、同
じ⑥＿＿＿＿＿で測定することが重要である。

問題9 外因性発熱物質と内因性発熱物質

次の文章の空欄に、適切な語句を語句群から選び、記入しなさい。
[語句群] プロスタグランジン　インターフェロン　食細胞　血液 - 脳関門
小脳　視床下部

● 外因性発熱物質は、単球やマクロファージなどの①＿＿＿＿＿＿を刺激し
て、インターロイキン１（IL-１）や②＿＿＿＿＿＿＿（INF）などの
内因性発熱物質を分泌する。内因性発熱物質は③＿＿＿＿＿＿＿（BBB）
を通過し、脳内でアラキドン酸カスケードを経て④＿＿＿＿＿＿＿を
産生する。この④が体温調節中枢である⑤＿＿＿＿＿＿に働いて体温調
節の基準値（セットポイント）を移動させ、熱産生を起こさせる。

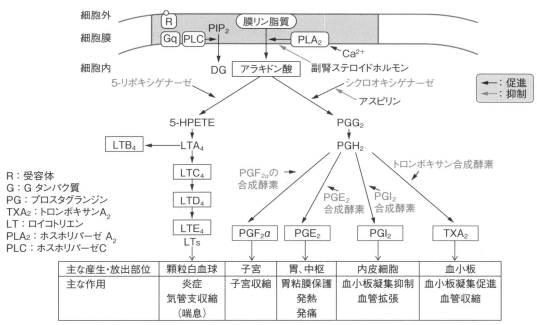

アラキドン酸は膜の構成成分であるリン脂質に結合している。細胞内のCa^{2+}濃度が高まると、PLA_2が活性化され、
これがアラキドン酸を遊離させる。遊離したアラキドン酸にシクロオキシゲナーゼ（酵素）が作用するとPGG_2、PGH_2、が
生成され、これにトロンボキサン合成酵素が働くとTXA_2が、PGI_2（プロスタサイクリン）合成酵素が働くとPGI_2が、
PGE_2合成酵素が働くとPGE_2が生成される。
　一方、アラキドン酸にリポキシゲナーゼが作用するとロイコトリエン（LT）が生成される。アラキドン酸代謝産物はさま
ざまな生理機能、病態生理機能を発揮する。

図9-3　アラキドン酸代謝経路

次の文章の空欄に、適切な語句を語句群から選び、記入しなさい。
また、〔　〕内の語句より適切なものを選択しなさい。
[語句群]　グラム陰性菌　グラム陽性菌　内毒素　外毒素

● 代表的な外因性発熱物質には、大腸菌や緑膿菌などの①＿＿＿＿＿＿＿＿が
あり、①の細胞膜の構成成分であるLPSを②＿＿＿＿＿＿という。一方、ボ
ツリヌス菌や破傷風菌などの③＿＿＿＿＿＿＿＿が産生するタンパク質
を④＿＿＿＿＿という。

● ②は発熱作用が〔⑤　**強く**　**低く**　〕、毒作用は弱い。④は発熱作用が
〔⑥　**高く**　**弱く**　〕、毒作用は強い（⇒『新訂版　図解ワンポイント生理学』、
p.222、サイオ出版）。

次の文章の空欄に、適切な語句を語句群から選び、記入しなさい。
[語句群]　抗菌薬　解熱薬　殺菌　免疫　細菌　ウイルス　炎症　感染症
腹症　脳症

● アスピリンやインドメタシンなどの非ステロイド系抗炎症薬（NSAIDs）は
①＿＿＿＿＿＿として使われるが、発熱は②＿＿＿＿**作用**を活性化させため
であるので、発熱に対する①の使用は慎重でなければならない。

● ライ症候群は乳幼児期に発症する**急性**③＿＿＿＿＿の１つであり、インフルエ
ンザや水痘などの④＿＿＿＿＿**感染**とその治療薬としてのアスピリン
投与が誘因であると考えられている。

次の文章の空欄に、適切な語句を語句群から選び、記入しなさい。
また、〔　〕内の語句より適切なものを選択しなさい。
[語句群]　拡張　収縮　悪寒　発汗　ふるえ

● 発熱は、発熱物質の作用で、体温調節の基準値であるセットポイントが正常
体温より〔①　**上がる**　**下がる**　〕ことにより起こる。視床下部で設定さ
れたセットポイントまで実際の体温を上げるために皮膚血管②＿＿＿＿で熱
放散を抑制し、③＿＿＿＿で熱産生を亢進させる。これが風邪の引きは
じめに経験する④＿＿＿＿である。

● 一方、発熱物質が除去されると、体温調節のセットポイントが正常体温まで
〔⑤　**上がり**　**下がり**　〕、皮膚血管⑥＿＿＿＿で熱放散を亢進させ、また

⑦＿＿＿＿＿＿が起こる。

問題13 **熱型**

> 次の文章の空欄に、適切な語句を語句群から選び、記入しなさい。
> ［語句群］　弛張　稽留　間欠　マラリア　腸チフス　敗血症

①＿＿＿＿＿＿**熱**：最高体温および最低体温の日内差が 1 ℃以上あり、最低体温でも 37 ℃以上の発熱。②＿＿＿＿＿＿や結核の末期でみられる。

③＿＿＿＿＿＿**熱**：体温が 38 ℃を超える値で持続し、日内差が 1 ℃未満の発熱。④＿＿＿＿＿＿＿＿の極期に認められることが多い。

⑤＿＿＿＿＿＿**熱**：無熱期と有熱期が一定の間隔をおいて規則的な周期で現れる発熱。代表的な疾患として⑥＿＿＿＿＿＿＿＿がある（⇒過去問、Chapter 9　体温とその調節：問題 2 ）。

問題14 **高熱**

> 次の文章の空欄に、適切な語句を語句群から選び、記入しなさい。
> ［語句群］　熱産生　熱放散　化学的　物理的　悪性高熱症　熱中症　解熱
> 抗炎症　筋弛緩

● 高熱は、①＿＿＿＿＿＿＞②＿＿＿＿＿＿となることによって起こる。高熱には③＿＿＿＿＿**薬**が無効であり、④＿＿＿＿＿＿に身体を冷却する以外に対処法がない。

● 夏季に激しい運動を行った場合など暑熱環境で起こる高熱を⑤＿＿＿＿＿＿という。また、吸入麻酔薬により骨格筋の①が異常に亢進することによる高体温を⑥＿＿＿＿＿＿という。骨格筋細胞の筋小胞体（SR）から Ca^{2+} が異常に放出され筋収縮が亢進するために起こり、⑦＿＿＿＿＿**薬**のダントロレンで治療する。統合失調症の治療薬である抗精神病薬による体温上昇は悪性症候群とよばれる。

熱中症の新分類

次の文章の空欄に、適切な語句を語句群から選び、記入しなさい。
[語句群] 頭痛　嘔吐　めまい　意識障害　DIC　WBC　BUN　保温　冷却
点滴　経口

● 熱中症は、暑熱環境で生じる熱平衡の破綻であり、症状によりⅠ～Ⅲに分類
される（日本救急医学会）。

Ⅰ度：① _____ 、大量の発汗、こむら返り（腓腹筋けいれん）などが起
こり、現場において体表の② _____ 、③ _____ による補水を行う。

Ⅱ度：④ _____ 、⑤ _____ 、虚脱感、集中力の低下などが起こり、医療機
関における体温管理、⑥ _____ による補液を行う。

Ⅲ度（重症）：中枢神経症状（⑦ _____ 、やけいれん発作、小脳症
状）、肝・腎機能障害〔ALT、AST、⑧ _____（略語）の上昇〕、血液凝固
異常（⑨ _____ 症状）のいずれかが起こり、集中治療が必要となる。

column　中る

　熱中症 heat strokeは熱に中る（あたる）ことで、脳卒中 strokeは卒然（突然）脳
が中ることである。中るの読みは、中毒（毒にあたる）がわかりやすい。

Chapter
10 尿の生成と排泄

問題1 ネフロン

次の文章の空欄に、適切な語句を語句群から選び、記入しなさい。
また、[　]内の語句より適切なものを選択しなさい。
[語句群]　糸球体　腎小体　尿細管　近位尿細管　遠位尿細管　ボウマン嚢
ヘンレ・ループ　100　200　300

● 腎臓の機能単位をネフロンといい、① _____ と② _____ を合わ
せたものである。①は、③ _____ と④ _____ から構成
される。②は⑤ _____ 、⑥ _____ および
⑦ _____ に大別される。

● ネフロンは片方の腎臓に約⑧ _____ 万個ある。右腎は左腎よりもわずかに
[⑨　高い　低い　]位置にある。

問題2 糸球体の微細構造

次の文章の空欄に、適切な語句を語句群から選び、記入しなさい。
[語句群]　毛細血管　上皮　足　メサンギウム　濾過　分離

● 糸球体は、腎臓の① _____ であり、直径200μmほどの糸玉状を
している。血管内皮細胞とその基底膜、② _____ **細胞**および

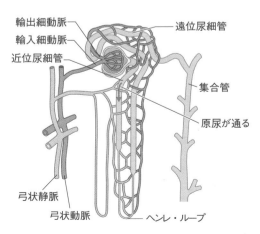

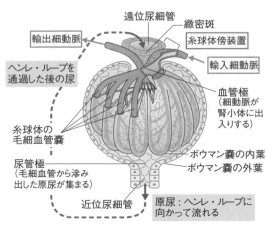

図 10-1　ネフロン（腎小体と尿細管）

③_____**細胞**からなる。糸球体の②は④_____**細胞**とよばれ、小孔があり、血圧により、血漿が血管外へ押し出されて⑤_____される。

問題3 門脈系

次の文章の空欄に、適切な語句を語句群から選び、記入しなさい。
[語句群] 輸入 輸出 細動脈 細静脈 門脈 肝臓 膵臓 心臓 下垂体

●糸球体に入る細動脈を①_____**細動脈**、糸球体から出る細動脈を
②_____**細動脈**という。一般に、毛細血管の前後は細動脈と細静脈であるが、糸球体のように毛細血管の前後がともに動脈（あるいは静脈）である血管系を③_____**系**という。④_____の③**系**が代表的なものだが、その他⑤_____にもあり、ともに毛細血管の前後が⑥_____である。

問題4 サイズ・バリアとチャージ・バリア

次の文章の空欄に、適切な語句を語句群から選び、記入しなさい。
[語句群] 糖 タンパク質 脂肪 サイズ・バリア チャージ・バリア

●糸球体の足細胞の小孔は、分子量約70,000以上である①_____を通さない性質がある。これを②_____という。また、足細胞の表面は強いマイナス電荷をもつ糖タンパク質によっておおわれており、マイナス電荷をもつ分子やイオンは通さない性質がある。これを
③_____といい、①は、COOH基の解離でマイナス電荷をもつため通りにくい。

問題5 腎臓の血流

次の文章の空欄に、適切な語句を語句群から選び、記入しなさい。
また、[ ] 内の語句より適切なものを選択しなさい。
[語句群] 1/5 1/10 傍糸球体 メサンギウム

●臓器100gあたりの血流量を比較すると腎臓が最も[① **多く　　少なく**]、その血流量は心拍出量の約②_____に相当する。また、腎臓の毛細血管の血圧は、一般の毛細血管の血圧より [③ **高い　　低い**]。
●このような血流の特徴から、腎臓は血圧[④ **上昇　　低下**] の検知器として働く。血圧が④すると腎臓は尿をつくれなくなるので、腎臓の
⑤_____**細胞**（JG細胞）に血圧④を検知し、血圧を
[⑥ **低下　　上昇**] させるシステムである**レニン-アンジオテンシン-アルドステロン系**（RAAS系）がある。

問題6 スターリングの仮説

次の文章の空欄に、適切な語句を語句群から選び、記入しなさい。
また、[ ] 内の語句より適切なものを選択しなさい。
[語句群] 膠質浸透圧 血圧 血流量 濾過 分泌 吸収

● 毛細血管において、①＿＿＿＿＿＿は血管外に水を押し出す作用をし、
②＿＿＿＿＿＿＿＿＿＿＿は血管内に水を引き込む作用をする。動脈側では②
より①のほうが [③ **高い** **低い**] ため血管外に水が出て、静脈側では
②より①のほうが [④ **高い** **低い**] ため血管内に水が引き込まれる。
このような超微細循環があるというのがスターリングの仮説である。

● 水は必ず浸透圧の [⑤ **高い** **低い**] ほうに移動するという原則があ
る。②は血管外ではほぼゼロなので、②が [⑥ **高い** **低い**] 血管内に
水が移動する。

● 腎臓では例外的に毛細血管の①が [⑦ **高い** **低い**] ため、血管外に水
を出し⑧＿＿＿＿＿＿しやすくなっている。肺では毛細血管の①が
[⑨ **高く** **低く**]、血管外に水を出しにくくして肺水腫になるのを防い
でいる（⇒『新訂版 図解ワンポイント生理学』、p.147、p.232、サイオ出版）。

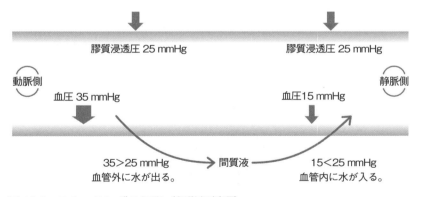

毛細血管における水の移動
膠質浸透圧：血管内に水を引き込む。
血　　圧：血管外に水を押し出す。

膠質浸透圧 25 mmHg　　　　　　膠質浸透圧 25 mmHg

動脈側　　　　　　　　　　　　　　　　　　　　　静脈側
血圧 35 mmHg　　　　　　　　血圧15 mmHg

35＞25 mmHg　　間質液　　15＜25 mmHg
血管外に水が出る。　　　　　　　血管内に水が入る。

図 10-2 スターリングの仮説（超微細循環）

次の文章の空欄に、適切な語句を語句群から選び、記入しなさい。

[語句群] 分泌　分離　通過　濾過　再吸収　排出

● 糸球体では、生体にとって要不要の別なく① ＿＿＿＿＿＿ できるものはすべて① される。生体に必要なものは尿細管で② ＿＿＿＿＿＿ し、生体に不要なものは尿細管の周囲毛細血管から尿細管に③ ＿＿＿＿＿ される。

次の文章の空欄に、適切な語句を語句群から選び、記入しなさい。

[語句群] 腎血漿流量　糸球体濾過値　原尿　クリアランス　1　1.5　10　15　90　99

● 糸球体で血漿を濾過してできる糸球体濾液を① ＿＿＿＿＿ という。①は1日あたり約150Lつくられるが、そのうちの② ＿＿＿＿ ％は尿細管で再吸収を受け、尿として排泄されるのは③ ＿＿＿＿ ％である。したがって、1日の尿量は約④ ＿＿＿＿ Lとなる。

● 糸球体の単位時間あたりの濾過量（mL/分）を⑤ ＿＿＿＿＿＿＿＿ **(GFR)** という。これは、濾過はされるが再吸収も分泌もされないイヌリンなどの物質の⑥ ＿＿＿＿＿＿＿＿ として測定される。

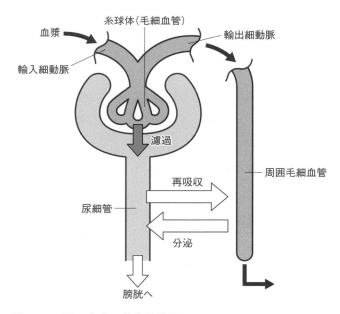

図 10-3　尿の生成の基本的機能

120

問題9 不可避的尿量

次の文章の空欄に、適切な語句を語句群から選び、記入しなさい。
[語句群] 200 400 1000 多尿 頻尿 無尿 乏尿

● 体内で生じた不必要な水溶性代謝産物を尿中に排泄するために必要な最小限の尿量を不可避的尿量といい、健康成人で1日約①＿＿＿＿＿ **mL**である。尿量が100mL以下のときを②＿＿＿＿＿という。また、1日の尿量が50〜100mLのときを③＿＿＿＿＿といい、2〜3Lのときを④＿＿＿＿＿という（⇒過去問、Chapter 10 尿の生成と排泄：問題2〜4）。

問題10 クリアランス

次の文章の空欄に、適切な語句を語句群から選び、記入しなさい。
[語句群] 尿 血漿 血流量 濾過 再吸収

● 腎機能を評価する重要な指標の1つであるクリアランスとは、1分間に腎臓によって除去される物質が何mLの①＿＿＿＿＿中に含まれていたかで表される。

　　クリアランス＝②＿＿＿＿＿中の濃度×1分間の②量/①中の濃度

● ①中の物質が糸球体ですべて③＿＿＿＿＿された場合の輸出細動脈におけるその物質の濃度はゼロと考える。したがって、①中の量－②中の量＝0という式が成立する。このようにクリアランスには、①中の物質をすべて②中に排泄するために必要な④＿＿＿＿＿と考えることができる。

問題11 代表的な物質のクリアランス

次の文章の空欄に、適切な語句を語句群から選び、記入しなさい。
[語句群] 排泄 分泌 浸透 再吸収 血糖値 糸球体濾過値 腎血漿流量
BUN クレアチニン 内服 静脈注射

● クリアランスとは濾過される物質に着目した指標であり、その物質が濾過された後、①＿＿＿＿＿あるいは②＿＿＿＿＿されるか否かによって特徴的な値をとる。

● グルコースは生体にとって重要な物質なので、通常は濾過されたものは100％①されて尿中には出ない。ただし、③＿＿＿＿＿が高くなると①しきれなくなり尿中に糖が出る。

● イヌリンは①も②もされず濾過されたものがすべて尿中に出るので、イヌリンのクリアランスは、糸球体の濾過量である④＿＿＿＿＿＿**（GFR）**を表す。

● パラアミノ馬尿酸（PAH）は、生体にとって不要なものなので②され、①はされない。したがって、PAHのクリアランスは、糸球体および尿細管周囲の毛細血管における血漿流量である⑤＿＿＿＿＿＿＿＿＿（RPF）を表す。

● イヌリンと同様に、①も②もされない物質として⑥＿＿＿＿＿＿＿＿がある（ただし、⑥は尿細管においてわずかに分泌される）。⑥はイヌリンと異なり生体内にある物質なので⑦＿＿＿＿＿＿する必要がないという利点がある（⇒過去問、Chapter 10　尿の生成と排泄：問題9〜10）。

問題12　酸性物質の排泄

> 次の文章の空欄に、適切な語句を語句群から選び、記入しなさい。
> ［語句群］　中和　異化　酸化　ATP　O_2　アシドーシス　アルカローシス　肺　尿中

● 生体は栄養素（高分子化合物）を①＿＿＿＿＿＿することにより、栄養素がもつ結合エネルギーを②＿＿＿＿＿＿というかたちで獲得する。これが消化および代謝過程で、一般的には③＿＿＿＿＿　**反応**とよばれる。

● この酸化過程で必然的に酸性物質が副産物としてできるので、生体は④＿＿＿＿＿＿＿＿＿＿＿になる危険性をもっている。

● 腎臓でのH^+を排泄する反応は、一般的に下記のようになる。

$$A^- + H^+ \rightarrow HA$$

● ここで、A^-は塩基、HAは塩である。腎臓ではこの反応により、H^+はリン酸塩や塩化アンモニウムとして⑤＿＿＿＿＿＿に排泄される。揮発性の酸性物質であるCO_2は、⑥＿＿＿＿＿＿から排泄される。

問題13　代謝性アシドーシス

> 次の文章の空欄に、適切な語句を語句群から選び、記入しなさい。
> また、［　］内の語句より適切なものを選択しなさい。
> ［語句群］　HCO_3^-　Cl^-　CO_2　尿細管　糖尿病　尿毒症　上昇　低下

● 腎臓のH^+排泄機能に異常があると**代謝性アシドーシス**になる。この場合、増加したH^+を中和するために①＿＿＿＿＿＿＿＿＿が使われ、その結果、血中①濃度が［②　**上昇**　**低下**　］する。

● 代謝性アシドーシスは、**アニオンギャップ**（AG：陽イオン濃度と陰イオン濃度との差）が正常な場合と増加する場合に分けられる。AGが基準値を維持する代謝性アシドーシスには、③＿＿＿＿＿＿が増加する高③血症性代謝性アシドーシスがある。また、AGが増加する代謝性アシドーシスには、④＿＿＿＿＿＿　**性アシドーシス**、⑤＿＿＿＿＿＿　**性アシドーシス**、ケトアシドーシスなどがある。

問題14 排尿の神経支配

> 次の文章の空欄に、適切な語句を語句群から選び、記入しなさい。
> [語句群] 平滑筋　横紋筋　内尿道括約　外尿道括約　骨盤　陰部　下腹

● 膀胱は①＿＿＿＿＿＿**筋**からなる袋状の器官で、膀胱内に尿が150〜300mL溜まると尿意を感じる。

● 膀胱の①である排尿筋と②＿＿＿＿＿＿＿＿**筋**は、自律神経の
③＿＿＿＿＿＿**神経**および④＿＿＿＿＿**神経**によって支配される。また、膀胱には内臓筋としては例外的な体性神経の⑤＿＿＿＿＿**神経**に支配される
⑥＿＿＿＿＿＿＿＿**筋**がある。⑥は体性神経支配なので随意筋であり、
⑦＿＿＿＿＿**筋**からなる。

問題15 排尿のしくみ

> 次の文章の空欄に、適切な語句を語句群から選び、記入しなさい。
> また、[　]内の語句より適切なものを選択しなさい。
> [語句群] 骨盤　陰部　下腹　随意　不随意

● 蓄尿時には①＿＿＿＿＿**神経**の支配で排尿筋が［② **弛緩　収縮**］し、膀胱に尿がたまりやすくなっている。このとき、同じ①により内尿道括約筋は
［③ **弛緩　収縮**］し、尿の排泄は止まっている。

● 排尿時には、④＿＿＿＿＿＿**神経**が働き、排尿筋が［⑤ **弛緩　収縮**］し、
内尿道括約筋は［⑥ **弛緩　収縮**］するので尿が排泄される。このとき、外尿道括約筋は⑦＿＿＿＿＿**筋**なので、意志により一時的に排尿を停止することができる。

---

column | **副交感神経で収縮**

　膀胱排尿筋は副交感神経で収縮し、交感神経で弛緩する。副交感神経はリラックスするときに優位になる神経系なので、筋収縮と結び付きにくい。トイレが混んでいるときを想像するとわかりやすいかもしれない。なかなか自分の番が来ないで排尿を我慢しているときは交感神経優位で、膀胱を弛緩させて、内尿道括約筋を収縮させて尿が出ないようにする。やっと自分の番が廻って来たときに副交感神経優位になって、膀胱が収縮し、内尿道括約筋が弛緩して排尿ができる。ちなみに、外尿道括約筋は内臓筋としては例外的に横紋筋で、しかも体性神経支配の随意筋である。排尿時は動物にとって敵に襲われる危険な状態なので、排尿を一時的に中断して、逃げるときに随意的な収縮が必要なためと考えられる。なお、気管支の平滑筋も副交感神経で収縮、交感神経で拡張である。これは、運動時は交感神経優位で、換気を亢進させるために気管支拡張が必要なことを考えれば理解できる。

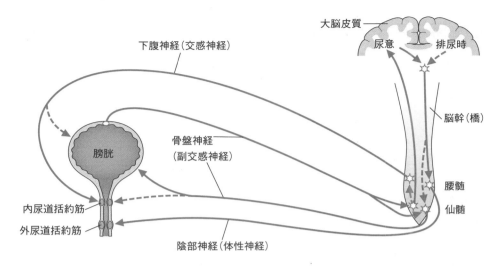

図 10-4　排尿の神経支配

	排尿筋	内尿道括約筋	外尿道括約筋	生理作用
下腹神経（交感神経）	弛緩	収縮	支配なし	排尿の抑制
骨盤神経（副交感神経）	収縮	弛緩	支配なし	排尿の開始
陰部神経（体性神経）	支配なし	支配なし	収縮	排尿の一時停止

問題16 腎不全

次の文章の空欄に、適切な語句を語句群から選び、記入しなさい。
[語句群]　急性腎不全　慢性腎不全　浮腫　乏尿　尿毒症　腎性貧血
急性尿細管壊死

● ①＿＿＿＿＿＿＿＿＿＿は、ネフロンの働きが全体的に悪くなった状態である。②＿＿＿＿＿を伴い、頻度も高く重症なものは③＿＿＿＿＿＿＿＿＿＿が原因である。

● ④＿＿＿＿＿＿＿＿＿＿は、ネフロンの一部が壊死した状態である。⑤＿＿＿＿＿やエリスロポエチンの分泌低下による⑥＿＿＿＿＿＿＿＿がみられる。進行すると⑦＿＿＿＿＿＿＿になる。

問題17 血漿クレアチニン値とBUN

次の文章の空欄に、適切な語句を語句群から選び、記入しなさい。
[語句群]　2　8　12　20　28　尿素　アンモニア　脂質　タンパク質

● 血漿クレアチニンは、骨格筋中のクレアチンおよびクレアチンリン酸から産生され、持続的に①＿＿＿＿＿**mg/dL**以上に上昇すると慢性腎不全と診断される（⇒過去問、Chapter10　尿の生成と排泄　問題10、11参照）。

● BUN（血清尿素窒素）は、血中の②＿＿＿＿＿に含まれる窒素分であり、

③＿＿＿＿＿＿＿やピリミジン塩基の代謝産物である

④＿＿＿＿＿＿＿を肝臓で処理するときに産生される。基準値は

9～⑤＿＿＿＿＿ **mg/dL**である。

問題18 BUN/クレアチニン比

次の文章の空欄に、適切な語句を語句群から選び、記入しなさい。
また、〔 　〕内の語句より適切なものを選択しなさい。
[語句群] 　10　20　30　上昇　減少　尿素　窒素　尿細管　GFR　RPF

● BUN/クレアチニン比の基準値は約①＿＿＿＿＿である。BUNとクレアチニン
は②＿＿＿＿＿の低下で〔③ **低下**　**上昇**〕することは共通しているが、
④＿＿＿＿＿が尿細管で一部再吸収されるのに対し、クレアチニンはほとんど
再吸収されない。

● BUNおよび血漿クレアチニンがともに③し、BUN/クレアチニン比が
⑤＿＿＿＿＿ **以上**の場合は、②の低下が疑われる。一方、⑥＿＿＿＿＿＿ **機能**
の低下では、④の再吸収は〔⑦ **増加**　**減少**〕するがクレアチニンは影
響されないので、BUN/クレアチニン比が①以下に低下する。

問題19 各利尿薬の特徴

次の文章の空欄に、適切な語句を語句群から選び、記入しなさい。
[語句群] 　ループ利尿薬　サイアザイド利尿薬　近位尿細管　遠位尿細管
ヘンレ・ループ上行脚　アルドステロン　フロセミド　アミロライド
スピロノラクトン　Na$^+$　K$^+$

● 利尿薬は、①＿＿＿＿＿の排泄を促進させる薬物である。

● ②＿＿＿＿＿は最も利尿作用が強く、③＿＿＿＿＿＿＿＿に
おいてNa$^+$-K$^+$-2Cl$^-$共輸送体を阻害して①およびCl$^-$の再吸収を抑制する。
代表的な薬物に④＿＿＿＿＿＿がある。

● ⑤＿＿＿＿＿＿＿は、⑥＿＿＿＿＿＿＿におけるNaClの
再吸収を阻害して①排泄を増やす。

● K$^+$保持性利尿薬のなかで⑦＿＿＿＿＿＿は、集合管にある
⑧＿＿＿＿＿＿ **受容体**において⑧と拮抗して、①の再吸収を抑
制させる（⇒過去問、Chapter 10　尿の生成と排泄：問題12）。

表 10-1　利尿薬の種類

利尿薬の分類	作用点	Na⁺の排泄機構	薬物の例
ループ利尿薬	ヘンレ・ループ上行脚	Na^+-K^+-$2Cl^-$共輸送体の阻害	フロセミド
サイアザイド（チアジド）利尿薬	遠位尿細管	NaClの再吸収の阻害	サイアザイド（チアジド）
K⁺保持性利尿薬	集合管	アルドステロンと拮抗	スピロノラクトン
K⁺保持性利尿薬	遠位尿細管、集合管	Na^+チャネルの抑制	アミロライド*
炭酸脱水酵素阻害薬	近位尿細管	HCO_3^-の再吸収の阻害	アセタゾラミド
浸透圧性利尿薬	近位尿細管、集合管、ヘンレ・ループ下行脚	Na^+の再吸収の阻害	マンニトール

*日本では臨床使用されていない。

問題20 自由水クリアランス

次の文章の空欄に、適切な語句を語句群から選び、記入しなさい。

[語句群]　高張　低張　等張　再吸収　分泌　近位尿細管　遠位尿細管　呼吸　発汗　不感蒸散

● 自由水とは、① ＿＿＿＿＿ の尿に対し、付加あるいは② ＿＿＿＿＿ される水のことである。これは③ ＿＿＿＿＿＿＿＿＿ で行われる。自由水クリアランスがマイナスの場合、④ ＿＿＿＿＿ の尿であることを意味する。すなわち、生体は尿を④にすることで、皮膚や気道から不可避的に失われる ⑤ ＿＿＿＿＿＿＿ insensible perspirationの水分を補っている。

---

column　不感蒸泄

　1日当たりの自由水クリアランスの値は、−900 mL前後で絶対値でみると1日の不感蒸泄量に近い。これは偶然ではなく、皮膚からの蒸散と呼吸で無意識に失っている水を、尿を濃くすることによって無意識に補充している巧妙な仕組みである。

Chapter 11 内分泌

問題1 内分泌

次の文章の空欄に、適切な語句を語句群から選び、記入しなさい。

[語句群] 外分泌　内分泌　神経内分泌　液性調節　血管　リンパ管　導管
消化液　ホルモン

● 分泌には、① ＿＿＿＿＿＿ と、② ＿＿＿＿＿＿＿ がある。①では、分泌細胞から出た分泌物質が③ ＿＿＿＿ を通って作用する。一方、②では、分泌細胞から出た分泌物質（④ ＿＿＿＿＿＿＿＿＿）は、③ではなく直接⑤ ＿＿＿＿＿ に入り、標的となる細胞あるいは器官に作用する。

● また、⑥ ＿＿＿＿＿＿＿＿＿＿ とよばれる神経軸索を介して運搬される分泌物質もある。

問題2 ホルモンの作用

次の文章の空欄に、適切な語句を語句群から選び、記入しなさい。

[語句群] イオンチャネル　リン脂質2重層　受容体　Gタンパク質

● ホルモンの多くは、細胞の情報伝達のなかでは**1次メッセンジャー**であり、細胞膜の① ＿＿＿＿＿＿＿＿＿ に結合して細胞内にサイクリックAMP、Ca^{2+}、IP_3 などの**2次メッセンジャー**を産生する。それぞれの2次メッセンジャーを産生する酵素があり、①と酵素は② ＿＿＿＿＿＿＿＿＿＿ によって結びつけられる。①、酵素および②は、いずれも細胞膜に埋め込まれたタンパク質で、③ ＿＿＿＿＿＿＿＿＿＿＿＿ のなかを流動する。

問題3 ホルモンの化学構造

次の文章の空欄に、適切な語句を語句群から選び、記入しなさい。

[語句群] ペプチド　ステロイド　副腎皮質　甲状腺　消化管
カテコールアミン　脂溶性　水溶性　細胞質　細胞膜

● アミノ酸がペプチド結合でつながってできている① ＿＿＿＿＿＿ **ホルモ**ンには、視床下部ホルモンや② ＿＿＿＿＿ **ホルモン**などがある。

● コレステロールを骨格にもつ③ ＿＿＿＿＿＿＿ **ホルモン**には、

127

表 11-1　化学構造によるホルモンの分類

ホルモンの分類	ホルモンの種類	水溶性または脂溶性	受容体の局在
ペプチドホルモン	視床下部ホルモン、消化管ホルモンなど	水溶性	細胞膜
ステロイドホルモン	糖質コルチコイド	脂溶性	細胞質
ステロイドホルモン	電解質コルチコイド	脂溶性	核
ステロイドホルモン	性ホルモン	脂溶性	核
アミン型ホルモン	カテコールアミン	水溶性	細胞膜
アミノ酸型ホルモン	甲状腺ホルモン（T₃、T₄）	脂溶性	核

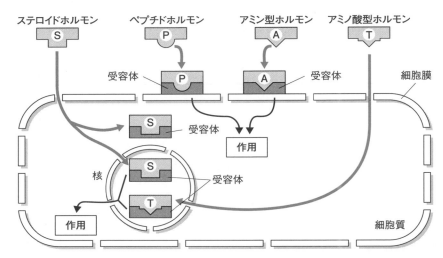

図 11-1　各ホルモンの受容体

- ④＿＿＿＿＿＿＿**ホルモン**と性ホルモンがある。
- **アミン型ホルモン**には、アドレナリン、ノルアドレナリン、ドーパミンなどの⑤＿＿＿＿＿＿＿＿＿＿があり、**アミノ酸型ホルモン**には、⑥＿＿＿＿＿＿**ホルモン**（サイロキシン）がある。
- ①**ホルモン**とアミン型ホルモンは⑦＿＿＿＿＿であり、⑧＿＿＿＿＿＿にある受容体と結合する。③とアミノ酸型ホルモンは⑨＿＿＿＿＿＿であり、⑧を通過して核内または⑩＿＿＿＿＿にある受容体と結合する。

問題4　**ホルモン分泌の調節**

次の文章の空欄に、適切な語句を語句群から選び、記入しなさい。
[語句群] 延髄　視床下部　下垂体前葉　下垂体後葉　標的器官　内分泌腺
刺激ホルモン　放出ホルモン　抑制ホルモン　促進　抑制
ポジティブ・フィードバック　ネガティブ・フィードバック

- 内分泌の中枢は①＿＿＿＿＿にある。①ホルモンは②＿＿＿＿＿＿（RH）であり、③＿＿＿＿＿＿に作用し、③ホルモンを放出させる。③ホルモンは④＿＿＿＿＿＿（SH）であり、⑤＿＿＿＿＿＿＿＿に作用し、

それぞれのホルモン分泌を促進する。各⑤から分泌されたホルモンは、血液により⑥＿＿＿＿＿＿＿まで運ばれ生理作用を発揮する。

● あるホルモンが過剰になると、そのホルモンが①または③に作用し、②または④の分泌が⑦＿＿＿＿＿される。これを⑧＿＿＿＿＿＿＿＿という。

問題5 放出ホルモン

> 次の文章の空欄に、適切な語句を語句群から選び、記入しなさい。
> [語句群（複数回の使用可）] 成長ホルモン　甲状腺刺激ホルモン
> 性腺刺激ホルモン　副腎皮質刺激ホルモン　プロラクチン　下垂体前葉
> 下垂体後葉

● 視床下部ホルモンのうち放出ホルモン（RH）には、
① ＿＿＿＿＿＿＿＿**放出ホルモン**（TRH）、
② ＿＿＿＿＿＿＿＿**放出ホルモン**（CRH）、
③ ＿＿＿＿＿＿＿＿**放出ホルモン**（GnRH）、
④ ＿＿＿＿＿＿＿＿**放出ホルモン**（GHRH）、
⑤ ＿＿＿＿＿＿**放出ホルモン**（PRH）およびメラニン細胞刺激ホルモン
がある。
● 視床下部ホルモンは⑥＿＿＿＿＿＿＿＿＿＿に作用して、
⑦＿＿＿＿＿＿＿＿＿＿（SH）を放出させる。
● 一方、視床下部ホルモンには抑制ホルモンもあり、
⑧ ＿＿＿＿＿＿＿＿**抑制ホルモン**（GHIH、ソマトスタチン）と
⑨ ＿＿＿＿＿＿＿＿**抑制ホルモン**（PIH、ドーパミン）がある。

問題6 下垂体前葉ホルモン

> 次の文章の空欄に、適切な語句を語句群から選び、記入しなさい。
> [語句群] 成長　甲状腺　プロラクチン　卵巣　精巣　副腎皮質　性腺刺激
> 甲状腺刺激　副腎皮質刺激　刺激　効果器

● 下垂体前葉ホルモンには、
① ＿＿＿＿＿＿＿＿**ホルモン**（TSH）、② ＿＿＿＿＿＿＿**ホルモン**
（ACTH）、③ ＿＿＿＿＿＿＿**ホルモン**（FSH、LH、ゴナドトロピン）、
④ ＿＿＿**ホルモン**（GH）、⑤ ＿＿＿＿＿＿＿（PRL）の5つがある。
● これらのなかでTSH、ACTH、FSHおよびLHは⑥＿＿＿＿＿＿＿（SH）
であり、直接的な生理作用は示さない。これらは内分泌腺を刺激して、それ
ぞれ⑦＿＿＿**ホルモン**、⑧＿＿＿＿＿**ホルモン**、
⑨＿＿＿**ホルモン**・⑩＿＿＿＿**ホルモン**を分泌させる。

- GHおよびPRLは、⑥ではなく、それ自身が生理作用を発揮する最終的なホルモンである。このようなホルモンを⑪＿＿＿＿＿＿＿＿**ホルモン**という。

問題7 **下垂体後葉ホルモン**

次の文章の空欄に、適切な語句を語句群から選び、記入しなさい。
[語句群] アルドステロン　バゾプレシン　エストロゲン　プロゲステロン
再吸収　分泌　射出　収縮　弛緩　促進　抑制　尿崩症　糖尿病

- 視床下部の室傍核でつくられる**抗利尿ホルモン** antidiuretic hormone（ADH）は①＿＿＿＿＿＿＿＿＿＿ともよばれ、血漿浸透圧が上昇すると分泌され、腎臓の集合管における水分の②＿＿＿＿＿＿を促進させる。ADHの分泌が低下すると、大量の希釈された尿が排泄される③＿＿＿＿＿＿となる。
- **オキシトシン**には、子宮平滑筋の④＿＿＿＿作用、乳汁⑤＿＿＿＿作用があり、この作用は、卵胞ホルモンの⑥＿＿＿＿＿＿＿＿＿＿によって促進され、黄体ホルモンの⑦＿＿＿＿＿＿＿＿＿＿によって抑制される。また、乳児が乳首を吸引する刺激によって分泌が⑧＿＿＿＿される。

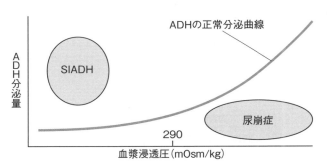

図 11-2　血漿浸透圧と尿崩症および SIADH の関係

問題8 **副腎皮質ホルモン**

次の文章の空欄に、適切な語句を語句群から選び、記入しなさい。
[語句群] アルドステロン　アンドロゲン　コルチゾール　コルチゾン
ステロイド　ペプチド

- 副腎皮質ホルモンには、以下のものがある。
- **糖質コルチコイド**：①＿＿＿＿＿＿＿＿＿＿、②＿＿＿＿＿＿＿＿＿＿
- **電解質コルチコイド**：③＿＿＿＿＿＿＿＿＿＿、**男性ホルモン**である副腎性の
④＿＿＿＿＿＿＿＿＿＿
- いずれも⑤＿＿＿＿＿＿**ホルモン**である。

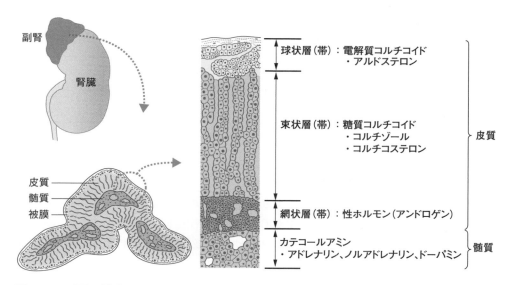

図 11-3　副腎の構造

問題9 糖質コルチコイド

> 次の文章の空欄に、適切な語句を語句群から選び、記入しなさい。
> ［語句群］　球状層　束状層　アルドステロン　コルチゾール　コルチゾン
> 抗炎症　グリコーゲン貯留　TSH　ACTH

● 糖質コルチコイドは副腎皮質の① ＿＿＿＿＿＿＿＿ で合成され、代表的なものは
　② ＿＿＿＿＿＿＿＿ と③ ＿＿＿＿＿＿＿＿ である。
● ②の主な生理作用は、糖新生と④ ＿＿＿＿＿ **作用**である。③の主な生理作
　用は、⑤ ＿＿＿＿＿＿＿＿ **作用**である。糖質コルチコイドは下垂体前葉
　ホルモンである⑥ ＿＿＿＿＿ の刺激で分泌が亢進する。

問題10 電解質コルチコイド

> 次の文章の空欄に、適切な語句を語句群から選び、記入しなさい。
> ［語句群］　球状層　束状層　アンドロゲン　アルドステロン　K^+　Na^+　CRH
> アンジオテンシンⅡ　アジソン病　コン症候群

● 電解質コルチコイドは副腎皮質の① ＿＿＿＿＿＿＿＿ で合成され、代表的なもの
　は② ＿＿＿＿＿＿＿＿ である。主な生理作用は、腎臓の遠位尿細管にお
　ける③ ＿＿＿＿＿ の再吸収の促進である。②はACTHの刺激による分泌亢進は
　少なく、④ ＿＿＿＿＿＿＿＿＿＿＿ の刺激で分泌が亢進する。副腎皮質の
　腫瘍で②分泌が亢進する疾患を、⑤ ＿＿＿＿＿＿＿＿＿＿（原発性アルドス
　テロン症）という。

問題11 ストレスホルモン

次の文章の空欄に、適切な語句を語句群から選び、記入しなさい。

[語句群] 体液量調節　血圧調節　免疫抑制　糖代謝　出血　感染
ストレッサー　CRH　ACTH

● 副腎皮質ホルモンには①＿＿＿＿＿＿や、②＿＿＿＿＿＿＿など生命
維持の根幹にかかわるさまざまな機能を担っており、生命必須ホルモンとも
よばれる。一方で、**コルチゾールは**③＿＿＿＿＿**作用**などもあり、
④＿＿＿＿を起こしやすくする。外部からの刺激である⑤＿＿＿＿＿
によりコルチゾールの分泌が増加するので注意しなければならない。⑤があ
ると視床下部から⑥＿＿＿＿（略語）が分泌され、これにより下垂体前葉か
ら⑦＿＿＿＿（略語）が放出され、コルチゾール分泌が促されるので、⑥を
ストレスホルモンという。

問題12 ネガティブ・フィードバック

次の文章の空欄に、適切な語句を語句群から選び、記入しなさい。

[語句群] 下垂体前葉　視床下部　下垂体後葉　促進　抑制　ACTH　GH
CRH　TSH

● 内分泌の調節の基本は、①＿＿＿＿＿＿からの放出ホルモンおよび
②＿＿＿＿＿＿からの刺激ホルモンによる分泌③＿＿＿＿である。
しかし、ホルモンが④＿＿＿＿になったときには、**ネガティブ・フィード
バック**が起こる。コルチゾールが過剰になった場合は、視床下部ホルモンで
ある⑤＿＿＿＿（略語）や下垂体前葉ホルモンである⑥＿＿＿＿（略語）の分
泌が⑦＿＿＿＿される。

問題13 クッシング症候群

次の文章の空欄に、適切な語句を語句群から選び、記入しなさい。

[語句群] コルチゾール　カテコールアミン　アルドステロン　アジソン病
クッシング病　シーハン症候群　副腎がん　副腎クリーゼ　副腎腺腫

● 糖質コルチコイドである①＿＿＿＿＿＿の過剰を**クッシング症候群**
という。①の過剰がACTHの過剰に起因する場合が②＿＿＿＿＿
で、クッシング症候群の約70％を占める。残りの約30％は、副腎自体が大き
くなる③＿＿＿＿＿（コルチゾール産生腫瘍）である。この腫瘍は通
常良性であるが、小児の場合は④＿＿＿＿＿の場合がある（⇒過去問、
Chapter 11　内分泌：問題14）。

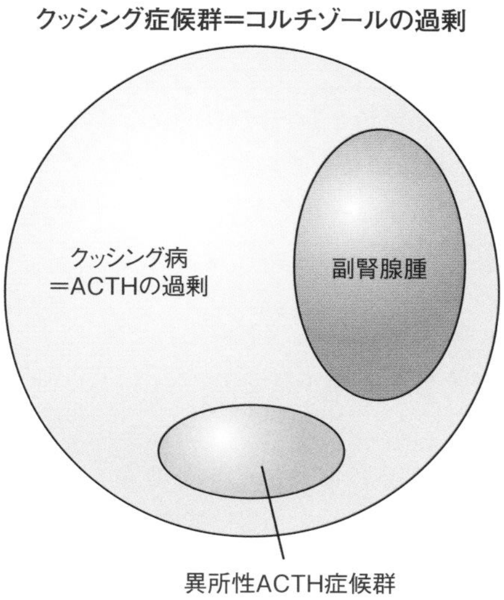

クッシング症候群＝コルチゾールの過剰

図 11-4　クッシング症候群の分類

問題14 **クッシング症候群の合併症**

次の文章の空欄に、適切な語句を語句群から選び、記入しなさい。
また、[　]内の語句より適切なものを選択しなさい。
[語句群]　高血圧　色素沈着　中心性肥満　くる病　骨粗鬆症

● コルチゾールの糖新生作用による血糖値［① **上昇**　**低下**］、骨吸収促進による②＿＿＿＿＿＿＿＿＿、胃酸分泌［③ **抑制**　**促進**］による消化性潰瘍、脂質代謝異常による体幹の④＿＿＿＿＿＿＿＿＿＿＿＿＿などの合併症がある。

問題15 **アジソン病**

次の文章の空欄に、適切な語句を語句群から選び、記入しなさい。
また、[　]内の語句より適切なものを選択しなさい。
[語句群]　アジソン病　クッシング病　シーハン症候群　副腎腺腫
副腎クリーゼ　低血圧　高血圧　高血糖

● 副腎皮質の機能低下を①＿＿＿＿＿＿＿＿＿＿＿＿という。コルチゾール、アルドステロンともに分泌が［② **上昇**　**低下**］する。③＿＿＿＿＿＿＿＿や皮膚の色素沈着などをきたし、最も重篤な合併症に、急性副腎不全となる④＿＿＿＿＿＿＿＿＿＿がある。また、ACTHの低下がみられる下垂体前葉の機能低下の例として⑤＿＿＿＿＿＿＿＿＿＿がある。

問題16 カテコールアミン

次の文章の空欄に、適切な語句を語句群から選び、記入しなさい。
また、［ ］内の語句より適切なものを選択しなさい。
[語句群] ドーパミン カテコールアミン アドレナリン ノルアドレナリン

● 副腎髄質ホルモンには①＿＿＿＿＿＿＿、②＿＿＿＿＿＿＿、
③＿＿＿＿＿＿＿があり、これらを総称して④＿＿＿＿＿＿＿とい
う。副腎髄質から分泌されるホルモンの約80％は①で、残りの大部分が②で
ある。
● ①は、主に心臓に作用し心収縮力を［⑤ **増大** **減少** ］させる。②は、
主に血管平滑筋に作用し細動脈を［⑥ **拡張** **収縮** ］させる。いずれも
血圧を［⑦ **上昇** **低下** ］させる。

問題17 アドレナリン受容体

次の文章の空欄に、適切な語句を語句群から選び、記入しなさい。
また、［ ］内の語句より適切なものを選択しなさい。
[語句群] 糖尿病 高血圧 うっ血性心不全 気管支喘息

● 血管平滑筋にある α_1 受容体は、アドレナリンにより血管を
［① **拡張** **収縮** ］させる。一方心臓にある β_1 受容体はアドレナリンの
作用で心収縮力を［② **増大** **減少** ］させる。そのため、α および β
遮断薬は③＿＿＿＿＿＿＿の治療に用いられる。
● また、気管支平滑筋には β_2 受容体があり、アドレナリンの作用により気管
支［④ **拡張** **収縮** ］させ、その作用薬は⑤＿＿＿＿＿＿＿の治
療に用いられる。

問題18 カテコールアミンの生合成

次の文章の空欄に、適切な語句を語句群から選び、記入しなさい。
[語句群] アミノ酸 グルコース アドレナリン ノルアドレナリン ドーパミン

● ①＿＿＿＿＿＿＿のチロシンが酸化されるとL-ドーパになる。これが脱炭
酸化されると、②＿＿＿＿＿＿＿になる。さらにこれが酸化されると
③＿＿＿＿＿＿＿になる。これにメチル基が導入されると
④＿＿＿＿＿＿＿になる。

問題19 甲状腺ホルモン

> 次の文章の空欄に、適切な語句を語句群から選び、記入しなさい。
> また、[ ] 内の語句より適切なものを選択しなさい。
> [語句群] サイロキシン トリヨードサイロニン T₃ T₄ ヨウ素 水素

● 甲状腺ホルモンには代謝を［① **亢進**　低下 ］させる

　②＿＿＿＿＿＿＿＿＿＿＿＿（T₃）および③＿＿＿＿＿＿＿＿＿＿＿＿（T₄）

　と、血漿Ca^{2+}濃度を［④ 低下　**上昇** ］させる**カルシトニン**がある。

● 甲状腺から分泌されるホルモンの大部分は③＿＿＿＿＿＿（略語）で、これが

　⑥＿＿＿＿＿＿（略語）となって生理作用を発揮する。いずれも

　⑦＿＿＿＿＿＿ **原子**をもつ。

問題20 甲状腺機能亢進症

> 次の文章の空欄に、適切な語句を語句群から選び、記入しなさい。
> また、[ ] 内の語句より適切なものを選択しなさい。
> [語句群] バセドウ病 クレチン病 橋本病 粘液水腫 眼球突出 脱毛
> 甲状腺腫 頻脈 徐脈 便秘 視床下部 下垂体前葉 下垂体後葉

● 甲状腺機能亢進症を①＿＿＿＿＿＿＿＿＿＿とよぶ。②＿＿＿＿＿＿＿＿＿＿、

　③＿＿＿＿＿＿、振戦、体重［④ 増加　**減少** ］、総コレステロール

　［⑤ 上昇　**低下** ］、筋力低下などがみられる。40〜70%に

　⑥＿＿＿＿＿＿＿＿＿がみられる。⑦＿＿＿＿＿＿＿＿＿＿＿ホルモンである甲

　状腺刺激ホルモン（TSH）が［⑧ 上昇　**低下** ］する。

問題21 甲状腺機能低下症

> 次の文章の空欄に、適切な語句を語句群から選び、記入しなさい。
> また、[ ] 内の語句より適切なものを選択しなさい。
> [語句群] バセドウ病 クレチン症 橋本病 粘液水腫

● 甲状腺機能低下症は成人においては①＿＿＿＿＿＿＿＿＿＿とよばれ、皮膚の肥
　厚、精神活動の低下、脱毛、徐脈などが特徴である。**新生児甲状腺機能低下
　症**は②＿＿＿＿＿＿＿＿＿とよばれ、低身長、知能の発達障害がみられ
　る。TSHが［③ **上昇**　低下 ］する。

● また、**慢性甲状腺炎**である④＿＿＿＿＿＿＿は圧倒的に［⑤ 男性　**女性** ］
　に多く、疲労感、低体温、皮膚の乾燥などがみられる。
　⑥＿＿＿＿＿＿＿＿＿と同様、自己免疫疾患である。

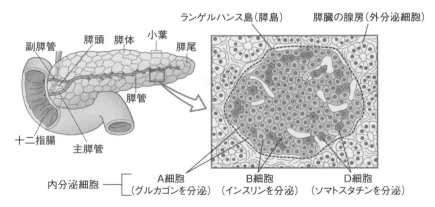

図 11-5　ランゲルハンス島の構造

問題22　膵臓ホルモン

次の文章の空欄に、適切な語句を語句群から選び、記入しなさい。
また、[　]内の語句より適切なものを選択しなさい。
[語句群]　インスリン　ソマトスタチン　グルカゴン

● 膵臓のランゲルハンス島A細胞から分泌される①＿＿＿＿＿＿＿＿＿＿は、血糖値を[② **上昇**　**低下**]させ、脂肪を[③ **合成**　**分解**]する。

● B細胞から分泌される④＿＿＿＿＿＿＿＿は、血糖値を[⑤ **上昇**　**低下**]させ、脂肪を[⑥ **合成**　**分解**]する。

● D細胞から分泌される⑦＿＿＿＿＿＿＿＿＿は、①および④の分泌を[⑧ **促進**　**抑制**]する。

問題23　インスリンの分泌

次の文章の空欄に、適切な語句を語句群から選び、記入しなさい。
また、[　]内の語句より適切なものを選択しなさい。
[語句群]　A　B　D　コレステロール　グルコース　Ca^{2+}、K^+

● 血糖が[① **上昇**　**低下**]すると、ランゲルハンス島②＿＿＿＿＿＿細胞の細胞膜にあるグルコース・トランスポーターGLUT 2により、③＿＿＿＿＿＿＿＿＿が細胞内に入る。解糖系、TCA回路、電子伝達系でATPが産生されると、ATP感受性④＿＿＿＿チャネルを閉じる。その結果④の流出が阻害されるので脱分極が起こり、電位依存性⑤＿＿＿＿＿チャネルが開く。流入した⑤によりインスリンが分泌される。

● 経口糖尿病薬のスルホニル尿素薬（SU薬）も、ATP感受性K^+チャネルを閉じるのでインスリンの分泌を[⑥ **促進**　**抑制**]させる。

136

問題24 卵巣ホルモン

次の文章の空欄に、適切な語句を語句群から選び、記入しなさい。
また、[　]内の語句より適切なものを選択しなさい。
[語句群]　エストロゲン　プロゲステロン　卵胞刺激ホルモン
黄体形成ホルモン

● 卵胞ホルモンである①＿＿＿＿＿＿＿＿＿＿＿は、排卵および子宮収縮を
　[②　**促進**　**抑制**　]させる。黄体ホルモンである③＿＿＿＿＿＿＿は、
　排卵および子宮収縮を[④　**促進**　**抑制**　]させる。
● 排卵前の①分泌のピークは、⑤＿＿＿＿＿＿＿＿＿＿の急上昇（LHサー
　ジ）を起こして排卵を導く、排卵後の③分泌は、基礎体温の
　[⑥　**上昇**　**低下**　]をもたらし、次の排卵日の推定になる。

問題25 精巣ホルモン

次の文章の空欄に、適切な語句を語句群から選び、記入しなさい。
[語句群]　エストロゲン　テストステロン　FSH　LH　卵子　精子
アミノ酸　コレステロール

● **アンドロゲン**の主成分は、①＿＿＿＿＿＿＿＿である。精巣の間質細胞
　に②＿＿＿＿（略語）が作用すると①の合成および分泌が促進される。精巣
　のセルトリ細胞に③＿＿＿＿（略語）が作用すると④＿＿＿＿の形成が促進
　される。
● ①などの性腺ステロイドは、⑤＿＿＿＿＿＿＿＿から生合成される。

問題26 消化管ホルモン

次の文章の空欄に、適切な語句を語句群から選び、記入しなさい。
また、[　]内の語句より適切なものを選択しなさい。
[語句群]　CCK-PZ　ガストリン　セクレチン　ペプチド　ステロイド　胆嚢
膵臓　十二指腸

● 幽門線G細胞から分泌される①＿＿＿＿＿＿＿＿＿は、胃酸の分泌を
　[②　**促進**　**抑制**　]する。S細胞から分泌される③＿＿＿＿＿＿＿は、
　膵液の分泌を[④　**促進**　**抑制**　]させ、胃液の分泌を
　[⑤　**促進**　**抑制**　]する。I細胞から分泌される⑥＿＿＿＿＿は、
　⑦＿＿＿＿の収縮、膵酵素の分泌を[⑧　**促進**　**抑制**　]し、胃酸の分泌
　を[⑨　**促進**　**抑制**　]する。
● 消化管ホルモンは、すべて⑩＿＿＿＿＿＿＿**ホルモン**である。

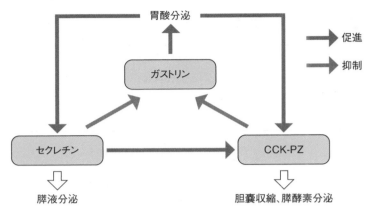

図 11-6　3大消化管ホルモンの相互作用

問題27　血糖調節に関与するホルモン

次の文章の空欄に、適切な語句を語句群から選び、記入しなさい。

[語句群]　インスリン　アドレナリン　アンドロゲン　レプチン
コルチゾール　メラトニン　甲状腺ホルモン　成長ホルモン

● 血糖値を低下させるホルモンが①＿＿＿＿＿＿＿＿＿＿＿だけであるのに対し、血糖値を上昇させるホルモンは①と拮抗する②＿＿＿＿＿＿＿＿＿だけでなく、③＿＿＿＿＿＿＿＿＿、④＿＿＿＿＿＿＿＿＿、⑤＿＿＿＿＿＿＿＿＿、成長ホルモンなど多数ある。脂肪細胞から分泌される⑥＿＿＿＿＿＿＿も代謝を亢進させ、血糖値を上昇させる。

問題28　糖尿病の診断基準

次の文章の空欄に、適切な語句を語句群から選び、記入しなさい。

[語句群]　110　126　140　200　5.5　6.2　6.5　7.5

● 空腹時血糖①＿＿＿＿＿ mg/dL以上、OGTT②＿＿＿＿＿ mg/dL以上、随時血糖値③＿＿＿＿＿ mg/dL以上のどれかに当てはまり、しかもHbA1c④＿＿＿＿＿％以上の場合に糖尿病と診断される。

問題29 糖尿病の分類

次の文章の空欄に、適切な語句を語句群から選び、記入しなさい。
[語句群（複数回の使用可）] 1型 2型 成人型 若年型 うつ病 脳梗塞
アルツハイマー病

●先天的なインスリン分泌の低下によって起こるものを① _____ **糖尿病**、インスリン分泌能力はあるがインスリンの作用が低下した場合を② _____ **糖尿病**という。①**糖尿病**を③ _____ **糖尿病**、②**糖尿病**を④ _____ **糖尿病**とよんでいたが、いまでは小児でも⑤ _____ **糖尿病**のほうが多い。また、経口糖尿病薬は⑥ _____ **糖尿病**には無効である。近年、神経細胞もインスリンを分泌することがわかってきて、⑤ _____ の発症との関与が考えられている（3型糖尿病）。

問題30 HbA1c

次の文章の空欄に、適切な語句を語句群から選び、記入しなさい。
[語句群] 血糖 HbA1c ヘモグロビン グルコース コレステロール
酸化ヘモグロビン 糖化ヘモグロビン 4.5 5.5 6.5

●血中の① _____ が高濃度になると、② _____ のβ鎖の末端に①が結合して③ _____ を形成する。③のなかで最も量が多いのが④ _____ （略語）である。これが全②のなかで⑤ _____ ％を超えると糖尿病と診断される。
●④は食事の影響を受けず、数か月にわたる⑥ _____ の状態を把握できる。

問題31 昇圧ホルモン

次の文章の空欄に、適切な語句を語句群から選び、記入しなさい。
また、[ ] 内の語句より適切なものを選択しなさい。
[語句群] アルドステロン バゾプレシン アンジオテンシンⅠ
アンジオテンシンⅡ ACE ACH

●腎臓で生成されるレニンは① _____ を産生し、①はアンジオテンシン変換酵素② _____ （略語）により、強力な血圧上昇作用をもつ③ _____ に変換される。また③は、副腎皮質ホルモンである④ _____ の分泌を促進し、これが腎臓におけるNa$^+$の再吸収を促進し循環血液量を [⑤ **増加** **減少**] させる。
●下垂体後葉ホルモンである⑥ _____ （ADH）は、腎臓における水の再吸収を促進し循環血液量を [⑦ **増加** **減少**] させ、また、末

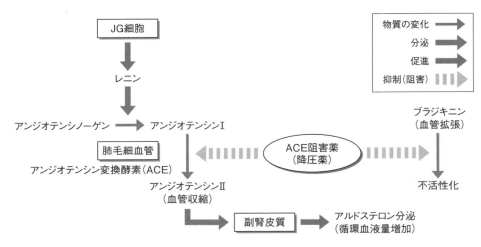

図 11-5 レニン - アンジオテンシン - アルドステロン系

---

column 新型コロナウイルスの変異

　新型コロナウイルスを含むコロナウイルスは、スパイクとよばれる突起をもち、この突起が肺、小腸、心臓、腎臓などの細胞膜にあるアンジオテンシン変換酵素2 angiotensin converting enzyme 2（ACE 2）に結合して細胞内に入る。アミノ酸10個のアンジオテンシン I をアミノ酸 8 個のアンジオテンシン II（Ang II）に変えて血圧を上昇させるACEに対し、ACE 2 はAng II をアミノ酸 7 個のAng（1 - 7）に変えて血圧上昇を防ぐので望ましい酵素（タンパク質）であるが、コロナウイルスの細胞内侵入を起こす。変異ウイルスN501Yは、スパイクタンパク質の501番目のアミノ酸がN（アスパラギン）からY（チロシン）に変異し、スパイクの構造が変わりACE 2 に結合しやすくなった。その結果、高血圧などの持病が少なく、ACE 2 も少ないと考えられる若年者の感染が増えている。新型コロナウイルスはRNAウイルスで変異が起こりやすく、L452R（452番目がロイシン→アルギニン）、E484Q（484番目がグルタミン酸→グルタミン）のように複数の変異があるウイルスも確認されている。

梢血管を［⑧　**拡張**　　**収縮**　］させて血圧を上昇させる。

問題32 降圧ホルモン

次の文章の空欄に、適切な語句を語句群から選び、記入しなさい。
また、［　］内の語句より適切なものを選択しなさい。
［語句群］　レニン　エストロゲン　オキシトシン　ブラジキニン

● 卵巣ホルモンである①＿＿＿＿＿＿＿＿＿は、生理活性物質である
　②＿＿＿＿＿＿＿＿と同様に血管内皮細胞で**一酸化窒素**（NO）を産生させることで血管を［③　**拡張**　　**収縮**　］させて降圧作用をもたらす。
● また、**心房性Na利尿ペプチド**（ANP）は、④＿＿＿＿＿＿の分泌の抑制、腎臓におけるNa$^+$排泄の増加により循環血液量を［⑤　**増加**　　**減少**　］させる。

問題33 カルシウム調節に関与するホルモン

> 次の文章の空欄に、適切な語句を語句群から選び、記入しなさい。
> また、[ ]内の語句より適切なものを選択しなさい。
> [語句群] サイロキシン カルシトニン パラソルモン テタニー くる病
> 子癇

● 上皮小体ホルモンである① ＿＿＿＿＿＿＿＿＿＿（PHT）は、骨からのCa^{2+}
  溶解（骨吸収）を［② **促進 抑制**］るとともに、腎臓でのCa^{2+}の再
  吸収を［③ **促進 抑制**］し、血漿Ca^{2+}濃度を上昇させる。
● 甲状腺ホルモンである④ ＿＿＿＿＿＿＿＿＿は 骨吸収を
  ［⑤ **促進 抑制**］するとともに、腎臓でのCa^{2+}の排泄を
  ［⑥ **促進 抑制**］して、血漿Ca^{2+}濃度を低下させる。
● 副甲状腺機能が低下すると、血漿Ca^{2+}濃度が［⑦ **上昇 低下**］し、
  四肢のけいれんがみられる⑧ ＿＿＿＿＿＿＿が起こる。

問題34 活性型ビタミンD₃

> 次の文章の空欄に、適切な語句を語句群から選び、記入しなさい。
> また、[ ]内の語句より適切なものを選択しなさい。
> [語句群] 紫外線 二酸化炭素 肝臓 膵臓 10 20 30 くる病 脳出血
> 夜盲症

● 皮膚に蓄えられているプロビタミンD_3は、① ＿＿＿＿＿＿の働きでビタミ
  ンD_3に変化し、さらに② ＿＿＿＿＿と腎臓で水酸化され、活性型ビタミンD_3
  となり生理作用を発揮する。
● 活性型ビタミンD_3は、小腸でのCa^{2+}の吸収を［③ **促進 抑制**］し、
  腎臓におけるCa^{2+}の再吸収を［④ **促進 抑制**］して、血漿Ca^{2+}濃度
  を上昇させる。
● 血漿Ca^{2+}濃度の基準値は、約⑤ ＿＿＿＿＿**mg/dL**である。幼児で活性型ビタ
  ミンD_3が不足すると⑥ ＿＿＿＿＿ricketsになるおそれがある。

column 活性型ビタミン D₃

　活性型ビタミンD_3は小腸におけるCa^{2+}の吸収を促進するだけでなく、免疫の活性化
にも関係することが報告されている。活性型ビタミンD_3は、きのこなどの食品から得
られるだけでなく、皮膚でも合成される。その合成には日光の作用も必要で、1日に合
計30分程度、日常生活のなかで自然に陽に当たるとよい。

内分泌様器官のホルモン

次の文章の空欄に、適切な語句を語句群から選び、記入しなさい。
また、［　］内の語句より適切なものを選択しなさい。
［語句群］　セクレチン　コルチゾール　レニン　ガストリン
エリスロポエチン　Ca^{2+}　K^+　胎盤　脂肪組織　心臓　胆嚢　促進　抑制

● 腎臓からの①＿＿＿＿＿＿＿＿は赤血球の産生促進に、②＿＿＿＿＿＿は
　アンジオテンシンを産生し血圧の上昇に働く。また、活性型ビタミンD_3は、
　小腸における③＿＿＿＿＿＿の吸収を促進する。
● ④＿＿＿＿＿＿からの**心房性ナトリウム利尿ペプチド（ANP）**は、腎臓におけ
　るNa^+の再吸収を抑制し利尿作用を示す。
● 消化管からの⑤＿＿＿＿＿＿＿＿は胃酸分泌の促進に、
　⑥＿＿＿＿＿＿＿＿は膵液分泌の促進に、CCK-PZは、⑦＿＿＿＿　**収縮**
　と膵酵素分泌の促進に働く。膵臓がんからガストリンが分泌されるガストリ
　ン産生腫瘍（Zollinger-Ellison症候群）がある。
● ⑧＿＿＿＿＿＿からの**ヒト絨毛性ゴナドトロピン（hCG）**は、子宮収縮を
　［⑨　**促進**　**抑制**　］する。
● ⑩＿＿＿＿＿＿からの**レプチン**は、食欲を抑制し、血糖を低下する。肺
　がんなどの腫瘍組織はACTHを分泌し⑪＿＿＿＿＿＿＿＿＿の分泌を刺
　激する。

問題36 **レプチン**

次の文章の空欄に、適切な語句を語句群から選び、記入しなさい。
また、［　］内の語句より適切なものを選択しなさい。
［語句群］　視床下部　下垂体　延髄　グルカゴン　インスリン

● 脂肪細胞が肥大すると**レプチン**が分泌され、①＿＿＿＿＿＿＿＿にある摂食
　中枢に作用し、食欲を［②　**促進**　**抑制**　］するとともに、褐色脂肪組織
　（BAT）に作用し、エネルギー代謝を［③　**増大**　**減少**　］する。また、
　脂肪組織に血糖を取り込み、脂肪合成を促進させる結果、血糖を
　［④　**上昇**　**低下**　］させるという⑤＿＿＿＿＿＿＿＿と似た作用を示す。

12 感覚

問題1 感覚

次の文章の空欄に、適切な語句を語句群から選び、記入しなさい。

[語句群] 平衡　恒常性　感覚中枢　感覚伝導路　感覚受容器　視床　延髄
2　3

● 感覚は、生体の① ＿＿＿＿＿＿＿ を保つために必要な機能である。その変化や
刺激を感知するのが② ＿＿＿＿＿＿＿＿＿＿ であり、それを感じるのが大
脳皮質にある③ ＿＿＿＿＿＿＿ である。

● ②から脳までの神経伝達の経路を④ ＿＿＿＿＿＿＿＿＿ といい、これは、
⑤ ＿＿＿＿ つの求心性ニューロンからなり、⑥ ＿＿＿＿＿ を経由するという共
通した特徴がある。

問題2 感覚の分類

次の文章の空欄に、適切な語句を語句群から選び、記入しなさい。

[語句群] 皮膚感覚　平衡覚　聴覚　筋感覚　臓器感覚　嗅覚　視覚　味覚
内臓痛覚　内臓　特定部位　身体全体

● 特殊感覚には、五感である① ＿＿＿＿ 、② ＿＿＿＿ 、③ ＿＿＿＿＿ 、
④ ＿＿＿＿ 、⑤ ＿＿＿＿ があり、受容器はそれぞれの⑥ ＿＿＿＿＿＿＿ に
限局している。

● 体性感覚には⑦ ＿＿＿＿＿＿＿ と⑧ ＿＿＿＿＿＿＿ があり、受容器は
⑨ ＿＿＿＿＿＿＿ に分布している。

● 内臓感覚には⑩ ＿＿＿＿＿＿＿ と⑪ ＿＿＿＿＿＿＿ があり、受容器は
⑫ ＿＿＿＿＿ に分布している。

表 12-1　感覚の分類

感覚の種類	特徴	感覚名	感覚受容器
特殊感覚 special sensation	受容器が特定部位に限局する感覚	視覚	網膜の視細胞
		聴覚	外耳、中耳、内耳
		平衡覚	内耳
		嗅覚	鼻粘膜
	受容器が体全体に分布する感覚	味覚	味蕾
体性感覚 somatic sensation	受容器が内臓にある感覚	皮膚感覚	皮膚
		筋感覚	筋紡錘、腱器官
内臓感覚 visceral sensation		内臓痛覚	内臓
		臓器感覚	内臓、化学受容器

問題3 眼の機能

次の文章の空欄に、適切な語句を語句群から選び、記入しなさい。

[語句群]　まぶた　水晶体　虹彩　角膜　網膜　脈絡膜　毛様体　前頭葉
側頭葉　後頭葉

● 眼の機能として、カメラのレンズの役割をするのが①＿＿＿＿＿＿＿lens、絞
りの役割をするのが②＿＿＿＿＿iris、ピント調節をするのが③＿＿＿＿＿＿＿
ciliary body、フィルムの役割となるのが④＿＿＿＿＿retinaである。いわゆる
瞳の色は②におけるメラニン色素の割合で決まる。
● 視覚の感覚中枢は大脳皮質⑤＿＿＿＿＿＿＿＿にある。

問題4 視細胞

次の文章の空欄に、適切な語句を語句群から選び、記入しなさい。
また、[　]内の語句より適切なものを選択しなさい。
[語句群]　角膜　毛様体　網膜　錐状体　杆状体

● 視覚の受容器は、①＿＿＿＿＿にある視細胞にある。[②　錐状体　杆状体　]
は①の中心部に局在し、色を識別する。[③　錐状体　杆状体　]は①の
周辺部に局在し、光（明暗）を識別する。圧倒的に数が多いのは
[④　錐状体　杆状体　]である。

column　色よりも形が重要

　感覚受容器の数は、より危険な刺激を感知する受容器ほど数が多く、順応もしにくい。
たとえば、痛覚は生体に危険を知らせる最も重要な感覚で、痛覚受容器（自由神経終末）
は皮膚感覚のなかで最も多く、順応もしない。同様に、ヒトの網膜の視細胞で光（形）
を感知する杆状体が、色を感知する錐状体よりもはるかに多いことは、我々にとって色
よりも形が重要であることを物語っている。実際、道路を渡るときに左右を見て確認す
るのは、車が来るか来ないか、すなわち形であって、車の色はどうでもよいのである。

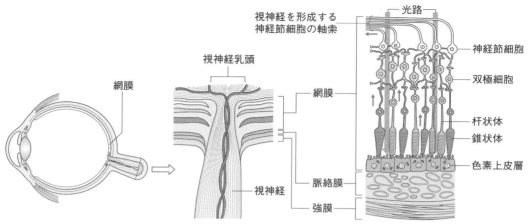

視細胞の比較

視細胞	数	局在	機能	機能異常
錐状体 retinal cone	約600万個	網膜の中心部	色の認識	色覚異常
杆状体 retinal rod	約1億2000万個	網膜の周辺部	光の感知	夜盲症

図 12-1　網膜での情報伝達

問題5 錐状体の異常

次の文章の空欄に、適切な語句を語句群から選び、記入しなさい。
また、[　]内の語句より適切なものを選択しなさい。

[語句群]　青　赤　緑　黄　紫　明暗異常　色覚異常　赤緑色覚異常
常染色体劣性(潜性)遺伝　X連鎖優性(顕性)遺伝　X連鎖劣性(潜性)遺伝

● 錐状体には、① 　　　**錐体**、② 　　　**錐体**、③ 　　　**錐体**の３種類
がある。それぞれの欠如により④ 　　　　　をきたすが、頻度として
は①および②の欠如によって起こる⑤ 　　　**色覚異常**が多い。これは、
⑥ 　　　　**遺伝**をするので[⑦　**男性**　**女性**]に多く発症する。

問題6 杆状体の異常

次の文章の空欄に、適切な語句を語句群から選び、記入しなさい。

[語句群]　ヨドプシン　ロドプシン　色　光　ビタミンA　ビタミンD
夜盲症　ペラグラ

● 杆状体には、① 　　　　　　とよばれる色素タンパク質が含まれてい
て、② 　　　　を吸収して構造変化するので物の形を感知できる。①は、タ
ンパク質部分とレチナールからなり、レチナールは③ 　　　　　から
つくられるので、③が不足すると④ 　　　　　になる。

耳の構造と機能

次の文章の空欄に、適切な語句を語句群から選び、記入しなさい。

[語句群] 頭頂葉　前頭葉　側頭葉　後頭葉　聴覚　平衡覚　鼓膜　外耳道
耳管　鼓室　耳介　伝音　感音

● 聴覚の感覚中枢は大脳皮質① _____ にある。空気の振動を感じる耳
は、② _____ と③ _____ からなる外耳、④ _____ 、⑤ _____ お
よび⑥ _____ からなる中耳、⑦ _____ と⑧ _____ の受容器のある
内耳に分類される。外耳と中耳は⑨ _____ **系**、内耳は⑩ _____ **系**の機能
をもつ。

音の伝搬

次の文章の空欄に、適切な語句を語句群から選び、記入しなさい。
また、[　]内の語句より適切なものを選択しなさい。

[語句群] 前庭窓　内リンパ　外リンパ　鼓膜　鼓室　有毛細胞　耳小骨
前頭葉　側頭葉　後頭葉　高　低

● 空気の振動は、① _____ の振動→② _____ （ツチ骨→キヌタ骨→ア
ブミ骨）→③ _____ の振動→④ _____ の振動→
⑤ _____ の振動→⑥ _____ で感知→神経インパルス→
大脳皮質の⑦ _____ へと伝わる。
● 年齢とともに［⑧ **高い　　低い**　］周波数の音が聞きにくくなる。

伝音系と感音系

次の文章の空欄に、適切な語句を語句群から選び、記入しなさい。

[語句群（複数回の使用可）] 空気　電気　内耳　中耳　外耳　前庭窓　蝸牛
鼓膜　有毛細胞　大脳皮質　気伝導　骨伝導　気導聴力　骨導聴力

● 伝音系は、① _____ の振動を効率よく集める部分で、② _____ が集音器
として機能し、③ _____ が④ _____ の振動による音エネルギーを減少さ
せないよう⑤ _____ に伝える。
● 感音系は、空気の振動を活動電位に変換して⑥ _____ に送るシス
テムで、⑦ _____ がその働きをする。⑦の⑧ _____ にはリンパ液が満た
されていて、アブミ骨の振動が⑨ _____ の振動となり、リンパ液を振
動させる。⑧の中にあるコルチ器には⑩ _____ があり、リンパ液
の振動を感じて活動電位を発生させる。それが神経インパルスとなって⑥に
伝わり、音として認識される。

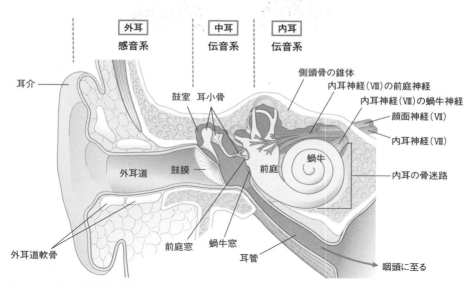

図 12-2　耳の構造と機能

● 伝音系が障害された場合でも、感音系に異常がなければ頭蓋骨からの
　⑪＿＿＿＿＿＿＿＿で音が聞こえる。聴力には、空気の振動を感知する
　⑫＿＿＿＿＿＿＿＿と、⑪による⑬＿＿＿＿＿＿＿＿＿がある。

---

column　骨伝導

　伝音系の外耳や中耳に障がいがあっても感音系の内耳が機能していれば骨伝導で音を
聞くことが出来る。私たちは自分の声をテープなどに録音して聞くと、これが自分の
声？と驚くことがある。それは、いつも聞いている自分の声は空気の振動を鼓膜で聞く
分と骨伝導で鼓膜を介さずに聞く分が重なっているのに対し、テープの音は空気の振動
の分だけを聞いているからである。
　イヤホンやヘッドホンで耳を塞ぎながらジョギングなどをすると周囲の車や自転車の
音が聞こえなくて危険なことがある。そのようなとき、骨伝導ヘッドホンは便利である。
こめかみのあたりに当てた振動部で音楽等を聞きながら、耳が空いているので外界の音
も聞こえる。音楽にとっては雑音になるだろうが、安全のためには耳を空けておいたほ
うがよい。

問題10　平衡覚にかかわる器官

次の文章の空欄に、適切な語句を語句群から選び、記入しなさい。

[語句群]　外耳　中耳　内耳　鼓膜　前庭　耳小骨　半規管　三半規管
頭頂葉　前頭葉　側頭葉　後頭葉　2　3

● 平衡覚にかかわる器官は①＿＿＿＿＿にあり、重力を感知する②＿＿＿＿＿と、
　角加速度を感知する③＿＿＿＿＿がある。③は、④＿＿＿**方向**の角加速
　度を別々に感知するため④つあり、⑤＿＿＿＿＿＿＿＿とよばれる。
● 平衡覚の感覚中枢は大脳皮質の⑥＿＿＿＿＿＿＿＿にある。

　平衡覚にかかわる器官は前庭（重力のセンサー）と半規管（角加速度のセンサー）である。半規管は三半規管とよくいわれるが、三半規管が１つあるわけではなく、前額面、矢（し）状面および水平面に対応した３つの半規管がある（⇒『新訂版　図解ワンポイント生理学』p.294、**図12-3**、サイオ出版）。

問題11　嗅覚

次の文章の空欄に、適切な語句を語句群から選び、記入しなさい。

[語句群]　嗅球　嗅部　嗅毛　嗅細胞　視床下部　海馬

● 嗅覚の受容器は、鼻腔粘膜上部の①＿＿＿＿＿にあり、この①の上皮細胞に②＿＿＿＿＿がある。この②は双極細胞で、片方の神経線維の先端には③＿＿＿＿＿があり、におい分子を感知する。もう一方の神経線維の先端は大脳皮質前頭葉下面にある④＿＿＿＿＿を通り、大脳皮質の嗅覚野に達する。

● においをかいだとき、連想して何かを思い出すときがある。これは④が記憶に関係する⑤＿＿＿＿＿の近くにあるからである。

問題12　味覚

次の文章の空欄に、適切な語句を語句群から選び、記入しなさい。

[語句群]　舌乳頭　味毛　味蕾　大脳髄質　大脳皮質　銅　亜鉛　カリウム

● 味覚の受容器は①＿＿＿＿＿であり、舌の表面にある②＿＿＿＿＿にある。①も双極細胞のかたちをしていて、片方の神経線維の先端には③＿＿＿＿＿があり味分子を感知する。もう一方の神経線維の先端は味覚神経線維として④＿＿＿＿＿の味覚野に達する。

● 味覚障害の原因として⑤＿＿＿＿＿の欠乏が考えられている。

問題13　皮膚の感覚受容器

次の文章の空欄に、適切な語句を語句群から選び、記入しなさい。

[語句群]　温覚　冷覚　触覚　痛覚　圧覚　マイスナー小体　ルフィニ小体
パチニ小体　自由神経終末

● 皮膚には、①＿＿＿＿＿、②＿＿＿＿＿、③＿＿＿＿＿、④＿＿＿＿＿、⑤＿＿＿＿＿の受容器がある。①を感じる受容器には⑥＿＿＿＿＿＿＿、②を感じる受容器には⑦＿＿＿＿＿＿＿があり、③を感じる受容器である⑧＿＿＿＿＿＿＿は、すべての侵害刺激に応じるポリモーダル侵害受容器である。

問題14 順応速度

次の文章の空欄に、適切な語句を語句群から選び、記入しなさい。
また、[　]内の語句より適切なものを選択しなさい。

[語句群]　触覚　圧覚　痛覚　安全　危険

● 感覚の順応速度が［① **速い**　　**遅い**］ということは、その刺激にすぐ慣れて感じにくくなること、順応速度が［② **速い**　　**遅い**］ということは、その刺激になかなか慣れずに敏感な状態が続くということである。生体にとって危険な刺激に対する感覚ほど順応は［③ **速い**　　**遅い**］（敏感な状態が続く）。順応速度が最も遅い（順応しない）のは、④＿＿＿＿＿＿＿ である。

● 生体にとって危険な刺激に対する感覚ほど感覚点の数は、

　[⑤ **多い**　　**少ない**]。温覚よりも冷覚のほうが順応速度が

　[⑥ **速く**　　**遅く**]、感覚点の数も [⑦ **多い**　　**少ない**] ことから、

　生体にとって温刺激よりも冷刺激のほうが [⑧ **安全**　　**危険**] であることがわかる。

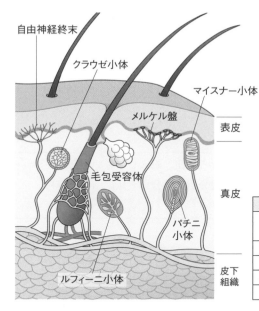

図 12-3　皮膚の感覚受容器

感覚	受容器	順応速度	全身の感覚点の数
触覚	メルケル盤	遅い	約50万個
	マイスナー小体	速い	
圧覚	パチニ小体	非常に速い	約50万個
痛覚	自由神経終末	順応しない	約200万個
温覚	ルフィーニ小体	遅い	約3万個
冷覚	クラウゼ小体	非常に遅い	約25万個

問題15 筋の受容器

次の文章の [ ] 内の語句より適切なものを選択しなさい。
[語句群] 触覚　圧覚　痛覚　安全　危険

● 2つある筋の受容器のうち、筋紡錘は筋の [① **伸展**　**収縮**] を感知するために、錘外筋線維に対して [② **直列**　**並列**] になっている。
● 一方、腱器官は、筋の [③ **張力**　**圧力**] を感知するために、バネばかりのように錘外筋線維に対して [④ **直列**　**並列**] になっている。

問題16 関連痛

次の文章の空欄に、適切な語句を語句群から選び、記入しなさい。
[語句群] 気胸　心筋梗塞　膵炎　左肩甲骨部　右肩甲骨部　みぞおち
左背部　右背部　鼠径部　腰部

● 内臓の痛みを皮膚の痛みと錯覚することを関連痛といい、
①＿＿＿＿＿＿＿＿＿ では、左胸部、左上腕、左前腕の内側などに痛みを生じる。また、胆石症では、②＿＿＿＿＿＿＿＿ や③＿＿＿＿＿＿、上腹部に、胃・十二指腸潰瘍では、上腹部や④＿＿＿＿＿＿＿ に、虫垂炎では、上腹部や⑤＿＿＿＿＿＿＿ に、腎結石では⑥＿＿＿＿＿＿ や③に痛みを感じる。

問題17 痛み

次の文章の空欄に、適切な語句を語句群から選び、記入しなさい。
[語句群] パチニ小体　自由神経終末　脱分極　再分極　Na^+　K^+　ATP
ヒスタミン

● 痛みは、痛覚の受容器である①＿＿＿＿＿＿＿＿＿ が化学物質で刺激されることで発生する。①の膜にあるイオンチャネルや受容体がそれらの化学物質で②＿＿＿＿＿＿＿ されて活動電位が発生することにより痛みを感じる。
● 狭心症では、心筋の虚血により心筋細胞内③＿＿＿＿＿（略語）が低下し、イオンチャネルが開いて大量の④＿＿＿＿＿（略語）が流出するために痛みが起こる。

column　痛みを阻害する SU 薬

　136ページの内分泌の問題23にもあるように経口糖尿病薬のスルホニル尿素薬（SU薬）は、膵臓のランゲルハンス島のB細胞にあるATP感受性K^+チャネルを閉じてインスリンの分泌を促進させる。膵臓ではこのK^+チャネルの閉鎖が脱分極を起こし、Ca^{2+}の流入でインスリン分泌が起こる。一方、K^+が細胞外に出ないことで痛みを感じなくなる。このATP感受性K^+チャネルが心筋細胞にもあるので狭心症と2型糖尿病を合併していて、SU薬を飲むとK^+チャネルが閉じて狭心症の痛みを感じなくなり、気付かないまま狭心症が進行することがある。これを無症候性虚血心疾患 silent myocardial ischemiaという。

問題18 脊髄神経

次の文章の空欄に、適切な語句を語句群から選び、記入しなさい。

[語句群] 脳神経　自律神経　中枢神経系　末梢神経系　前根　後根　1　3
5　6　8　10　12

● 脊髄から左右に出ている① _____ を脊髄神経とよび、頸神経② ____ 対、胸神経③ ____ 対、腰神経④ ____ 対、仙骨神経⑤ ____ 対、尾骨神経⑥ ____ 対の計31対ある。感覚神経が脊髄に入るところは⑦ ____ 、運動神経が脊髄から出るところは⑧ ____ である（ベル・マジャンディーの法則）。

問題19 皮膚分布

次の文章の空欄に、適切な語句を語句群から選び、記入しなさい。

[語句群] 脳神経　脊髄神経　自律神経　脊髄視床路　大脳髄質　大脳皮質
前角　後角　皮膚分布　皮膚分節

● 顔面および頭部前面の皮膚は① ____ で支配されるが、それ以外の皮膚は② ____ で支配される。それぞれの脊髄の③ ____ に入る感覚神経が支配する皮膚領域を④ ____ という。
● 関連痛は内臓と皮膚の障害受容器の軸索が同じ経路で脊髄③に入り、共通の⑤ ____ の神経に接続する。その結果、⑥ ____ の体性感覚野が④に従って内臓の痛みを皮膚の痛みとして感じる。

問題20 かゆみ

次の文章の空欄に、適切な語句を語句群から選び、記入しなさい。
また、[ ] 内の語句より適切なものを選択しなさい。

[語句群] セロトニン　ヒスタミン　モルヒネ　デルマドロール
K^+チャネル　H_1受容体　H_2受容体

● 真皮表層で、肥満細胞から放出された① ____ は、C線維上の② ____ に結合しかゆみを起こす。
● かゆみは痛みや冷感などより脳が感知する優先順位が[③ **高い　低い**] 感覚なので、痛みや冷却刺激でかゆみは [④ **軽減　増強**] される。
● 肝硬変、腎不全、膀胱がんなどの内臓病変で皮膚にかゆみを感じることがあり、それを⑤ ____ という。これらの病変に対抗するために放出される内因性⑥ ____ **様物質β-エンドルフィン**がかゆみを伝える神経にも作用するからである。

看護師国家試験で出題された過去問に加え、管理栄養士国家試験、理学療法士・作業療法士国家試験で出題された過去問を取り上げている。穴埋め記述問題で学んだ知識を生かしながら、数多くの問題を解くことで、生理学に対する苦手意識を克服しよう。

Chapter ❶ 細胞の基本機能

問題1 血漿の電解質組成を陽イオンと陰イオンに分けたグラフに示す。矢印で示すのはどれか。（第108回、2019）

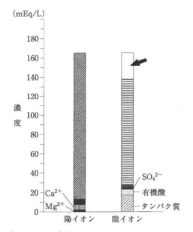

1．ナトリウムイオン
2．カリウムイオン
3．リン酸イオン
4．塩化物イオン
5．重炭酸イオン

問題2 成人の体重に占める体液の割合で最も高いのはどれか。（第108回、2019）
1．血漿　　　　2．間質液
3．細胞内液　　4．リンパ液

問題3 健常な成人の体重における水分の割合に最も近いのはどれか。（第102回、2013）
1．20%　　2．40%　　3．60%　　4．80%

問題4 血液中の濃度の変化が膠質浸透圧に影響を与えるのはどれか。（第107回、2018）
1．血小板　　2．赤血球　　3．アルブミン
4．グルコース　　5．ナトリウムイオン

問題5 腹水貯留と関係があるのはどれか。
（第93回、2004）
1．Hb 9.1 g/dL
2．アルブミン 2.9 g/dL
3．血中アンモニア 127 µg/dL
4．総ビリルビン 1.2 mg/dL

問題6 クワシオルコルにみられる特徴の組合せである。正しいのはどれか。1つ選べ。
（第33回管理栄養士国家試験、2019）

	浮腫	血清総たんぱく質値	肝腫大
1．	あり	正常	あり
2．	あり	低下	なし
3．	あり	低下	あり
4．	なし	正常	あり
5．	なし	低下	なし

問題7 生理食塩水の塩化ナトリウム濃度はどれか。（第104回、2015）
1．0.9%　　2．5%　　3．9%　　4．15%

問題8 血漿と等張のブドウ糖溶液の濃度はどれか。（第106回、2017）
1．5%　　2．10%　　3．20%　　4．50%

問題9 タンパク合成が行われる細胞内小器官はどれか。（第104回、2015）
1．核　　2．リボソーム　　3．リソソーム
4．ミトコンドリア　　5．Golgi〈ゴルジ〉装置

問題10 血漿蛋白質の大部分を合成しているのはどれか。（第110回、2021）
1．肺　　2．肝臓　　3．腎臓　　4．膵臓
5．脾臓

問題11　ホメオスタシスに関与するのはどれか。
2つ選べ。（第106回、2017）
1．味蕾　　2．筋紡錘　　3．痛覚受容器
4．浸透圧受容器　　5．中枢化学受容体

問題12　遺伝子について正しいのはどれか。
（第103回、2014）
1．DNAは体細胞分裂の前に複製される。
2．DNAは1本のポリヌクレオチド鎖である。
3．DNAの遺伝子情報からmRNAが作られることを翻訳という。
4．RNAの塩基配列に基づきアミノ酸がつながることを転写という。

問題13　核酸で正しいのはどれか。
（第100回、2011）
1．mRNAがアミノ酸をリボソームへ運ぶ。
2．DNAは1本のポリヌクレオチド鎖である。
3．DNAには遺伝子の発現を調節する部分がある。
4．RNAの塩基配列によってアミノ酸がつながることを転写という。

問題14　ウイルス性肝炎 viral hepatitisの起炎ウイルスでDNAウイルスはどれか。
（第110回、2021）
1．A型肝炎ウイルス　　2．B型肝炎ウイルス
3．C型肝炎ウイルス　　4．E型肝炎ウイルス

問題15　活動電位について正しいのはどれか。
（第103回、2014）
1．脱分極が閾値以上に達すると発生する。
2．細胞内が一過性に負（マイナス）の逆転電位となる。
3．脱分極期には細胞膜のカリウム透過性が高くなる。
4．有髄神経ではPurkinje〈プルキンエ〉細胞間隙を跳躍伝導する。

問題16　高カリウム血症 hyperkalemiaの患者でみられるのはどれか。（第109回、2020）
1．Trousseau（トルソー）徴候
2．心電図でのT波の増高
3．腸蠕動音の低下
4．四肢の麻痺

問題17　Aさん（27歳、男性）は、地震によって倒壊した建物に下腿を挟まれていたが、2日後に救出された。既往歴に特記すべきことはない。注意すべき状態はどれか。（第106回、2017）
1．尿崩症
2．高カリウム血症
3．低ミオグロビン血症
4．代謝性アルカローシス

問題18　15％塩化カリウム注射液原液の静脈内投与で起こり得るのはどれか。（第99回、2010）
1．無尿　　　2．発熱
3．心停止　　4．骨髄抑制

問題19　感染症の予防及び感染症の患者に対する医療に関する法律（感染症法）において、重症急性呼吸器症候群Severe Acute Respiratory Syndrome〈SARS〉の分類はどれか。
（第110回、2021）
1．一類感染症　　2．二類感染症
3．三類感染症　　4．四類感染症

Chapter ❷
骨格筋の機能

問題1　アセチルコリンで収縮するのはどれか。
2つ選べ。（第108回、2019）
1．心筋　　2．排尿筋　　3．腓腹筋
4．立毛筋　　5．瞳孔散大筋

問題2　筋収縮で正しいのはどれか。

（第105回、2016）

1．筋収縮はミオシンの短縮である。
2．アクチンにATP分解酵素が存在する。
3．α運動ニューロンは筋紡錘を興奮させる。
4．筋小胞体からカルシウムイオンが放出される。

問題3　骨格筋の収縮について正しいのはどれか。（第103回、2014）

1．筋収縮のエネルギー源はADPである。
2．収縮力は関節が伸展した状態で最大となる。
3．骨格筋は副交感神経の指令を受けて収縮する。
4．アクチンがミオシン上を滑走して筋収縮が起こる。

問題4　死亡後、硬直が始まる時間はどれか。

（第99回、2010）

1．約15分　　　　2．約2時間
3．約5時間　　　4．約8時間

問題5　筋萎縮性側索硬化症で生じにくい症状はどれか。（第52回理学療法士国家試験、2017）

1．舌萎縮　　　　　2．構音障害
3．上下肢麻痺　　　4．眼球運動障害
5．摂食嚥下障害

問題6　重症筋無力症myasthenia gravisで正しいのはどれか。（第109回、2020）

1．男性に多い。
2．心肥大を生じる。
3．朝に症状が強くなる。
4．自己免疫疾患である。
5．70歳以上に好発する。

問題7　重症筋無力症で正しいのはどれか。

（第49回理学療法士・作業療法士国家試験、2014）

1．女性より男性に多く発症する。
2．四肢では遠位筋の筋力低下が起きやすい。
3．夕方にかけて症状は軽快する。
4．末梢神経の連続刺激で振幅の増大がみられる。
5．コリンエステラーゼ阻害薬が用いられる。

問題8　ボツリヌス毒素を用いた治療で正しいのはどれか。

（第48回理学療法士・作業療法士国家試験、2013）

1．ボツリヌス毒素は前角細胞に作用する。
2．痙縮のある筋に対して筋肉注射を行う。
3．65歳以上の高齢者には禁忌である。
4．注射直後から最大効果を認める。
5．効果持続は約1年間である。

問題9　乳児への散剤の予薬について、親に指導する内容で適切なのはどれか。（第107回、2018）

1．ミルクに混ぜる。
2．はちみつに混ぜる。
3．少量の水に溶かす。
4．そのまま口に含ませる。

問題10　Parkinson（パーキンソン）病の症状で正しいのはどれか。（第101回、2012）

1．症状は対称性である
2．羽ばたき振戦がみられる。
3．四肢の筋肉は弛緩する。
4．動作が緩慢である。

問題11　Parkinson病のすくみ足を改善させる方法はどれか。（第49回理学療法士国家試験、2014）

1．足下を注視する。
2．体幹を屈曲する。
3．踵を持ち上げる。
4．一歩目を小さく前に出す。
5．床に書かれた横線をまたぐ。

問題12　抗精神病薬を服用中の統合失調症患者。意識障害、37.5℃以上の高熱、発汗および身体のこわばりが出現した。最も考えられるのはどれか。

（第48回理学療法士・作業療法士国家試験、2013）

1．アカシジア　　　　2．悪性症候群
3．急性ジストニア　　4．遅発性ジスキネジア
5．薬剤性Parkinson症候群

問題13　骨格筋で誤っているのはどれか。

（第37回理学療法士国家試験、2002）

1．成人では体重の40％を占める。
2．筋収縮にはカルシウムイオンが関与する。
3．姿勢保持筋は赤筋線維が多い。
4．ミトコンドリアは白筋線維に多い。
5．筋線維に横紋が見られる。

問題14　筋におけるタイプⅡb線維と比べたタイプⅠ線維の特徴はどれか。 2つ選べ。

（第49回理学療法士・作業療法士国家試験、2014）

1．持久力のある筋肉において比率が高い。
2．周囲組織の毛細血管が密である。
3．ヒラメ筋において比率が低い。
4．ミオグロビン量が少ない。
5．ミトコンドリアが少ない。

問題15　加齢によって高齢者に脱水が起こりやすくなる理由はどれか。 2つ選べ。

（第102回、2013）

1．骨量の減少
2．筋肉量の減少
3．末梢血管抵抗の増強
4．渇中枢の感受性の低下
5．腎臓のナトリウム保持機能の亢進

問題16　身体的フレイルの評価基準はどれか。 2つ選べ。（第110回、2021）

1．視力低下　　　　2．体重減少
3．聴力低下　　　　4．歩行速度の低下
5．腸蠕動運動の低下

問題17　フレイルの説明で正しいのはどれか。

（第52回理学療法士国家試験、2017）

1．サルコペニアと関連がある。
2．体重は増加している者が多い。
3．虚弱高齢者とは区別される病態を有する。
4．地域在住高齢者での該当者は2％程度である。
5．精神的な活力の低下は判断の要素に含まれない。

問題18　サルコペニアに関する記述である。最も適当なのはどれか。 1つ選べ。

（第34回管理栄養士国家試験、2020）

1．加齢による場合は、二次性サルコペニアという。
2．サルコペニアは、内臓脂肪量で評価する。
3　筋肉量は、増加する。
4．握力は、増大する。
5．歩行速度は、遅くなる。

問題19　Duchenne型筋ジストロフィーで正しいのはどれか。 2つ選べ。

（第48回理学療法士・、2013）

1．関節拘縮は生じにくい。
2．知覚障害はまれである。
3．筋委縮は遠位筋から始まる。
4．Gowers徴候が特徴である。
5．5歳ころまでに歩行不能になることが多い。

問題20　正しいのはどれか。

（第45回理学療法士・作業療法士国家試験、2010）

1．力は質量と速度との積である。
2．仕事は力と距離との積である。
3．ジュールは力の単位である。
4．ワットは仕事の単位である。
5．ニュートンは仕事率の単位である。

Chapter ❸
神経系の機能

問題1　三叉神経の機能はどれか。

（第109回、2020）

1．視覚　　　　2．眼球の運動
3．顔面の知覚　　4．表情筋の運動

問題2　三叉神経を求心路として起こるのはどれか。（第108回、2019）

1．瞬目反射　　　　2．対光反射
3．追跡運動　　　　4．輻輳反射

問題3　副交感神経を含む脳神経はどれか。2つ選べ。（第110回、2021）
1．動眼神経　　2．三叉神経　　3．内耳神経
4．迷走神経　　5．舌下神経

問題4　死の三徴候に基づいて観察するのはどれか。（第107回、2018）
1．腹壁反射　　2．輻輳反射
3．対光反射　　4．深部腱反射

問題5　第2～第4腰髄の障害を確認する方法で適切なのはどれか。（第109回、2020）
1．輻輳反射
2．膝蓋腱反射
3．Barré（バレー）徴候
4．Trendelenburg（トレンデレンブルグ）徴候

問題6　Barré（バレー）徴候の査定の開始時と判定時の写真を別に示す。左上肢のBarré（バレー）徴候陽性を示すのはどれか。
（第106回、2017）

【開始時】
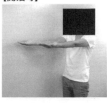

↓【判定時】（20秒後）
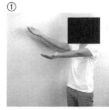 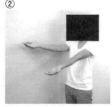
① ②
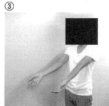 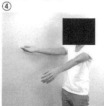
③ ④

1．①　　2．②　　3．③　　4．④

問題7　伸張反射の構成要素はどれか。2つ選べ。（第104回、2015）
1．骨膜　　2．筋紡錘　　3．腱紡錘
4．脊髄側角　　5．運動神経

問題8　伸張反射について正しいのはどれか。
（第53回理学療法士・作業療法士国家試験、2018）
1．侵害受容反射である。
2．単シナプス反射である。
3．求心性線維はⅠb群線維である。
4．遠心性線維はγ運動線維である。
5．筋紡錘内の錘内線維を支配するのはα運動線維である。

問題9　運動性言語中枢はどれか。
（第108回、2019）
1．中心後回
2．大脳基底核
3．Broca〈ブローカ〉野
4．Wernicke〈ウェルニッケ〉野

問題10　頭部CTを示す。論理的思考を制御する領域はどれか。（第107回、2018）

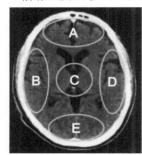

1．A
2．B
3．C
4．D
5．E

問題11　成人の睡眠で正しいのはどれか。
（第109回、2020）
1．レム睡眠中は骨格筋が弛緩する。
2．入眠前の喫煙は睡眠導入時間を短くする。
3．ノンレム睡眠中はエネルギー代謝が亢進する。
4．睡眠周期は90分のレム睡眠と数分のノンレム睡眠を繰り返す。

問題12 ノンレム睡眠中の状態で正しいのはどれか。（第107回、2018）

1. 骨格筋が弛緩している。
2. 夢をみていることが多い。
3. 大脳皮質の活動が低下している。
4. 組織の新陳代謝が低下している。

問題13 神経伝達物質と効果器の組合せで正しいのはどれか。（第107回、2018）

1. γ-アミノ酪酸GABA―――気管
2. アセチルコリン―――――瞳孔散大筋
3. アドレナリン―――――血管
4. セロトニン―――――――心筋
5. ドパミン―――――――汗腺

問題14 選択的セロトニン再取り込み阻害薬〈SSRI〉で正しいのはどれか。（第110回、2021）

1. パニック障害 panic disorderに対して有効である。
2. 抗コリン作用は三環系抗うつ薬よりも強い。
3. うつ症状が改善したら使用はすぐに中止する。
4. 抗うつ効果の評価は使用開始後3日以内に行う。

問題15 抗コリン薬の投与が禁忌の疾患はどれか。2つ選べ。（第104回、2015）

1. 疥癬 scabies
2. 緑内障 glaucoma
3. 大腿骨骨折 femoral fracture
4. 前立腺肥大症 prostatic hyperplasia
5. 前頭側頭型認知症 frontotemporal dementia

問題16 小脳失調でみられるのはどれか。
（第106回、2017）

1. 下肢の麻痺が認められる。
2. 姿勢保持が困難になる。
3. 血圧が不安定になる。
4. 体がこわばる。

問題17 出生時にみられるのはどれか。2つ選べ。（第101回、2012）

1. 把握反射
2. 緊張性頸反射
3. ホッピング反応
4. パラシュート反射
5. 視性立ち直り反射

問題18 生後10か月の健康な乳児にみられる神経反射はどれか。（第110回、2021）

1. 吸啜反射
2. Moro〈モロー〉反射
3. Landau〈ランドー〉反応
4. 探索〈ルーティング〉反射

問題19 新生児の反応の図を示す。Moro〈モロー〉反射はどれか。（第109回、2020）

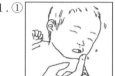 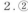   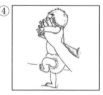

1. ①　2. ②　3. ③　4. ④

問題20 小脳の機能はどれか。2つ選べ。
（第104回、2015）

1. 関節角度の知覚
2. 振動感覚の中継
3. 姿勢反射の調節
4. 随意運動の制御
5. 下行性の疼痛抑制

問題21 前頭葉の障害に伴う症状で正しいのはどれか。2つ選べ。（第104回、2015）

1. 人格の変化
2. 感覚性失語
3. 自発性の欠乏
4. 平衡機能障害
5. 左右識別障害

問題22　後頭葉にあるのはどれか。

（第110回、2021）

1．嗅覚野　　　　2．視覚野
3．聴覚野　　　　4．体性感覚野

問題23　脊髄損傷の自律神経過反射でみられるのはどれか。2つ選べ。

（第52回理学療法士・作業療法士国家試験、2017）

1．頻脈　　2．高血圧　　　3．低血糖
4．顔面紅潮　　　5．損傷レベルより下の発汗

問題24　交通事故で腰椎骨折 lumbar vertebrae fractureし、第1腰髄節レベルで脊髄を損傷した。受傷当日にみられる症状で可能性が高いのはどれか。（第101回、2012）

1．尿閉　　　　　　　2．血圧上昇
3．頭蓋内圧亢進　　　4．麻痺性呼吸障害

問題25　脳神経とその機能の組み合わせで正しいのはどれか。（第103回、2014）

1．顔面神経──顔の感覚
2．舌下神経──舌の運動
3．動眼神経──眼球の外転
4．三叉神経──額のしわ寄せ

問題26　意識レベルを評価するスケールはどれか。（第109回、2020）

1．Borg（ボルグ）スケール
2．フェイススケール
3．ブリストルスケール
4．グラスゴー・コーマ・スケール（GCS）

問題27　呼吸中枢の存在する部位はどれか。

（第103回、2014）

1．大脳　　2．小脳　　3．延髄　　4．脊髄

問題28　視床下部の機能で正しいのはどれか。2つ選べ。（第103回、2014）

1．感覚系上行路の中継核
2．長期記憶の形成
3．摂食行動の調節
4．飲水行動の調節
5．姿勢の調節

問題29　図でノルアドレナリンが神経伝達物質である部位はどれか。（第91回、2002）

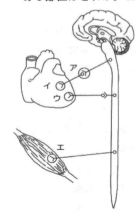

1．ア
2．イ
3．ウ
4．エ

問題30　交感神経の作用はどれか。2つ選べ。

（第109回、2020）

1．散瞳　　　　　　2．精神性発汗
3．腸蠕動の促進　　4．排尿筋の収縮
5．グリコーゲン合成の促進

問題31　副交感神経の作用はどれか。2つ選べ。

（第100回、2011）

1．瞳孔の収縮　　　　2．発汗の促進
3．気管支の拡張　　　4．唾液分泌の亢進
5．消化管運動の抑制

問題32　運動神経の神経伝達物質はどれか。

（第99回、2010）

1．ドーパミン（ドパミン）　2．ヒスタミン
3．セロトニン　　　　　　　4．アドレナリン
5．アセチルコリン

問題33　神経伝達物質でカテコールアミンはどれか。（第98回、2009）

1．ドーパミン（ドパミン）　2．セロトニン
3．γ－アミノ酪酸　　　　　4．アセチルコリン

問題34　神経線維の特徴で正しいのはどれか。

（第50回理学療法士・作業療法士国家試験、2015）

1．脳の白質は無髄神経線維である。

2．無髄神経線維はRanvier絞輪を有する。

3．自律神経節後線維は有髄神経線維である。

4．有髄線維は太いほど圧迫で障害を受けやすい。

5．有髄神経線維の伝導速度は線維の直径と反比例する。

問題35　多発性硬化症 multiple sclerosisで正しいのはどれか。2つ選べ。（第104回、2015）

1．脱髄病変が多発する。

2．髄液中のIgGは低下する。

3．視力低下は網脈絡膜炎retinochorioiditisによる。

4．MRIは病変の検出に有用である。

5．末梢神経が傷害されることが多い。

問題36　多発性硬化症について正しいのはどれか。（第52回理学療法士・作業療法士国家試験、2017）

1．女性よりも男性に多い。

2．再発と寛解を繰り返す。

3．発症は50歳以上が多い。

4．後遺障害を残すことは稀である。

5．白色人種に比べて黄色人種に多い。

問題37　運動神経の刺激の伝達経路を図に示す。Guillain-Barré（ギラン・バレー）症候群で主に障害される部位はどれか。（第103回、2014）

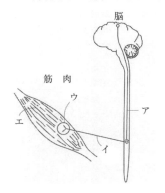

1．ア
2．イ
3．ウ
4．エ

問題38　Guillain-Barré（ギラン・バレー）症候群で正しいのはどれか。（第110回、2021）

1．若年者に多い。

2．遺伝性疾患である。

3．骨格筋に病因がある。

4．症状に日内変動がある。

5．抗ガングリオシド抗体が出現する。

Chapter ❹
血液と生体防御

問題1　貧血 anemiaを診断する際の指標となる血液検査項目はどれか。（第109回、2020）

1．アルブミン〈Alb〉

2．ヘモグロビン〈Hb〉

3．フィブリノゲン

4．プロトロンビン時間〈PT〉

問題2　貧血 anemia を伴う患者の爪の写真を示す。欠乏している栄養素はどれか。

（第109回、2020）

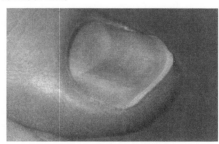

1．ビタミンB₁₂　　2．ビタミンC
3．葉酸　　　　　　4．鉄

問題3　悪性貧血pernicious anemiaで正しいの
　　　はどれか。2つ選べ。(第110回、2021)
1．黄疸が生じる。
2．異食症 picaが出現する。
3．小球性の貧血である。
4．胃癌 gastric cancerの発症率が高い。
5．自己免疫機序で発症する。

問題4　巨赤芽球性貧血megaloblastic anemiaの
　　　原因はどれか。(第110回、2021)
1．ビタミンA欠乏　　2．ビタミンB12欠乏
3．ビタミンC欠乏　　4．ビタミンE欠乏
5．ビタミンK欠乏

問題5　細菌感染による急性炎症で最初に反応す
　　　る白血球はどれか。(第109回、2020)
1．単球　　　　　2．好酸球
3．好中球　　　　4．好塩基球
5．リンパ球

問題6　採血の際、血液が凝固するのを防ぐため
　　　に試験管にクエン酸の結晶を入れておくことが
　　　ある。クエン酸によって血液から除かれるのは
　　　どれか。(第108回、2019)
1．トロンビン　　　　　2．プラスミン
3．カルシウムイオン　　4．ナトリウムイオン
5．フィブリノーゲン

問題7　血清に含まれないのはどれか。
　　　(第102回、2013)
1．インスリン　　　　　2．アルブミン
3．γ−グロブリン　　　4．β−グロブリン
5．フィブリノゲン

問題8　出血傾向を把握するために重要なのはど
　　　れか。2つ選べ。(第106回、2017)
1．血糖値　　2．血清鉄　　3．血小板数
4．アルカリフォスファターゼ値
5．活性化部分トロンボプラスチン時間〈APTT〉

問題9　貪食能を有するのはどれか。2つ選べ。
　　　(第95回、2006)
1．巨核球　　2．好中球　　3．形質細胞
4．T細胞　　5．単球

問題10　貪食能を有する細胞はどれか。
　　　(第105回、2016)
1．好酸球　　2．Bリンパ球　　3．線維芽細胞
4．血管内皮細胞　　5．マクロファージ

問題11　ペニシリン投与によって呼吸困難になっ
　　　た患者への第一選択薬はどれか。
　　　(第102回、2013)
1．アドレナリン　　　　2．ジギタリス
3．テオフィリン　　　　4．抗ヒスタミン薬
5．副腎皮質ステロイド

問題12　食物アレルギーのある8歳の児童がアナ
　　　フィラキシーショックを発症した場合の対応と
　　　して適切なのはどれか。(第103回、2014)
1．水分の補給
2．抗ヒスタミン薬の内服
3．副腎皮質ステロイドの吸入
4．アドレナリンの筋肉内注射

問題13　特定の抗原となる物質によって生じるア
　　　レルギー反応で引き起こされるショックはどれ
　　　か。(第105回、2016)
1．心原性ショック
2．出血性ショック
3．神経原性ショック
4．アナフィラキシーショック

問題14　Ⅰ型アレルギーはどれか。
　　　(第100回、2011)
1．接触皮膚炎　　　　2．潰瘍性大腸炎
3．過敏症肺臓炎　　　4．ツベルクリン反応陽性
5．アナフィラキシーショック

問題15　アナフィラキシーショックで正しいのは
　　　どれか。2つ選べ。(第108回、2019)
1．徐脈になる。
2．重症例では死に至る。
3．気道粘膜の浮腫を生じる。
4．Ⅲ型アレルギー反応である。
5．副腎皮質ステロイドは禁忌である。

問題16 ラテックス製手袋を着用した直後に口唇・手足のしびれと喉頭の違和感を自覚した。原因となる病態はどれか。（第109回、2020）

1．Ⅰ型アレルギー　　　2．Ⅱ型アレルギー
3．Ⅲ型アレルギー　　　4．Ⅳ型アレルギー

問題17 輸血後、数日から数週間経過してから出現する副作用（有害事象）はどれか。

（第107回、2018）

1．溶血性反応
2．末梢血管収縮反応
3．アナフィラキシー反応
4．輸血後移植片対宿主病 post-transfusion graft-versus-host disease（PT-GVHD）

問題18 抗原によって感作されたTリンパ球による細胞性免疫が主体となるのはどれか。

（第110回、2021）

1．花粉症 pollinosis　　　2．蕁麻疹
3．ツベルクリン反応
4．アナフィラキシーショック anaphylactic shock
5．インフルエンザ influenzaの予防接種

問題19 免疫機能に関与する細胞はどれか。

（第104回、2015）

1．血小板　　2．白血球　　3．網赤血球
4．成熟赤血球

問題20 白血球減少症 leukopeniaで正しいのはどれか。2つ選べ。（第104回、2015）

1．EBウイルス感染によって起こる。
2．好塩基球数は増加する。
3．好中球減少症neutropeniaでは細菌に感染しやすくなる。
4．白血球数が3,000/μL下をいう。
5．無顆粒球症agranulocytosisは単球がなくなった病態をいう。

問題21 白血球について正しいのはどれか。

（第103回、2014）

1．酸素を運搬する。
2．貪食作用がある。
3．骨髄で破壊される。
4．血液1μL中に10万〜20万個含まれる。

問題22 胎生期から小児期の血清免疫グロブリン濃度の年齢による変動を図に示す。①が示しているのはどれか。（第107回、2018）

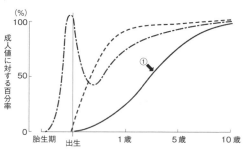

1．IgA　　2．IgD　　3．IgG　　4．IgM

問題23 抗体を産生するのはどれか。

（第101回、2012）

1．顆粒球　　2．T細胞　　3．NK細胞
4．形質細胞　　5．マクロファージ

問題24 免疫担当細胞とその機能の組合わせで正しいのはどれか。（第100回、2011）

1．好中球————————抗原の提示
2．肥満細胞——————補体の活性化
3．形質細胞——————抗体の産生
4．ヘルパーT細胞———貪食

問題25 全身性エリテマトーデスsystemic lupus erythematosus（SLE）で正しいのはどれか。2つ選べ。（第109回、2020）

1．遺伝素因の関与が大きい。
2．発症には男性ホルモンが関与する。
3．中枢神経症状は生命予後に影響する。
4．Ⅰ型アレルギーによる免疫異常である。
5．適切に治療しても5年生存率は50％である。

問題26 新生児のビタミンK欠乏で正しいのはどれか。（第93回、2004）

1．人工栄養児に多い。
2．生後24時間以内の発症が多い。
3．吐血や下血を生じる。
4．発症時はビタミンK2を内服する。

問題27 血中濃度が上昇すると黄疸となるのはどれか。（第102回、2013）

1．グルコース　　2．ビリルビン
3．クレアチニン　　4．総コレステロール

問題28 正期産の低出生体重児に起こりやすいのはどれか。（第98回、2009）

1．高血糖　　2．高ビリルビン血症
3．新生児メレナ　　4．溶血性貧血

問題29 早期新生児の生理的黄疸で正しいのはどれか。（第110回、2021）

1．生後24時間以内に出現し始める。
2．皮膚の黄染は、腹部から始まる。
3．生後4、5日でピークとなる。
4．便が灰白色になる。

問題30 血液中のビリルビンの由来はどれか。
（第110回、2021）

1．核酸　　2．メラニン　　3．アルブミン
4．グリコゲン　　5．ヘモグロビン

問題31 ワルファリンと拮抗作用があるのはどれか。（第102回、2013）

1．ビタミンA　　2．ビタミンC
3．ビタミンD　　4．ビタミンE
5．ビタミンK

問題32 チアノーゼのときの皮膚の色に最も近いのはどれか。（第102回、2013）

1．青　　2．赤　　3．黄　　4．白

問題33 エリスロポエチンの産生が高まるのはどれか。（第97回、2008）

1．血圧低下　　2．血糖値の低下
3．腎機能の低下　　4．動脈血酸素分圧の低下

問題34 造血で正しいのはどれか。（第91回、2002）

1．造血幹細胞は末梢血に存在しない。
2．造血幹細胞は臍帯血にも存在する。
3．エリスロポエチンは高酸素血症に反応して産生される。
4．顆粒球コロニー刺激因子によってリンパ球は増加する。

問題35 母児血液型Rh不適合による溶血で正しいのはどれか。（第96回、2007）

1．遅延型過敏症である。
2．児の自己抗体が溶血を起こす。
3．治療として血漿交換を行う。
4．父親がRh（＋）のときに起こる。

問題36 血液型O型Rh（D）陰性の経産婦。夫の血液型はA型Rh（D）陽性である。妊婦の血液検査で最も留意する項目はどれか。
（第96回、2007）

1．血色素量　　2．血小板数
3．不規則抗体　　4．総ビリルビン値

問題37 血小板の機能はどれか。（第94回、2005）

1．抗体産生　　2．浸透圧調節
3．酸素の運搬　　4．血液凝固

問題38 感染症と感染経路の組合せで正しいのはどれか。（第110回、2021）

1．結核 tuberculosis――――接触感染
2．麻疹 measles――――空気感染
3．マラリア malaria――――飛沫感染
4．インフルエンザ influenza――――経口感染

Chapter ❺ 循環

問題1　心音の聴取でⅠ音がⅡ音より大きく聴取されるのはどれか。ただし、●は聴取部位を示す。（第108回、2019）

1．①　　2．②　　3．③　　4．④

問題2　心電図検査における肢誘導はどれか。2つ選べ。（第108回、2019）

1．Ⅰ　　　　　2．Ｖ1　　　　3．Ｖ2
4．Ｖ3Ｒ　　　5．aVR

問題3　刺激伝導系でないのはどれか。
（第106回、2017）

1．腱索　　2．洞房結節　　3．房室結節
4．Purkinje〈プルキンエ〉線維

問題4　胸管で正しいのはどれか。
（第104回、2015）

1．弁がない。
2．静脈角に合流する。
3．癌細胞は流入しない。
4．主に蛋白質を輸送する。

問題5　心臓の自動的収縮について正しいのはどれか。（第103回、2014）

1．運動神経で促進される。
2．興奮を伝える刺激伝導系がある。
3．ペースメーカーはHis〈ヒス〉束である。
4．中脳の血管運動中枢による支配を受ける。

問題6　ペースメーカー植込みの有無を事前に確認すべき検査はどれか。（第109回、2020）

1．超音波検査　　　　　　2．エックス線撮影
3．骨シンチグラフィー
4．磁気共鳴画像（MRI）

問題7　固有心筋の特徴はどれか。
（第109回、2020）

1．平滑筋である。
2．骨格筋よりも不応期が短い。
3．活動電位にプラトー相がみられる。
4．筋層は右心室の方が左心室より厚い。

問題8　収縮期血圧の上昇をきたす要因はどれか。（第102回、2013）

1．副交感神経の興奮
2．循環血液量の減少
3．末梢血管抵抗の増大
4．血液の粘稠度の低下
5．動脈血酸素分圧〈PaO_2〉の上昇

問題9　二次性高血圧secondary hypertensionの原因となるホルモンはどれか。（第109回、2020）

1．アルドステロン　　　2．ソマトスタチン
3．グルカゴン　　　　　4．メラトニン

問題10　アルドステロンで正しいのはどれか。
（第106回、2017）

1．近位尿細管に作用する。
2．副腎髄質から分泌される。
3．ナトリウムの再吸収を促進する。
4．アンジオテンシンⅠによって分泌が促進される。

問題11　狭心症の治療に使う薬はどれか。

（第106回、2017）

1．アンジオテンシンⅡ受容体拮抗薬

2．スルホニル尿素薬　　3．ジギタリス製剤

4．抗血緊板薬　　　　　5．硝酸薬

問題12　カルシウム拮抗薬の血中濃度を上げる食品はどれか。（第110回、2021）

1．牛乳　　　　　2．納豆

3．ブロッコリー　4．グレープフルーツ

問題13　リンパ系について正しいのはどれか。

（第101回、2012）

1．リンパ管には弁がない。

2．吸収された脂肪を輸送する。

3．胸管は鎖骨下動脈に合流する。

4．リンパの流れは動脈と同方向である。

問題14　リンパ系について正しいのはどれか。

（第100回、2011）

1．リンパ液の主成分は赤血球である。

2．リンパ液に脂肪成分は含まれない。

3．過剰な組織液はリンパ管に流入する。

4．胸管のリンパ液は動脈系へ直接流入する。

問題15　心臓の模式図を示す。通常のペースメーカーはどれか。（第100回、2011）

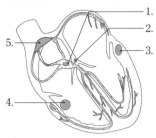

問題16　動脈で正しいのはどれか。（第97回、2008）

1．骨格筋の収縮は動脈の血流を助けている。

2．内膜、中膜および外膜のうち中膜が最も厚い。

3．逆流を防ぐ弁が備わっている。

4．大動脈は弾性線維が乏しい。

問題17　心筋梗塞に特徴的な心電図所見で正しいのはどれか。（第53回作業療法士国家試験、2018）

1．F波の出現　　　　2．P波の増高

3．QRS波の脱落　　　4．PQ間隔の延長

5．異常Q波の出現

問題18　急性心筋梗塞において上昇のピークが最も早いのはどれか。（第101回、2012）

1．AST（GOT）　　2．ALT（GPT）

3．LD（LDH）　　　4．CK（CPK）

問題19　図は心筋梗塞発症後の検査値に異常が出現する時期と程度を示している。空欄に当てはまるのはどれか。（第90回、2001）

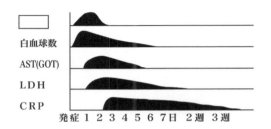

1．カルシウム　　　2．クレアチンキナーゼ

3．赤血球数　　　　4．尿素窒素

問題20　急性左心不全の症状はどれか。

（第103回、2014）

1．肝腫大　　　　2．呼吸困難

3．下腿浮腫　　　4．頸動脈怒張

問題21　慢性心不全患者に対する運動療法の効果で正しいのはどれか。2つ選べ。

（第55回理学療法士国家試験、2020）

1．BNPの増加　　　　　2．QOLの改善

3．運動耐容能の向上　　4．左室駆出率の低下

5．交感神経活性の亢進

問題22　閉塞性動脈硬化症 arteriosclerosis obliterans〈ASO〉について正しいのはどれか。（第110回、2021）

1．橈骨動脈に好発する。
2．粥状硬化が原因である。
3．末梢血流量が増加する。
4．歩行によって痛みが改善する。
5．中小動脈の非化膿性炎症で生じる。

問題23　下肢の閉塞性動脈硬化症〈ASO〉の症状はどれか。（第102回、2013）

1．間欠性跛行
2．線維束性収縮
3．近位筋優位の萎縮
4．足背動脈の拍動の亢進
5．登攀性起立（Gowers〈ガワーズ〉）徴候

Chapter ❻
呼吸

問題1　肺サーファクタントの分泌によって胎児の肺機能が成熟する時期はどれか。（第106回、2017）

1．在胎10週ころ　　2．在胎18週ころ
3．在胎26週ころ　　4．在胎34週ころ

問題2　呼吸不全respiratory failureについて正しいのはどれか。（第107回、2018）

1．喘息asthmaの重積発作によって慢性呼吸不全chronic respiratory failureになる。
2．動脈血酸素分圧（PaO₂）で2つの型に分類される。
3．動脈血二酸化炭素分圧（PaCO₂）が60mmHg以下をいう。
4．Hugh-Jones（ヒュー・ジョーンズ）分類は呼吸困難の程度を表す。

問題3　吸息時に収縮する筋はどれか。2つ選べ。（第104回、2015）

1．腹直筋　　2．腹横筋　　3．横隔膜
4．外肋間筋　　5．内肋間筋

問題4　努力性呼気時に働く筋はどれか。2つ選べ。（第54回理学療法士・作業療法士国家試験2019）

1．腹直筋　　2．横隔膜　　3．外肋間筋
4．内肋間筋　　5．胸鎖乳突筋

問題5　「安静時呼吸」、「深呼吸」、「徐々に深くなっていく呼吸」に伴う肺容量の変化を図に示す。肺活量を示すのはどれか。（第109回、2020）

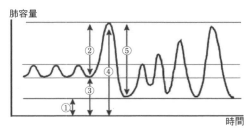

1．①　2．②　3．③　4．④　5．⑤

問題6　45歳の男性。息切れで階段を登れなくなったため受診した。スパイログラムで図のような計測値と努力呼出曲線を得た。この患者の1秒率で最も近いのはどれか。（第44回理学療法士・作業療法士国家試験、2009）

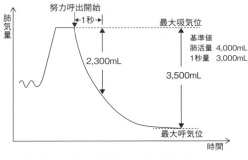

1．88％　　2．83％　　3．70％
4．66％　　5．58％

問題7 全肺気量の計算式を示す。肺活量＋
（　　）＝全肺気量、（　　）に入るのはどれ
か。（第101回、2012）
1．残気量　　　　2．予備吸気量
3．1回換気量　　4．予備呼気量

問題8 肺気量で正しいのはどれか。2つ選べ。
（第54回理学療法士・作業療法士国家試験、2019）
1．1秒率＝1秒量 ÷ ％肺活量
2．機能的残気量＝予備吸気量 ＋ 残気量
3．最大吸気量＝1回換気量 ＋ 予備吸気量
4．残気量＝全肺気量 − 肺活量
5．肺活量＝予備吸気量 ＋ 予備呼気量

問題9 75歳の男性。身長170cm、体重48kg、BMI16.6。
約10年前から呼吸困難が出現し自宅近くの医院
で加療していた。徐々に呼吸困難感が増悪して
きており、50m程度の連続歩行で呼吸困難感の
ため休息が必要である。動脈血ガス分析PaO₂
65Torr、PaCO₂ 48Torr、肺機能検査%VC81%、
FEV₁%31%であった。患者の胸部エックス線
写真を示す。予測されるフロー・ボリューム曲
線として最も適切なのはどれか。
（第55回理学療法士国家試験2020）

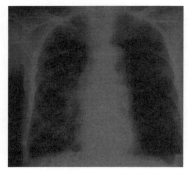

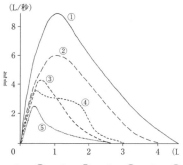

1．①　2．②　3．③　4．④　5．⑤

問題10 過換気でみられるのはどれか。
（第107回、2018）
1．骨格筋の弛緩
2．血中酸素分圧の低下
3．体循環系の血管の収縮
4．代謝性アルカローシス
5．血中二酸化炭素分圧の上昇

問題11 22歳の女性。四肢のしびれと胸部絞扼感
とを訴えている。胸部聴診所見は正常、呼吸数
35/分、脈拍数88/分、血圧118/72 mmHgであっ
た。この患者の動脈血ガス分析で最も考えられ
るのはどれか。（第95回、2006）
1．pH 7.30、PaO₂　66 mmHg、PaCO₂、49 mmHg
2．pH 7.37、PaO₂　97 mmHg、PaCO₂、41 mmHg
3．pH 7.43、PaO₂　75 mmHg、PaCO₂、37 mmHg
4．pH 7.53、PaO₂　112 mmHg、PaCO₂、28 mmHg

問題12 酸塩基平衡の異常と原因の組み合わせで
正しいのはどれか。（第102回、2013）
1．代謝性アルカローシス——下痢
2．代謝性アシドーシス———嘔吐
3．代謝性アシドーシス———慢性腎不全
4．呼吸性アシドーシス———過換気症候群

問題13 Aさん（34歳、女性）は、気管支喘息
bronchial asthmaで定期的に通院している。朝
から喘息発作があり呼吸困難が生じたため、救
急外来を受診した。経皮的動脈血酸素飽和度
〈SpO₂〉95 %、動脈血液ガス分析（room air）
で動脈血酸素分圧〈PaO₂〉90Torr、動脈血二
酸化炭素分圧〈PaCO₂〉55Torr、pH 7.30、
HCO₃−25mEq/Lであった。Aさんの状態で考
えられるのはどれか。（第110回、2021）
1．呼吸性アシドーシス
2．呼吸性アルカローシス
3．代謝性アシドーシス
4．代謝性アルカローシ

問題14 慢性閉塞性肺疾患 chronic obstructive pulmonary disease について正しいのはどれか。（第106回、2017）

1. 残気量は減少する。
2. ％肺活量の低下が著明である。
3. 肺コンプライアンスは上昇する。
4. 可逆性の気流閉塞が特徴である。

問題15 1回換気量に関係なく吸入酸素濃度を調節できる器具はどれか。（第108回、2019）

1. 鼻カニューレ　　2. フェイスマスク
3. ベンチュリーマスク
4. リザーバー付酸素マスク

問題16 CO_2と換気の関係で正しいのはどれか。
（第46回理学療法士・作業療法士国家試験、2011）

1. 換気が低下すると呼吸性アルカローシスを生じる。
2. 代謝性アシドーシスでは換気が増加する。
3. $PaCO_2$は通常24Torrに維持されている。
4. $PaCO_2$は呼吸性アルカローシスで上昇する。
5. $PaCO_2$が低下すると換気が増大する。

問題17 気管支の構造で正しいのはどれか。
（第100回、2011）

1. 左葉には3本の葉気管支がある。
2. 右気管支は左気管支よりも長い。
3. 右気管支は左気管支よりも直径が大きい。
4. 右気管支は左気管支よりも分岐角度が大きい。

問題18 気管で正しいのはどれか。2つ選べ。
（第109回、2020）

1. 軟骨は筒状である。
2. 胸骨角の高さで分岐する。
3. 交感神経の働きで収縮する。
4. 吸息相の気管内圧は陰圧である。
5. 頸部では食道の背側に位置する。

問題19 気管内吸引の時間が長いと低下しやすいのはどれか。（第103回、2014）

1. 血圧　　　2. 体温
3. 血糖　　　4. 動脈血酸素飽和度〈SaO_2〉

問題20 血液のpH調節に関わっているのはどれか。2つ選べ。（第110回、2021）

1. 胃　　　　2. 肺　　　　3. 心臓
4. 腎臓　　　5. 膵臓

問題21 パルスオキシメータで計測する酸素飽和度について正しいのはどれか。
（第53回作業療法士国家試験、2018）

1. 健常成人では85〜90 ％の値となる。
2. 赤色光と赤外光を用いて測定する。
3. 血行障害があっても正確である。
4. 動脈血酸素分圧に比例する。
5. 歩行中は計測できない。

問題22 貧血がなく、体温36.5度、血液pH7.4の場合、動脈血酸素飽和度〈SaO_2〉90％のときの動脈血酸素分圧は〈PaO_2〉はどれか。
（第101回、2012）

1. 50 Torr　　2. 60 Torr
3. 70 Torr　　4. 80 Torr

問題23 ヘモグロビンの酸素解離曲線を図に示す。矢印の方向に移動させる状態はどれか。2つ選べ。（第48回理学療法士・作業療法士国家試験、2013）

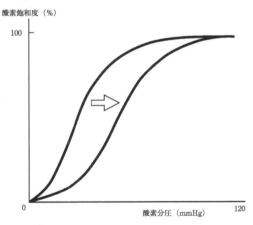

1. 体温の下降
2. 激しい運動
3. 代謝性アルカローシス
4. 動脈血の二酸化炭素分圧の上昇
5. 血中2,3-DPG（ジフォスフォグリセリン酸）の濃度低下

問題24　呼吸性アシドーシスをきたすのはどれか。（第101回、2012）

1．飢餓　　2．過換気　　3．敗血症
4．CO$_2$ナルコーシス　　5．乳酸アシドーシス

問題25　呼吸で正しいのはどれか。（第97回、2008）

1．横隔膜は吸気時に収縮する。
2．睡眠時の呼吸は随意運動である。
3．最大呼気時の機能的残気量は0になる。
4．動脈血酸素分圧は肺胞内酸素分圧に等しい。

問題26　成人の呼吸運動で正しいのはどれか。

（第96回、2007）

1．胸腔内圧は呼気時に陽圧となる。
2．呼吸筋は主に吸気に用いられる。
3．腹式呼吸は胸式呼吸より呼吸容積が大きい。
4．動脈血二酸化炭素分圧の低下は呼吸運動を促進する。

問題27　ガスの運搬で正しいのはどれか。

（第94回、2005）

1．肺でのガス交換は拡散によって行われる。
2．酸素は炭酸ガスよりも血漿中に溶解しやすい。
3．酸素分圧の低下でヘモグロビンと酸素は解離しにくくなる。
4．静脈血中に酸素はほとんど含まれない。

Chapter ❼
消化吸収

問題1　咀嚼筋はどれか。（第109回、2020）

1．頬筋　　　　2．咬筋
3．口輪筋　　　4．胸鎖乳突筋

問題2　嚥下に関わる脳神経はどれか。

（第107回、2018）

1．嗅神経　　　　2．外転神経
3．滑車神経　　　4．迷走神経

問題3　咀嚼で正しいのはどれか。（第97回、2008）

1．唾液にムチンが含まれている。
2．咀嚼筋の不随意的収縮で行われる。
3．舌の運動は三叉神経によって支配される。
4．顎関節を形成するのは下顎骨と頬骨である。

問題4　嚥下で正しいのはどれか。（第95回、2006）

1．嚥下運動は不随意運動である。
2．食塊は口腔→喉頭→食道と移動する。
3．軟口蓋は気管と食道との交通を遮断する。
4．食塊は蠕動運動によって食道内を移送される。

問題5　胆汁の作用はどれか。（第108回、2019）

1．殺菌　　　　　　2．脂肪の乳化
3．蛋白質の分解　　4．炭水化物の分解
5．膵臓

問題6　胆汁について正しいのはどれか。

（第53回理学療法士・作業療法士国家試験、2018）

1．脂肪の吸収を抑制する。
2．消化酵素が含まれる。
3．食物の摂取によって分泌が増加する。
4．胆汁酸塩の大部分は大腸で再吸収される。
5．胆嚢で産生される。

問題7　排便反射の反射弓を構成するのはどれか。2つ選べ。（第108回、2019）

1．下腸間膜神経節　　　2．腹腔神経節
3．骨盤神経　　4．腰髄　　5．仙髄

問題8　小腸で消化吸収される栄養素のうち、胸管を通って輸送されるのはどれか。

（第107回、2018）

1．糖質　　2．蛋白質　　3．電解質
4．中性脂肪　　5．水溶性ビタミン

問題9　膵液について正しいのはどれか。

（第106回、2017）

1．弱アルカリ性である。
2．糖質分解酵素を含まない。
3．セクレチンによって分泌量が減少する。
4．Langerhans〈ランゲルハンス〉島のβ細胞から分泌される。

問題10 胃酸の分泌を抑制するのはどれか。

（第105回、2016）

1．アセチルコリン　　2．ガストリン

3．セクレチン　　　　4．ヒスタミン

問題11 胃から分泌されるホルモンはどれか。

（第110回、2021）

1．ガストリン　　　　2．セクレチン

3．胃抑制ペプチド　　4．コレシストキニン

問題12 正常な胃液のpHはどれか。

（第103回、2014）

1．pH 1〜2　　　2．pH 4〜5

3．pH 7〜8　　　4．pH 10〜11

Chapter ❽
栄養と代謝

問題1 健常な成人において、血液中のグルコース濃度が低下した時に、グルカゴンの働きでグリコゲンを分解してグルコースを生成し、血液中に放出するのはどれか。（第109回、2020）

1．肝臓　　2．骨格筋　　3．脂肪組織

4．心臓　　5．膵臓

問題2 蛋白質で正しいのはどれか。

（第104回、2015）

1．アミノ酸で構成される。

2．唾液により分解される。

3．摂取するとそのままの形で体内に吸収される。

4．生体を構成する成分で最も多くの重量を占める。

問題3 痛風で正しいのはどれか。（第97回、2008）

1．中年女性に多い。

2．痛風結節は痛みを伴う。

3．発作は飲酒で誘発される。

4．高カルシウム血症が要因である。

問題4 Aさん（35歳、女性）は、親愛活動レベルⅡ、月経周期は規則的である。1週間に摂取したエネルギー及び栄養素の平均値を表に示す。日本人の食事摂取基準（2010年版）に達するために追加するとよい食品はどれか。

（第101回、2012）

（1日当たり）

エネルギー	蛋白質	脂肪	ビタミンC	カルシウム	鉄	食物繊維
1,900 kcal	50 g	40 g	150 mg	450 mg	13.0 mg	20 g

1．卵1個（55 g）

2．レバー2切れ（50 g）

3．イチゴ10粒（120 g）

4．普通牛乳200 mL（206 g）

問題5 肝性脳症 hepatic encephalopathyの直接的原因はどれか。（第110回、2021）

1．尿酸　　　　　　2．アンモニア

3．グルコース　　　4．ビリルビン

問題6 アルコールを多飲する人によくみられ、意識障害、眼球運動障害および歩行障害を特徴とするのはどれか。（第110回、2021）

1．肝性脳症 hepatic encephalopathy

2．ペラグラ pellagra

3．Wernicke〈ウェルニッケ〉脳症 Wernicke's encephalopathy

4．Creutzfeldt-Jakob〈クロイツフェルト・ヤコブ〉病 Creutzfeldt-Jakob disease

Chapter ❾
体温とその調節

問題1 体温のセットポイントが突然高く設定されたときに起こるのはどれか。（第109回、2020）

1．立毛　　　　2．発汗

3．代謝抑制　　4．皮膚血管拡張

問題2　Aさん（28歳、男性）。海外出張で訪れたアフリカ地域から帰国後1週に39 ℃の発熱と解熱を繰り返すため外来を受診した。腹部症状は特にない。予測される感染症は何か。

（第109回、2020）

1．マラリア malaria　　2．コレラ cholera
3．赤痢 amebiasis　　4．破傷風 tetanus

問題3　体温調節中枢があるのはどれか。

（第108回、2019）

1．橋　　2．延髄　　3．小脳
4．大脳皮質　　5．視床下部

問題4　低体温からの回復に伴う生体の反応はどれか。（第104回、2015）

1．廃用　　　2．発汗
3．ふるえ　　4．乳酸の蓄積

問題5　体温に影響しないのはどれか。

（第105回、2016）

1．運動　　2．食事　　3．ふるえ
4．不感蒸泄　　5．精神性発汗

問題6　体温を調節しているのはどれか。

（第104回、2015）

1．橋　　　2．小脳
3．中脳　　4．視床下部

問題7　体温低下を引き起こすのはどれか。

（第110回、2021）

1．カテコラミンの分泌亢進
2．甲状腺ホルモンの分泌低下
3．副甲状腺ホルモン（PTH）の分泌低下
4．副腎皮質刺激ホルモン（ACTH）の分泌亢進

Chapter ⑩ 尿の生成と排泄

問題1　腎臓について正しいのはどれか。2つ選べ。（第48回理学療法士・作業療法士国家試験、2013）

1．右腎は左腎より高い位置にある。
2．腎皮質は髄質に比べて薄紅白色を呈する。
3．腎小体は腎皮質にある。
4．尿細管はネフロンの構成要素である。
5．Henle係蹄は腎小体にある。

問題2　成人の膀胱の平均容量はどれか。

（第105回、2016）

1．100 mL　　2．500 mL
3．1,000 mL　　4．1,500 mL
［2］

問題3　成人で1日の尿量が100 mL以下の状態を示すのはどれか。（第109回、2020）

1．希尿　　　2．頻尿
3．乏尿　　　4．無尿

問題4　健康な成人における1日の平均尿量はどれか。（第110回、2021）

1．100 mL　　　2．500 mL
3．1,500 mL　　4．2,500 mL

問題5　成人の正常尿で正しいのはどれか。

（第99回、2010）

1．尿比重が1.025である。
2．排尿直後は無色である。
3．1日尿量は 400 mLである。
4．排尿直後にアンモニア臭がある。

問題6　排尿時に収縮するのはどれか。

（第109回、2020）

1．尿管　　2．尿道　　3．膀胱平滑筋
4．内尿道括約筋　　5．外尿道括約筋

問題7　腎機能を示す血液検査項目はどれか。

（第108回、2019）

1．中性脂肪　　　2．ビリルビン
3．AST〈GOT〉　4．クレアチニン
5．LDLコレステロール

問題8　慢性腎不全 chronic renal failure によっ
　　て起こるのはどれか。2つ選べ。

（第105回、2016）

1．低血圧　　　　　2．低リン血症
3．低カリウム血症　4．低カルシウム血症
5．代謝性アシドーシス

問題9　慢性腎臓病chronic kidney diseaseの説
　　明で正しいのはどれか。（第103回、2014）

1．糖尿病腎症は含まれない。
2．病期分類の5期から蛋白制限が必要である。
3．腎障害を示す所見が1週間持続すれば診断出
　　来る。
4．糸球体濾過量（GFR）の低下は診断の必要
　　条件である。
5．病期の進行とともに心血管疾患のリスクも高
　　くなる。

問題10　尿および血清に含まれる物質を表にし
　　た。クレアチニンはどれか。（第94回、2005）

物　質	濃度（mg/dL）	
	尿	血清
ア	350	300
イ	150	20
ウ	75	1
エ	0	100

1．ア　　2．イ　　3．ウ　　4．エ

問題11　CKD（慢性腎臓病）の栄養アセスメン
　　トに関する記述である。最も適当なのはどれ
　　か。1つ選べ。（第34回管理栄養士国家試験、2020）

1．推算糸球体濾過量（eGFR）の算出には、血
　　清クレアチニン値を用いる。
2．重症度分類には、尿潜血を用いる。
3．たんぱく質摂取量の推定には、1日尿中尿酸
　　排泄量を用いる。
4．ビタミンD活性化障害の評価には、血清カリ
　　ウム値を用いる。
5．エリスロポエチン産生障害の評価には、血清
　　マグネシウム値を用いる。

問題12　血液透析を受けている患者への食事指導
　　で適切なのはどれか。（第100回、2011）

1．乳製品の摂取を勧める。
2．レバーの摂取を勧める。
3．穀物の摂取を制限する。
4．生野菜の摂取を制限する。

問題13　Aさん（34歳、男性）は、運送会社で配達
　　を担当している。6か月前の職場の健康診断で、
　　血圧142/90 mmHgと尿蛋白2⁺、尿潜血2⁺を指
　　摘されたが放置していた。1週間前、感冒様症
　　状の後に紅茶色の尿がみられたため内科を受診
　　した。血清IgAが高値でIgA腎症 IgA nephropathy
　　が疑われ入院した。Aさんは退院後、仕事が忙し
　　くなり一度も受信せずに2年が経過した。2か月
　　前から疲れやすくなったが、仕事のせいだと思い
　　放置していた。1週前から息切れ、食欲不振お
　　よび浮腫があり、昨日から眠気、悪心および嘔
　　吐出現したため外来を受診した。体温36.5 ℃、
　　脈拍98回/分、血圧 238/112 mmHgであった。血
　　液検査データは、尿素窒素 100 mg/dL、クレア
　　チニン 12.0 mg/dL、Hb 7.1 g/dL。胸部エックス
　　写真で心拡大と肺うっ血とが認められ入院した。
　　直ちに行われるのはどれか。2つ選べ。

（第105回、2016）

1．輸血　　　　　　2．血液透析
3．利尿薬の内服　　4．胸腔ドレナージ
5．降圧薬の点滴静脈内注射

問題14　ナトリウムイオンが再吸収される主な部
位はどれか。（第102回、2013）
1．近位尿細管
2．Henle〈ヘンレ〉のループ〈係蹄〉下行脚
3．Henle〈ヘンレ〉のループ〈係蹄〉上行脚
4．遠位尿細管
5．集合管

問題15　ループ利尿薬について正しいのはどれ
か。（第110回、2021）
1．作用発現が速い。
2．眠前の服用が望ましい。
3．抗不整脈薬として用いられる。
4．副作用（有害事象）に高カリウム血症
hyperkalemiaがある。

問題16　後腹膜器官はどれか。（第110回、2021）
1．胃　　2．肝臓　　3．空腸　　4．腎臓

Chapter⓫
内分泌

問題1　第二次性徴の発現に関与するホルモンは
どれか。（第109回、2020）
1．抗利尿ホルモン〈ADH〉
2．黄体形成ホルモン〈LH〉
3．副甲状腺ホルモン〈PTH〉
4．甲状腺刺激ホルモン〈TSH〉

問題2　児の吸啜刺激によって分泌が亢進し、分
娩後の母体の子宮筋の収縮を促すのはどれか。
（第109回、2020）
1．オキシトシン　　　2．プロラクチン
3．テストステロン　　4．プロゲステロン

問題3　副腎皮質ステロイドの作用はどれか。
（第108回、2019）
1．体重の減少　　　2．血糖の低下
3．血圧の低下　　　4．免疫の促進
5．炎症の抑制

問題4　標的細胞の細胞膜に受容体があるのはど
れか。（第108回、2019）
1．男性ホルモン　　　　2．甲状腺ホルモン
3．糖質コルチコイド　　4．甲状腺刺激ホルモン

問題5　臓器と産生されるホルモンの組合せで正
しいのはどれか。（第108回、2019）
1．膵臓—————グルカゴン
2．副腎—————プロラクチン
3．腎臓—————アルドステロン
4．脳下垂体—————インクレチン
5．視床下部—————テストステロン

問題6　甲状腺ホルモンの分泌が亢進した状態の
身体所見について正しいのはどれか。2つ選
べ。（第108回、2019）
1．徐脈　　2．便秘　　3．眼球突出
4．皮膚乾燥　　5．手指振戦

問題7　ホルモンと分泌部位の組合せで正しいの
はどれか。（第106回、2017）
1．サイロキシン—————副甲状腺
2．テストステロン—————前立腺
3．バソプレシン—————副腎皮質
4．プロラクチン—————下垂体前葉

問題8　ホルモンの産生で正しいのはどれか。
（第54回理学療法士・作業療法士国家試験、2019）
1．エリスロポエチンは骨髄で産生される。
2．グルカゴンはLangerhans（ランゲルハンス）
島B細胞で産生される。
3．ソマトスタチンは黄体で産生される。
4．トリヨードサイロニンは上皮小体で産生され
る。
5．バゾプレシンは視床下部で産生される。

問題9　アルドステロンで正しいのはどれか。

（第106回、2017）

1．近位尿細管に作用する。

2．副腎髄質から分泌される。

3．ナトリウムの再吸収を促進する。

4．アンジオテンシンⅠによって分泌が促進される。

問題10　膵臓から分泌されるのはどれか。

（第105回、2016）

1．ガストリン　　　　2．カルシトニン

3．アルドステロン　　4．ソマトスタチン

問題11　ホルモンとその組み合わせで正しいのはどれか。（第104回、2015）

1．バソプレシン―――利尿の促進

2．オキシトシン―――乳汁産生の促進

3．テストステロン―――タンパク合成の促進

4．アルドステロン―――ナトリウムイオン排泄の促進

問題12　ホルモンとその産生部位の組み合わせで正しいのはどれか。（第104回、2015）

1．エリスロポエチン―――膵臓

2．アドレナリン――――――副腎皮質

3．成長ホルモン――――――視床下部

4．レニン――――――――――腎臓

問題13　下垂体ホルモンの分泌低下により生じるのはどれか。2つ選べ。（第104回、2015）

1．性早熟症

2．低身長症

3．先端巨大症

4．Sheehan〈シーハン〉症候群

5．Cushing〈クッシング〉症候群

問題14　Cushing〈クッシング〉症候群 Cushing syndromeの成人女性患者にみられるのはどれか。（第110回、2021）

1．貧血　　　　　2．月経異常

3．体重減少　　　4．肝機能低下

問題15　閉経前と比べて閉経後に低下するホルモンはどれか。（第103回、2014）

1．卵胞ホルモン

2．黄体形成ホルモン〈LH〉

3．卵胞刺激ホルモン〈FSH〉

4．副腎皮質刺激ホルモン〈ACTH〉

問題16　血圧を上げる作用をもつのはどれか。2つ選べ。（第103回、2014）

1．レニン　　　　　2．インスリン

3．カルシトニン　　4．ソマトスタチン

5．ノルアドレナリン

問題17　閉経後のエストロゲン産生に最も寄与するのはどれか。（第92回、2003）

1．胸腺　　　　2．副腎

3．子宮　　　　4．甲状腺

問題18　褐色細胞腫 pheochromocytomaでみられるのはどれか。（第110回、2021）

1．高血糖

2．中心性肥満

3．満月用顔貌

4．血清カリウム濃度の低下

5．副腎皮質ホルモンの産生の亢進

問題19　思春期に分泌が増加するホルモンはどれか。（第103回、2014）

1．グルカゴン　　　　2．オキシトシン

3．カルシトニン　　　4．アンドロゲン

問題20　血中カルシウム濃度を上昇させるホルモンを分泌する器官はどれか。（第102回、2013）

1．副甲状腺　　2．甲状腺

3．下垂体　　　4．副腎

問題21　抗利尿ホルモン〈ADH〉について正しいのはどれか。（第101回、2012）

1．尿細管における水分の再吸収を抑制する。

2．血漿浸透圧によって分泌が調節される。

3．飲酒によって分泌が増加する。

4．下垂体前葉から分泌される。

問題22　AはBの分泌を刺激するホルモンである
　　と仮定する。ネガティブ・フィードバック機構
　　を表すのはどれか。（第101回、2012）
1．Bの増加によってAの分泌が増加する。
2．Bの増加によってAの分泌が減少する。
3．Bの減少によってAの分泌が減少する。
4．Bの変化はAの分泌に影響を及ぼさない。

問題23　ホルモンと産生部位の組み合わせで正し
　　いのはどれか。（第101回、2012）
1．エリスロポエチン───腎臓
2．アドレナリン──────副腎皮質
3．成長ホルモン──────視床下部
4．レニン────────膵臓

問題24　ホルモンとその作用の組み合わせで正し
　　いのはどれか。（第100回、2011）
1．成長ホルモン────血糖値の上昇
2．バソプレシン─────尿量の増加
3．コルチゾール──────血中カリウム値の上昇
4．アンジオテンシンⅡ──血管の拡張

問題25　卵巣から分泌されるホルモンはどれか。
　　2つ選べ。（第99回、2010）
1．エストロゲン　　　2．プロラクチン
3．プロゲステロン　4．黄体化ホルモン〈LH〉
5．卵胞刺激ホルモン〈FSH〉

問題26　図は性周期におけるホルモンの変化を示
　　す。基礎体温を上昇させるのはどれか。
　　（第94回、2005）

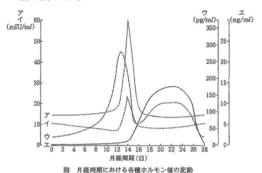

図　月経周期における各種ホルモン値の変動

1．ア　　2．イ　　3．ウ　　4．エ

問題27　更年期女性の特徴はどれか。2つ選べ。
　　（第99回、2010）
1．平均閉経年齢は55歳である。
2．性腺刺激ホルモンの分泌は減少する。
3．プロゲステロンの低下によって骨量が減少す
　　る。
4．閉経後は高脂血症（脂質異常症）の発症が増
　　加する。
5．更年期症状の出現には社会的・心理的要因が
　　影響する。

問題28　更年期女性のホルモン補充療法によって
　　リスクが低くなるのはどれか。（第110回、2021）
1．乳癌 breast cancer
2．骨粗鬆症 osteoporosis
3．糸球体癌 uterine corpus cancer
4．静脈血栓症 vein thrombosis

問題29　状態とそれによって分泌が促進されるホ
　　ルモンの組み合わせで正しいのはどれか。
　　（第99回、2010）
1．血糖値上昇─────────成長ホルモン
2．血清カルシウム値低下─カルシトニン
3．ヨード摂取過剰────甲状腺ホルモン
4．ナトリウム摂取不足──アルドステロン

問題30　水・電解質の調節で正しいのはどれか。
　　（第99回、2010）
1．循環血漿量の減少はレニンの分泌を増加させ
　　る。
2．抗利尿ホルモン〈ADH〉は尿浸透圧を低下
　　させる。
3．過剰な飲水は血中ナトリウム濃度を上昇させ
　　る。
4．アルドステロンは腎からのカリウム排泄を減
　　少させる。

問題31　食欲を促進するのはどれか。
　　（第98回、2009）
1．温熱環境
2．胃壁の伸展
3．レプチンの分泌
4．血中遊離脂肪酸の上昇

問題32　脂肪の合成を促進するのはどれか。

（第98回、2009）

1．インスリン　　　2．グルカゴン
3．アドレナリン　　4．テストステロン

問題33　図に示す代謝経路のうち、飢餓状態で亢進するのはどれか。（第91回、2002）

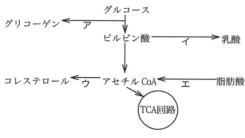

1．ア　　2．イ　　3．ウ　　4．エ

問題34　糖尿病で抑制されるのはどれか。

（第93回、2004）

1．末梢組織でのブドウ糖利用
2．尿中への水分喪失
3．肝臓でのグリコゲン分解
4．脂肪組織での脂肪分解

問題35　糖尿病diabetes mellitusの合併症のうち、健康日本21（第二次）の目標に含まれるのはどれか。（第107回、2018）

1．腎症　　2．感染症　　3．網膜症
4．神経障害　　4．血行障害

問題36　循環血液量を増加させるのはどれか。

（第94回、2005）

1．プロスタグランジン　　2．ブラジキニン
3．カリクレイン　　　　　4．アルドステロン

問題37　アンジオテンシンⅡの作用はどれか。

（第98回、2009）

1．細動脈を収縮させる。
2．毛細血管を拡張させる。
3．レニン分泌を促進する。
4．アルドステロン分泌を抑制する。

Chapter ⑫
感覚

問題1　嗅覚の一次中枢はどれか。

（第108回、2019）

1．嗅球　　　　2．嗅上皮
3．後頭葉　　　4．上鼻甲介

問題2　内臓の痛みを引き起こすのはどれか。2つ選べ。（第108回、2019）

1．虚血
2．氷水の摂取
3．48℃の白湯の摂取
4．平滑筋の過度の収縮
5．内視鏡によるポリープの切除

問題3　関節や神経叢の周辺に限局して起こる感覚障害の原因はどれか。（第107回、2018）

1．脊髄障害　　　　2．物理的圧
3．脳血管障害　　　4．糖尿病の合併症

問題4　味覚について正しいのはどれか。

（第107回、2018）

1．基本味は5つである
2．外転神経が支配する。
3．冷たい物ほど味が濃いと感じる。
4．1つの味蕾は1種類の基本味を知覚する。

問題5　最も順応しにくいのはどれか。

（第106回、2017）

1．視覚　　2．嗅覚　　3．味覚
4．触覚　　5．痛覚

問題6　角加速度を感知するのはどれか。

（第106回、2017）

1．耳管　2．前庭　3．耳小骨　4．半規管

問題7　耳の感覚器と刺激との組合せで正しいの
　　　はどれか。（第105回、2016）

1．蝸牛管―――――頭部の回転
2．球形嚢―――――頭部の傾き
3．半規管―――――鼓膜の振動
4．卵形嚢―――――骨の振動

問題8　内臓痛が生じるのはどれか。
　　　（第104回、2015）

1．臓器の切開
2．管腔臓器の受動的な過伸展
3．細胞内カリウムイオン濃度の上昇
4．細胞外ナトリウムイオン濃度の上昇

問題9　味覚障害の原因となるのはどれか。
　　　（第103回、2014）

1．亜鉛欠乏　　　　　2．リン欠乏
3．カリウム欠乏　　　4．マグネシウム欠乏

問題10　内耳とともに平衡覚に関与するのはどれ
　　　か。（第98回、2009）

1．聴覚　　2．嗅覚　　3．視覚　　4．味覚

問題11　老年期にみられる身体的な変化はどれ
　　　か。（第109回、2020）

1．血管抵抗の増大
2．消化管の運動の亢進
3．水晶体の弾性の増大
4．メラトニン分泌量の増加

問題12　老年期の身体的な特徴はどれか。
　　　（第107回、2018）

1．総水分量が増加する。
2．胸腺の重量が増加する。
3．嗅覚の閾値が低下する。
4．高音域における聴力が低下する。

問題13　Ménière（メニエール）病Ménière disease
　　　で正しいのはどれか。（第109回、2020）

1．伝音性難聴を伴う。
2．めまいは回転性である。
3．発作期に外科治療を行う。
4．蝸牛の機能は保たれている。

問題14　感覚受容にリンパ液の動きが関与するの
　　　はどれか。（第110回、2021）

1．嗅覚　　　2．聴覚　　　3．味覚
4．振動感覚　　5．平衡感覚

問題15　視覚について正しいのはどれか。
　　　（第53回理学療法士・作業療法士国家試験、2018）

1．一次視覚野は側頭葉にある。
2．視細胞の杆体は色覚を司る。
3．空間分解能は全視野で均一である。
4．暗反応は明反応より速やかに行われる。
5．毛様体筋は近くを見るときに収縮する。

問題16　心筋梗塞発症時にみられる左腕の痛みは
　　　どれか。（第51回理学療法士国家試験、2016）

1．深部痛　　　2．表在痛　　　3．関連痛
4．内臓痛　　　5．神経障害性疼痛

計算問題

看護師国家試験の計算問題の特徴

　看護師国家試験に出題された計算問題の多くは、「輸液」「希釈液」「ガスボンベ」に関する問題の３パターンに分類できる。2013年の第102回看護師国家試験までは選択肢に数値があげられて、その中から正解を選ぶ形式であったが、翌年からは０～９の数字を桁ごとに選ぶ形式に変わった。この形式では実際に計算をしないと解答できない。計算問題以外の問題は四択または五択の選択肢があり、問題文を読めば解答できる。計算問題は苦手という人が多いと思われるが、上記３パターンに慣れておけば大丈夫である。計算問題は他の問題が終わってからでよいので、決して諦めずに取り組んでほしい。

　計算問題は、以下の解説にあるように数値とともに単位を書いて、分子と分母で同じ単位を消しながら進めると間違いがない。

輸液に関する計算問題

問題1　「10 ％塩酸リドカイン液10 mLをブドウ糖液と混合し500mLにして２mg/分で点滴静脈内注射」が処方された。注入速度で正しいのはどれか。（第94回、2005）

1．1.0 mL/分　　　2．2.0 mL/分
3．5.0 mL/分　　　4．10.0 mL/分

問題2　250mg/５mLと表記された注射液を200mg与薬するのに必要な薬液量はどれか。

（第96回、2007）

1．1 mL　　　2．2 mL
3．3 mL　　　4．4 mL

問題3　点滴静脈内注射550 mL/２時間の指示があった。15滴で約１mLの輸液セットを使用した場合、１分間の適下数で適切なのはどれか。

（第96回、2007）

1．30　　2．60　　3．120　　4．180

問題4　500 mLの輸液を２時間で行う指示が出された。１mL約20滴の輸液セットを用いた場合の１分当たりの滴下数はどれか。

（第98回、2009）

1．約40滴　　　2．約60滴
3．約80滴　　　4．約100滴

問題5　輸液ポンプを50 mL/時に設定し、500 mLの輸液を午前10時から開始した。終了予定時刻はどれか。（第100回、2011）

1．午後２時　　　2．午後４時
3．午後６時　　　4．午後８時

問題6　点滴静脈内注射360 mLを３時間で行う。一般用輸液セット（20滴/mL）を使用した場合の適下数はどれか。（第100回、2011）

1．18滴/分　　　2．36滴/分
3．40滴/分　　　4．60滴/分

問題7　点滴静脈内注射750 mL/５時間の指示があった。20滴で約１mLの輸液セットを使用した場合、１分間の適下数はどれか。

（第101回、2012）

1．25　　2．50　　3．75　　4．100

問題8　点滴静脈内注射1,800 mL/日を行う。一般用輸液セット（20滴 ≒ 1 mL）を使用した場合、１分間の適下数はどれか。（第102回、2013）

1．19　　2．25　　3．50　　4．75

問題9　「フロセミド注15 mgを静脈内注射」の指示を受けた。注射薬のラベルに「20 mg/２mL」と表示されていた。注射量を求めよ。ただし、小数点以下の数値が得られた場合には、小数点以下第２位を四捨五入すること。

（第103回、2014）

解答：　①　②　mL
①　1　2　3　4　5　6　7　8　9
②　1　2　3　4　5　6　7　8　9

問題10　500 mLの輸液を50滴/分の速度で成人用輸液セットを用いて順調に滴下し、現在80分が経過した。このときの輸液の残量を求めよ。ただし、小数点以下の数値が得られた場合には、小数点以下第1位を四捨五入すること。（第105回、2016）

解答：　①　②　③　　mL
① 0　1　2　3　4　5　6　7　8　9
② 0　1　2　3　4　5　6　7　8　9
③ 0　1　2　3　4　5　6　7　8　9

問題11　体重9.6 kgの患児に、小児用輸液セットを用いて体重1 kg当たり1日100 mLの輸液を行う。このときの1分間の滴下数を求めよ。ただし、小数点以下の数値が得られた場合には、小数点以下第1位を四捨五入すること。

（第106回、2017）

解答：　①　②　mL
①0　1　2　3　4　5　6　7　8　9
②0　1　2　3　4　5　6　7　8　9

問題12　1,500 mLの輸液を朝9時からその日の17時にかけて点滴静脈内注射で実施する。20滴で1 mLの輸液セットを用いた場合の1分間の滴下数を求めよ。ただし、小数点以下の数値が得られた場合には、小数点以下第1位を四捨五入すること。（第109回、2020）

解答：　①　②　mL
①0　1　2　3　4　5　6　7　8　9
③1　2　3　4　5　6　7　8　9

希釈液に関する計算問題

問題1　5％グルコン酸クロルヘキシジンを用いて0.2％希釈液1,000 mLを作るのに必要な薬液量はどれか。（第95回、2006）

1．10 mL　　2．20 mL
3．40 mL　　4．50mL

問題2　5％のクロルヘキシジングルコン酸塩を用いて0.2％希釈液2,000 mLをつくるのに必要な薬液量を求めよ。ただし、小数点以下の数値が得られた場合には、小数点以下第1位を四捨五入すること。（第104回、2015）

解答：　①．②　mL
① 0　1　2　3　4　5　6　7　8　9
② 0　1　2　3　4　5　6　7　8　9

問題3　6％A消毒液を用いて、医療器材の消毒用の0.02％A消毒液を1,500 mLを作るために必要な6％A消毒液の量を求めよ。ただし、小数点以下第2位を四捨五入すること。

（第106回、2017）

解答：　①．②　mL
① 0　1　2　3　4　5　6　7　8　9
② 0　1　2　3　4　5　6　7　8　9

問題4　6％の次亜塩素酸ナトリウム液を用いて0.1％次亜塩素酸ナトリウム液を1,000 mL作るために必要な6％の次亜塩素酸ナトリウム液の量を求めよ。ただし、小数点以下の数値が得られた場合には、小数点以下第1位を四捨五入すること。（第110回、2021）

解答：　①　②　mL
① 0　1　2　3　4　5　6　7　8　9
② 0　1　2　3　4　5　6　7　8　9

酸素ボンベに関する計算問題

問題1　酸素吸入を2L/分でしている患者。移送時使用する500 L 酸素ボンベ（150 kg/cm^{2}充填）の内圧計が90を示している。使用可能時間はどれか。（第94回、2005）

1．30分　　　2．45分
3．90分　　　4．150分

問題2　150 kgf/cm^{2}の500 L 酸素ボンベの内圧計が90 kgf/cm^{2}を示している。この酸素ボンベを用いて2L/分で酸素吸入を行なうことになった。使用可能時間はどれか。

（第100回、2011）

1．30分　　　2．45分
3．100分　　4．150分

問題3　酸素を3L/分で吸入している患者。移送時に使用する500L酸素ボンベ（14.7 MPa充填）の内圧計は4.4 MPaを示している。使用可能時間（分）を求めよ。ただし、小数点以下の数値が得られた場合には、小数点下第1位を四捨五入すること。（第102回、2013）

解解答：　①　②　mL
①　0　1　2　3　4　5　6　7　8　9
②　0　1　2　3　4　5　6　7　8　9

問題4　3L/分で酸素療法中の入院患者が、500L酸素ボンベ（14.7 MPaで充填）を用いて移動した。現在の酸素ボンベの圧力計は5 MPaを示している。酸素ボンベの残りの使用可能時間を求めよ。ただし、小数点以下の数値が得られた場合には、小数点以下第1位を四捨五入すること。（第107回、2018）

解解答：　①　②　mL
①　0　1　2　3　4　5　6　7　8　9
②　0　1　2　3　4　5　6　7　8　9

■数字・記号

%肺活量	87
1回換気量	85、86
1回拍出量	70
1型糖尿病	139
1次メッセンジャー	127
1秒率	87
2型糖尿病	139
2次メッセンジャー	127
3型糖尿病	139
α_1受容体	45
α_2受容体	45
$\alpha-\gamma$連関	別17
β-エンドルフィン	151
β_1受容体	45、134
β_2受容体	45、134
β_3受容体	45
Ⅰ型アレルギー	別20
Ⅲ型アレルギー	別21
Ⅳ型アレルギー	別20、別22

■欧文

ABO式血液型	62
ACE	139、別23
ACE2	別23
ACT-FAST	別16
ACTH	別23
ADH	130、別30
ADP	29
ALS	94、別16、別16
ALT	別24
ANP	140、別24
ASO	別24
AST	別24
ATP	29、104、107
ATP感受性K^+チャネル	136
BAT	109
BNP	別24
Borgスケール	別18
BUN	124
BUN/クレアチニン比	125
B細胞	53、56、57
Bリンパ球	56、57
Ca^{2+}ポンプ	26
cAMP	28
CCK-PZ	137、142、別26
CK	別24
CKD	別21、別28
CO_2ナルコーシス	90、別25
COPD	87、別24、別25
COVID-19	別13、別19、別23
DNA	13、15
DPP-4阻害	別29
Duchenne型筋ジストロフィー	別16
eGFR	別21、別29
EBウイルス	別20
GABA	21、別17、別19
GCS	別18
GFR	121、別28
GLP-1受容体作動薬	別29
GLUT4	54
Gowers徴候	別16
H1受容体	151
H2ブロッカー	別26
Harvey-Masland試験	別14
HbA1c	139
hCG	141
HDL	98
HLA	63
IgA	別21
JCS	別18
Lambert-Eaton筋無力症候群	別14、別15
LCAT	98
LD	別24
LDL	98
LHサージ	137
MCH	52
MCHC	52
MCV	52
MD	94
mEq/L（メック）	別12
MERS	別13
MRI	別19
MG	94
N501Y	別23
Na^+-Ca^{2+}交換系	17、26
Na^+-K^+ポンプ	17
NK細胞	56
NO	78、140
NSAIDs	96、114
P-CAB	別26
PPI	別26

PQ時間 ―――――――――――――――――――― 69
P波 ――――――――――――――――――――――― 68
PT-GVHD ――――――――――――――――――― 別20
QRS波 ―――――――――――――――――――― 69
Q波 ――――――――――――――――――――――― 68
RDS ――――――――――――――――――――― 別24
Rh式血液型 ―――――――――――――――――― 63
RNA ―――――――――――――――― 13、15、別13
RPF ――――――――――――――――――――― 122
SARS ――――――――――――――――――――― 別13
SARS-CoV-2 ――――――――― 別13、別19、別23
SLE ―――――――――――――――――――――― 別21
SpO₂ ――――――――――――――――――――― 別25
SSRI ――――――――――――――――――――― 別17
ST時間 ―――――――――――――――――――― 69
SU薬 ――――――――――――――― 136、150、別23
TCA回路 ――――――――――――― 105、106、109
T管 ――――――――――――――――――――― 23、24
T細胞 ―――――――――――――――――――― 53、56
T波 ――――――――――――――――――――――― 69
Tリンパ球 ――――――――――――――――― 55、56

■あ
アウエルバッハ神経叢 ――――――――――――― 91
亜鉛 ――――――――――――――――――――― 148
アカラシア ――――――――――――――――――― 94
悪性高熱症 ――――――――――――――― 115、別15
悪性症候群 ――――――――――――――――― 別15
悪性貧血 ――――――――――――― 52、94、別19
アクチン ―――――――――――――― 22、23、別14
アジソン病 ――――――――――――――――― 133
アシドーシス ――――――――――――――――― 122
アシュネル反射 ――――――――――――――――― 72
アセチルCoA ――――――――――――― 106、107
アセチルコリン ――――――――――――――――― 25
圧覚 ――――――――――――――――――――― 148
圧座症候群 ――――――――――――――――――― 別3
圧受容器反射 ――――――――――――――――― 72
アディポネクチン ―――――――――――――――― 54
アデニン ―――――――――――――――― 13、15
アテローム硬化 ――――――――――――――― 別24
アドレナリン ――――――――――――― 45、134
アドレナリン作動性受容体 ――――――――――― 45
アドレナリン作動性神経 ―――――――――――― 別14
アドレナリン受容体 ――――――――――――― 134
アドレナリン反転 ―――――――――――― 46、別17
アトロピン ――――――――――――――――― 別17
アナフィラキシーショック ――――――――― 58、別20
アニオンギャップ ―――――――――――――― 122

アポクリン腺 ――――――――――――――――― 111
網状赤血球 ――――――――――――――――――― 49
アミノ酸 ――――――――――――――― 96、103
アミノペプチターゼ ――――――――――――――― 96
アラキドン酸カスケード ――――――――――― 別29
アルカロイド ――――――――――――――――― 26
アルツハイマー病 ――――――――――――――― 139
アルドステロン ―――――― 46、125、130、別15、別31
アルブミン ――――――――――――――― 75、別12
アレルギー ――――――――――――――――――― 58
アロマターゼ ――――――――――――――――― 別30
アンジオテンシンⅠ ――――――――――――― 139
アンジオテンシンⅡ ――――――― 46、139、別23、別32
アンドロゲン ――――――――――――― 130、137

■い
異化反応 ―――――――――――― 104、122、別31
胃酸分泌 ――――――――――――――――――― 別26
胃小窩 ――――――――――――――――――――― 95
痛み ――――――――――――――――――――― 150
一酸化窒素 ――――――――――――――― 78、140
遺伝子 ――――――――――――――――― 14、121
胃壁の構造 ――――――――――――――――――― 95
イリシン ――――――――――――――――――― 108
インクレチン ――――――――――――――――― 別29
インスリン ――――――――――――― 105、136、別31
インターフェロン ―――――――――――――――― 54
インターロイキン ―――――――――――――――― 54
インナー・マッスル ――――――――――――――― 別15
陰部神経 ―――――――――――――――― 100、123

■う
ウェルニッケ失語 ―――――――――――――――― 別17
右脚 ――――――――――――――――――――――― 67
うっ滞 ―――――――――――――――――――――― 77
ウラシル ――――――――――――――――― 13、15
ウロビリノーゲン ―――――――――――――――― 99

■え
栄養吸収細胞 ――――――――――――――――― 96
栄養不良 ――――――――――――――――――― 75
エクソサイトーシス ―――――――――――――――― 17
エクリン腺 ――――――――――――――――――― 111
エストラジオール ―――――――――――――――― 別30
エストロゲン ―――――――――――――― 137、別31
エピペン ――――――――――――――――― 58、別20
エリスロポエチン ―――――――――― 48、52、141、別22
遠位筋 ――――――――――――――――――――― 別16
遠位尿細管 ――――――――――――――――――― 117

嚥下 ——————————— 93
嚥下中枢 ——————————— 37
塩酸 ——————————— 94
遠心性収縮 ——————————— 29
延髄 ——————————— 37、72
エンドサイトーシス ——————————— 18

■お

横隔膜 ——————————— 82、83、別25
横行小管 ——————————— 24
黄疸 ——————————— 49、99、別21
嘔吐中枢 ——————————— 37
横紋 ——————————— 22
悪寒 ——————————— 114、別27
オキサロ酢酸 ——————————— 107
オキサロ酢酸補充経路 ——————————— 107
オキシトシン ——————————— 130、別29
オキシヘモグロビン ——————————— 50
オッディの括約筋 ——————————— 100
オプソニン効果 ——————————— 56、57
オリゴ糖 ——————————— 96
オリゴペプチド ——————————— 103
温覚 ——————————— 148
温熱性発汗 ——————————— 111

■か

外因性発熱物質 ——————————— 113
外肛門括約筋 ——————————— 93、100
外呼吸 ——————————— 106
外側翼突筋 ——————————— 93
回腸 ——————————— 92、97
解糖系 ——————————— 105
外毒素 ——————————— 114
概日リズム ——————————— 112
外尿道括約筋 ——————————— 123
海馬 ——————————— 148、別32
外分泌 ——————————— 127
回盲括約筋 ——————————— 93
外リンパ ——————————— 146
外肋間筋 ——————————— 83、別25
カイロミクロン（キロミクロン） ——————————— 98、別23
化学受容器反射 ——————————— 72
化学伝達物質 ——————————— 33
蝸牛 ——————————— 146
核 ——————————— 11
核黄疸 ——————————— 99、別21
拡散 ——————————— 16、別26
拡張期血圧 ——————————— 76
下垂体後葉ホルモン ——————————— 130

下垂体前葉ホルモン ——————————— 129
ガストリン ——————————— 95、137、141、別26
ガストリン産生腫瘍 ——————————— 141
脚気 ——————————— 別27
褐色細胞腫 ——————————— 別30
褐色脂肪組織 ——————————— 108、109
活性型ビタミンD_3 ——————————— 141、別28
活動電位 ——————————— 17、18、19
　　——の伝導 ——————————— 33
カテコールアミン ——————————— 28、45、128、134
下腹神経 ——————————— 123
かゆみ ——————————— 151
顆粒球 ——————————— 52
カルシウム拮抗薬 ——————————— 別23
カルシウム調節 ——————————— 140
カルシトニン ——————————— 140、別30
感音系 ——————————— 146
換気血流比不均等分布 ——————————— 89
換気速度 ——————————— 85
換気量 ——————————— 85
管腔内消化 ——————————— 96、98
間欠性跛行 ——————————— 別16
間欠熱 ——————————— 115
還元反応 ——————————— 104
感作 ——————————— 57
間質 ——————————— 82
間質液 ——————————— 14
間質性肺炎 ——————————— 87
肝腫大 ——————————— 別12
杆状体 ——————————— 144
冠状動脈 ——————————— 74
肝性脳症 ——————————— 別15、別27
関節ビリルビン ——————————— 99
汗腺 ——————————— 111
杆体 ——————————— 別33
間脳 ——————————— 36
関連痛 ——————————— 150

■き

気管 ——————————— 81
気管支 ——————————— 81
気管支喘息 ——————————— 134
起坐位 ——————————— 別24
キサンチン誘導体 ——————————— 28
基礎体温 ——————————— 別31
気道抵抗 ——————————— 85
気道の構造 ——————————— 81
希尿 ——————————— 別28
ギャップ結合 ——————————— 別22

嗅球 148、別32
求心性収縮 29
急性腎不全 124
吸啜反射 別17
橋 37
胸腔内圧 85、別25
胸骨 48
胸式呼吸 84
強縮 28
狭心症 75
巨赤芽球性貧血 52、別19
拒絶反応 63
キラーT細胞 56
ギラン・バレー症候群 別16、別19
近位筋 別16
筋縮性側索硬化症 94、別14、別16
近位尿細管 117
筋原性筋委縮 別16
筋腎代謝症候群 別13
筋ジストロフィー 94
筋小細胞 23
筋小胞体 24
緊張性頸反射 別17
筋肉の疲労 30
筋の収縮要素 24
筋紡錘 150

■く
グアニン 13、15
空腸 92、97
クエン酸ナトリウム 60
クッシング症候群 132、別30
クッシング病 133
クマリン誘導体 60
クモ膜 38
グラム陰性菌 114
クリアランス 120、121、別28
グリコーゲン 30、102、別27
グリシン 別19
グリセロール 96
グルカゴン 136
グルコース 96、102、121
グルコキナーゼ 105
グルタミン酸 21、別19
くる病 141、別28
クレアチニン 122、124、別21、別28、別29
クレアチンキナーゼ 別24
クレチン症 135
グロビン 49

クワシオルコル 別12

■け
形質細胞 56、別21
痙縮 別15
頸神経 43
稽留熱 115
痙攣性便秘 101
血圧測定法 77
血圧調節 46
血液-脳関門 113
血液型不適合 62
血液凝固機序 59
血液の分配 75
血管外遊走 54
血管内皮細胞障害 78
血漿 14、47
血小板 47
血清 47、別20
血清尿素窒素 124
結節間路 67
血栓症 61
結滞 70
血沈 61
ケトアシドーシス 107
解熱薬 114
ケネディ病 別16
ゲノム 14
腱器官 150
ケント体 別25、別31
原尿 120
原発性アルドステロン症（コン症候群） 131、別23

■こ
降圧ホルモン 140
好塩基球 52
抗炎症作用 131
効果器ホルモン 130
後角 151
交感神経 44
抗凝固剤 60
咬筋 93
高血圧 134
抗コリン薬 別17
後根 150
抗原抗体反応 55、58
虹彩 144
交叉適合試験 62
好酸球 52

183

膠質浸透圧 ————— 75、119、別12
拘縮 ————— 28
甲状腺ホルモン ————— 135
高振幅徐波 ————— 38
光線療法 ————— 別21
拘束性肺疾患 ————— 87
抗体 ————— 55、57、80
好中球 ————— 52、53
——の食作用 ————— 54
高張液 ————— 16
後頭葉 ————— 34
高尿酸血症 ————— 別27
興奮性伝達 ————— 20、33
後腹膜器官 ————— 別29
硬膜 ————— 38
高ミオグロビン血症 ————— 別13
抗利尿ホルモン ————— 130、別30、別31
誤嚥 ————— 94、別24
呼吸筋 ————— 82、83
呼吸性アシドーシス ————— 90、別25
呼吸性アルカローシス ————— 90
呼吸中枢 ————— 37
呼吸不全 ————— 別24、別25
固縮 ————— 別15
骨格筋 ————— 22
——の微細構造 ————— 23
骨粗鬆症 ————— 133
骨伝導 ————— 147
骨盤神経 ————— 123
骨盤内蔵神経 ————— 100
ゴナドトロピン ————— 129、別30
鼓膜 ————— 146
固有心筋 ————— 別22
コラーゲン ————— 59
コリン作動性 ————— 111
コリン作動性受容体 ————— 44
コリン作動性神経 ————— 別14
ゴルジ装置 ————— 11、12、別13
コルチゾール ————— 130、別29
コレステロールエステル ————— 103
混合神経 ————— 43
コン症候群 ————— 131、別23
昏睡 ————— 別18
コンプライアンス ————— 85、別25

■さ
サーカディアン・リズム ————— 112、113
サイアザイド利尿薬 ————— 125
再吸収 ————— 120

サイクリックAMP ————— 28
最高血圧 ————— 76
サイズ・バリア ————— 118
再生不良性貧血 ————— 52
最大吸気量 ————— 85
臍帯血 ————— 48
最大呼気量 ————— 85
最大努力呼出曲線 ————— 86
最低血圧 ————— 76
細動脈 ————— 73
サイトカイン ————— 54
サイナスリズム ————— 67
再分極 ————— 18
細胞外液 ————— 14
細胞小器官 ————— 10
細胞内液 ————— 14
細胞の構造 ————— 11
サイロキシン ————— 135
左脚 ————— 67
酢酸 ————— 100
刷子縁 ————— 97
サルコペニア ————— 別15、別16
酸塩基平衡 ————— 89
酸化エチレンガス ————— 別15
酸化的リン酸化 ————— 107
酸化反応 ————— 104
三叉神経 ————— 93、別16、別18
三尖弁 ————— 66
酸素解離曲線 ————— 別25
酸素摂取効率勾配 ————— 別16
酸素飽和度 ————— 51、別25
三連構造 ————— 23

■し
シーハン症候群 ————— 133、別30
色覚異常 ————— 145
糸球体 ————— 117、別12
糸球体濾過値 ————— 120、121
軸索 ————— 32
刺激伝導系 ————— 67
刺激ホルモン ————— 128
止血作用 ————— 59
死後硬直 ————— 25、29
自己免疫疾患 ————— 別14
視細胞 ————— 144
脂質 ————— 98、102、103
視床 ————— 143
視床下部 ————— 36、128、別27
耳小骨 ————— 146

姿勢反射	38
膝蓋腱反射	41、別16、別17
失語症	36
自動性	67
シトシン	13、15
シナプス	20
シナプス間隙	20、33
シナプス伝達	21
ジヒドロピリジン受容体	25、26
しびれ感	別19
脂肪酸	103
斜走筋	95
シャント	89、別25
縦筋層	92
収縮期血圧	76
重症筋無力症	別14
自由神経終末	148
自由水	126
自由水クリアランス	126
縦走筋	91
縦走筋層	95
絨毛	92、97
主細胞	95
樹状突起	32
腫脹	80
受容体	11、12
ジュール	別16
シュワン細胞	32
順応	別32
順応速度	149
昇圧ホルモン	139
消化管の構造	92
消化管ホルモン	137
消化性潰瘍	96
小腸粘膜の構造	97
小脳	37
小脳失調	別17
静脈圧	77
静脈還流	78、別23
静脈系	73
食物繊維	100
触覚	148
徐派睡眠	別17
徐脈	70
自律神経	31
自律神経過反射	別18
心音	70
新型コロナウイルス	別13、別20、別23
心筋	22、26

——の特性	67
心筋梗塞	61、75
神経原性筋委縮	別16
神経細胞	31
神経細胞体	31
心係数	別24
神経線維	31
神経伝達物質	33
神経内分泌	127
神経分泌	別30
腎血漿流量	122
人工肺サーファクタント	84、別24
シンシチウム	22
心室期外収縮	69
心室細動	69
心室粗動	69
心周期	71
腎小体	117
新生児黄疸	別21
新生児呼吸窮迫症候群	84
新生児メレナ	別21
腎性貧血	52
振戦	別15
心臓神経支配	72
心臓震盪	19
心臓の活動電位	68
腎臓の血流	118
心臓の構造	65、66
心臓の弁	66
心臓反射	72
伸張反射	別17
心電図	68
浸透	16
浸透圧	16
心拍出量	70
心拍数	70
心不全	別24
腎不全	124
心房キック	71
心房性Na利尿ペプチド（NAP）	140、別24
心房粗動	69

■す

髄鞘	32
水晶体	144
錐状体	144
膵臓ホルモン	136
錐体	別33
錐体外路	40、別18

錐体路	40
水頭症	38
水疱性類天疱瘡	別29
髄膜	38
スターリングの仮説	119
ステロイドホルモン	127
ストレスホルモン	132
ストレッサー	132
スパイロメトリー	86
スピロノラクトン	125
スプーンネイル	別19
スライディングセオリー	別14
スルホニル尿素薬	136、別23

■せ

静止膜電位	別13
精神性発汗	111、別27
精巣ホルモン	137
成長ホルモン	129
成分輸血	62
生理的黄疸	99
赤芽球	48
脊髄神経	40、43、151
赤沈	61
セクレチン	96、137、別26
赤血球	47、48
赤血球沈降速度	61
絶対不応期	19
セロトニン	別17
線維素溶解	60
仙骨神経	43
前根	150
染色質	13
染色体	12
仙髄	100
喘息	85
前庭	147、別32
前庭窓	146
蠕動運動	91、93
前頭葉	34
前頭連合野	別18

■そ

造血幹細胞	48
相対不応期	19
早発黄疸	別21
僧帽弁	66
塞栓症	61
側頭筋	93

側頭葉	34、146
側脳室	38
咀嚼筋	93
咀嚼中枢	37
速筋	別16
ソマトスタチン	13、129、136、別30
粗面小胞体	別13

■た

体液	14
体温	112
対向輸送	17
第三脳室	38
代謝性アシドーシス	90、122
代謝性アルカローシス	90
体循環	64
体性感覚	143
体性神経	31
大蠕動	101
大腸	100
大動脈	73
大動脈弁	66
大脳基底核	34、別18
大脳髄質	34
大脳半球の機能的区分	36
大脳皮質	34
大脳辺縁系	34
タイプⅠ線維	別15
第四脳室	38
対流	110
唾液分泌中枢	37
唾液分泌反射	42
脱共役	108、109
脱分極	18
多尿	121
多発性硬化症	別19
多ユニット平滑筋	27
単球	52、別20
短鎖脂肪酸	100
炭酸脱水酵素	89
単シナプス反射	別17
胆汁酸	98、99、別26
単収縮	28
炭水化物	102
胆石	99
担体	11、17
タンパク質	102、103
──の合成	14
タンパク尿	75

■ち・つ

チアノーゼ	別21
弛緩性便秘	101
遅筋	別16
弛張熱	115
チミン	13、15
血餅	47
チャージ・バリア	118
チャネル	11
中空臓器	27
中心静脈	77
中心静脈圧	77
中心性肥満	133、別30
中心体	11、12
中枢神経系	31
中性脂肪	103
中脳	37
腸肝循環	98、別26
超微細循環	119
跳躍伝導	32
直接ビリルビン	99
痛覚	148、別32
痛風	別27
痛風結節	別27
ツベルクリン反応	別20

■て

低栄養性脂肪肝	別12
低酸素性肺血管収縮	別24
低振幅速波	38
低張液	16
デオキシヘモグロビン	50
テストステロン	137、別30
テタニー	140
鉄欠乏症貧血	51、別19
デュシェンヌ型筋ジストロフィー	別16
テラックス・フルーツ症候群	別20
デルマドロール	151
伝音系	146
電解質コルチコイド	131
電解質浸透圧	別12
電解質組成	15
電子伝達系	107、109
転写	14
テンシロンテスト	別15
伝達	20
伝導	20、110
テント状T波	別13
デンプン	102

■と

同化反応	104
瞳孔反射	42
糖質	102
糖質コルチコイド	131
糖新生	105
等張液	16
頭頂葉	34、147
糖尿病	139
——の診断基準	138
洞房結節	67、70、別23
動脈系	73
洞リズム	67
ドーパミン	129、134
特異的防御機構	55、56
特殊感覚	143
共輸送	17
トリヨードサイロニン	135
努力性肺活量	86
トレンデレンブルグ徴候	別16
トロポニン	23
トロポニンC	25
トロンビン	59
トロンボキサンA$_2$	59
トロンボプラスチン	59

■な

内因子	94
内因性発熱物質	113
内肛門括約筋	93、100
内呼吸	106
内在神経系	91
内耳	147
内臓感覚	143
内側翼突筋	93
内毒素	114
内尿道括約筋	123
内分泌	127
内リンパ	146
内肋間筋	83、別25
ナチュラルキラー細胞	56
軟膜	38

■に

ニコチン性受容体	25、別14
二次性高血圧	別23
二重らせん構造	15
二尖弁	66
日内変動	112

日本人の食事摂取基準	別27
乳酸	30、別31
乳児ボツリヌス症	別15
乳汁射出作用	130
ニューロン	31
尿細管	117
尿素	124
尿の生成	120

■ぬ・ね

ヌクレオチド	15
ネガティブ・フィードバック	128、132、別31
熱型	115、別27
熱産生	109
熱中症	115
――の新分類	116
熱放散	110
ネフロン	117
粘液	94
粘液水腫	135
粘膜筋板	92、95
粘膜固有層	95

■の

脳幹	36
脳幹網様体	37
脳梗塞	61
脳室	38
脳神経	42、43
脳脊髄液	38
脳卒中	94
脳腸ホルモン	別26
脳電図	38
能動汗腺	111
能動輸送	17、29
脳波	38
ノルアドレナリン	45、134
ノンレム睡眠	40、別17

■は

パイエル板	79
パーキンソン病	94、別15
把握反射	別17
肺活量	86、別24
肺気腫	85
肺コンプライアンス	別25
肺サーファクタント	84、別24
肺実質	82
肺循環	64

肺線維症	85
肺動脈楔入圧	別24
肺動脈勉	66
排尿	123
――の神経支配	124
排尿筋	123
灰白質	34
排便反射	100
肺胞気	88
白質	34
バセドウ病	135
バゾプレシン	130、139、別30
発汗	110、111
白血球	47
白血球分画	52
発酵	100
発熱	114
はばたき振戦	別15
パラソルモン	141、別30
パルスオキシメーター	別25
バレー徴候	別16
パワー	別16
半規管	147、別32
半月弁	66
反射弓	41
半腹膜器官	別29
ハンチントン病	別15

■ひ

非特異的防御機構	55、56
尾骨神経	43
微絨毛	97
微小循環	75
ヒス束	67
ヒスタミン	95、151
ビタミン	102
ビタミンA	145
ビタミンB$_1$	106
ビタミンB$_1$	別27
ビタミンB$_{12}$	51、別19
ビタミンD	51
ビタミン	60、100、別21
左静脈角	79
ヒト絨毛性ゴナドトロピン	141
皮膚の感覚受容器	149、別32
皮膚分布	151
非ふるえによる熱産生	109
微量アルブミン尿	別28、別29
ビリルビン	49、99、別21

ピルビン酸 ――――――― 105、106
頻尿 ――――――――――― 別28
頻脈 ――――――――― 70、135

■ふ

フィブリノゲン ――――― 47、59、別20
フィブリン ――――――― 59、60
フェイススケール ――――――― 別18
不応期 ――――――――――― 19
不感蒸散 ――――――――――― 126
副交感神経 ――――――――――― 44
腹式呼吸 ――――――――――― 84
複写 ――――――――――――― 14
輻射 ――――――――――――― 110
副腎クリーゼ ――――――――― 133
副腎の構造 ――――――――――― 131
副腎皮質ホルモン ――――――― 130
腹水貯留 ――――――――――― 別12
輻輳反射 ――――――――――― 別16
腹直筋 ――――――――――――― 別25
腹膜内器官 ――――――――――― 別29
浮腫 ―――――――― 76、80、別12
不整脈 ――――――――――――― 69
フラクトオリゴ糖 ――――――― 100
ブラジニキン ――――――――― 140
プラスミン ――――――――――― 60
フラノクマリン ――――――――― 別23
プラトー相 ――――――― 19、別22
ブリストルスケール ―――――― 別18
ふるえ ――――――――――――― 別27
　　　――による熱産生 ――――― 109
プルキエン線維 ――――――――― 67
フレイル ―――――――――――― 別15
フロー・ボリューム曲線 ――――― 88
ブローカ失語 ―――――――――― 別17
ブロードマンの区分 ――――――― 35
プロゲステロン ――――― 137、別31
プロスタグランジン ―――― 95、113
プロスタグランジンE_2 ――――― 別29
プロスタサイクリン ――― 78、別20
フロセミド ――――――――――― 125
プロテインキナーゼA ―――――― 28
プロトロンビン ――――――――― 59
プロトロンビン時間 ――――――― 61
プロトンポンプ ――――― 95、別26
プロピオン酸 ――――――――― 100
プロラクチン ――――― 129、別29
分泌 ―――――――――――――― 120
噴門 ――――――――――――― 92

噴門括約筋 ――――――――――― 93

■へ

平滑筋 ――――――――― 22、27
平均血圧 ――――――――――――― 76
閉経 ―――――――――――――― 別31
平衡覚 ―――――――――――――― 148
閉塞性肺疾患 ―――――――――― 87
壁細胞 ――――――――― 95、別26
ペースメーカー ――――― 67、別22
ペースメーカー細胞 ―――――― 22
ベーンブリッジ反射 ――――――― 72
ヘキソキナーゼ ―――――――― 105
ペニシリン中毒 ―――――――― 別20
ヘパリン ――――――――――――― 60
ペプシノーゲン ――――― 94、別26
ペプチドホルモン ―――――――― 127
ヘマトクリット ―――――――― 48
ヘマトクリット値 ――――――― 51
ヘム ――――――――――――― 49
ヘモグロビン ―――― 47、別19、別25
ヘモシアニン ――――――――――― 51
ヘリコバクター・ピロリ ―――――― 96
ヘルパーT細胞 ―――――――― 別21
ヘレン・ループ ――――― 117、別28
ベンチュリーマスク ――――――― 別25
扁摘パルス ―――――――――――― 別29
便秘 ―――――――――――――― 101

■ほ

ボーア効果 ――――――――――― 別25
傍糸球体細胞 ―――――――――― 119
房室結節 ――――――――――――― 67
房室ブロック ―――――――――― 69
放出ホルモン ――――――― 128、129
乏突起膠細胞 ―――――――――― 32
乏尿 ――――――――― 121、別28
ボウマン嚢 ――――――――――― 117
補体 ――――――――――――――― 57
ボツリヌス菌 ――――――――――― 別15
ボトックス ―――――――――――― 別15
ホメオスタシス ――――― 10、別13
ポリペプチド ―――――――――― 103
ホルモン ――――――――――――― 127
　　　――の分類 ――――――――― 128
本態性高血圧 ―――――――――― 別23

■ま

マイスナー神経叢 ―――――――― 91

膜消化 ──────────── 96
膜電位 ──────────── 19
マクロファージ ──── 53、55、別20
末梢神経系 ──────── 31
マラリア ────────── 115
慢性腎不全 ──────── 124
慢性閉塞性肺疾患 ── 87

■み

ミエリン ────────── 32
ミオシン ────── 22、23、別14
味覚性発汗 ──────── 111
右リンパ本幹 ────── 79
ミトコンドリア ──── 11、12
ミネラル ────────── 102
脈圧 ────────────── 76
脈拍 ────────────── 71
脈絡叢 ──────────── 38
味蕾 ────────── 148、別32

■む・め・も

無顆粒球症 ──────── 別20
無症候性心筋虚血 ── 別23
無髄神経線維 ────── 32
ムスカリン性受容体 ── 45
無動 ────────────── 別15
無尿 ────────── 121、別28
迷走神経 ────────── 43
メニエール病 ────── 別32
免疫 ────────────── 55
免疫グロブリン ──── 57
免疫抑制 ────────── 132
毛細血管 ────────── 74
網膜 ────────────── 144
毛様体 ──────────── 144
モスキート音 ────── 別32
モロー反射 ──────── 別17
門脈 ────────────── 73

■や・ゆ・よ

薬剤性Parkinson症候群 ── 別15
夜盲症 ──────────── 145
有髄神経線維 ────── 32
有毛細胞 ────────── 146
幽門 ────────────── 92
幽門括約筋 ──────── 93
遊離コレステロール ── 103
遊離脂肪酸 ──────── 別12
輸血 ────────────── 62

輸出細動脈 ──────── 118
輸入細動脈 ──────── 118
溶血 ────────── 16、63
溶血性貧血 ──────── 52
腰神経 ──────────── 43
容量血管 ────────── 73
抑制性伝達 ────── 20、33
予備吸気量 ──── 85、86、85
予防接種 ────────── 58

■ら

ライ症候群 ──────── 114
酪酸 ────────────── 100
ラテックス ────── 別20、別27
ランゲルハンス島 ── 136
卵巣ホルモン ────── 137
ランドー反射 ────── 別17
ランビエ絞輪 ──── 32、別13

■り

リアノジン受容体 ── 25、別15
リソソーム ────── 11、12、別13
利尿薬 ──────────── 125
リパーゼ ────────── 96、98
リボソーム ────── 11、12、別13
リポタンパク質 ──── 98、別12
緑便 ────────────── 別21
緑内障 ──────────── 別17
輪筋層 ──────────── 92
リン脂質 ────────── 103
リン脂質二重層 ──── 11
輪状筋 ──────────── 91
輪状筋層 ────────── 95
輪状ヒダ ────────── 97
リンパ液 ────────── 80
リンパ管 ────────── 79
リンパ球 ────── 53、80
リンパ節 ────────── 80

■る・れ・ろ

ループ利尿薬 ────── 125
冷覚 ────────────── 148
レニン ──── 46、141、別30、別31
レニン-アンジオテンシン-アルドステロン系
　────── 119、140、別30、別32
レプチン ──── 138、141、142、別31
レム睡眠 ────── 40、別17
攣縮 ────────────── 28
濾過 ────────────── 120

肋間筋	83
ロドプシン	145

■わ

ワット	別16
ワルファリン	61、別21

ワンポイント問題集
生理学

著　者	内田勝雄　松本　裕　片野由美
発行人	中村雅彦
発行所	株式会社サイオ出版
	〒101-0054
	東京都千代田区神田錦町 3-6　錦町スクウェアビル７階
	TEL 03-3518-9434　FAX 03-3518-9435

カバーデザイン	Anjelico
DTP	株式会社メデューム
本文イラスト	株式会社日本グラフィックス、渡辺富一郎
印刷・製本	株式会社朝陽会

2021 年 7 月 25 日　第 1 版第 1 刷発行　　ISBN 978-4-907176-97-6　　ⒸKatsuo Uchida

●ショメイ：ワンポイントモンダイシュウセイリガク

乱丁本、落丁本はお取り替えします。

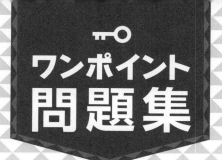

ワンポイント問題集

生理学〈別冊〉

解答・解説

サイオ出版

Chapter 1

細胞の基本機能 ▶p.10〜21

問題1　細胞、組織、器官、器官系の関係
①細胞　②組織　③器官

問題2　細胞の構造
①核　②細胞質　③リン脂質　④恒常性　⑤遺伝
⑥タンパク質　⑦赤血球

問題3　細胞膜の機能
①酸素　②脂溶性　③電解質　④水溶性　⑤酵素
⑥ホルモン　⑦受容体　⑧チャネル　⑨担体
⑩糖タンパク

問題4　細胞小器官の機能
①ミトコンドリア　②肝臓　③リボソーム　④粗面
⑤滑面　⑥コレステロール　⑦脂質　⑧ゴルジ装置
⑨リソソーム　⑩中心体　⑪染色体

問題5　核の機能
①核小体　②染色質　③DNA　④RNA　⑤アデニン
⑥グアニン　⑦シトシン　⑧チミン　⑨ウラシル

問題6　タンパク質の合成
①リボソーム　②アミノ酸　③転写　④遺伝子
⑤ゲノム

問題7　体液
①60　②55　③細胞内液　④細胞外液　⑤間質液
⑥血漿

問題8　体液の電解質組成
①細胞膜　②毛細血管壁　③カリウム　④ナトリウム

問題9　拡散と浸透
①高い　②低い　③単純　④促進　⑤浸透圧

問題10　等張液、高張液、低張液
①等張液　②しぼむ　③膨らむ

問題11　非脂溶性物質を通す特殊な機構
①拡散　②外　③内　④担体　⑤能動　⑥対向　⑦共
⑧エクソサイトーシス　⑨エンドサイトーシス

問題12　興奮の発生と興奮の伝導
①刺激　②活動　③膜　④静止　⑤マイナス　⑥プラス
⑦脱分極　⑧閾値　⑨オーバーシュート　⑩再分極
⑪絶対　⑫相対

問題13　シナプス伝達
①シナプス　②脱分極　③Ca^{2+}　④受容体

Chapter 2

骨格筋の機能　▶p.22〜30

問題1　筋肉の種類
①骨格　②運動　③心　④平滑　⑤カルシウム

問題2　骨格筋の構造
①筋　②筋原　③ミオシン　④アクチン　⑤トロポニン
⑥横行小管　⑦筋小胞体　⑧Na^+　⑨三連　⑩足状
⑪脱分極

問題3　骨格筋の機能
①腱　②骨　③関節　④熱　⑤ニコチン性　⑥40〜50

問題4　骨格筋の収縮と弛緩
①活動　②アセチルコリン　③ニコチン性　④Na^+
⑤脱分極　⑥トロポニンC

問題5　心筋の特徴と収縮と弛緩
①横紋　②細胞膜　③境界板　④ギャップ
⑤シンシチウム　⑥長く　⑦強縮　⑧活動　⑨脱分極
⑩リアノジン　⑪トロポニンC

問題6　平滑筋の特徴と型
①血管　②不随意　③横紋　④Z　⑤内臓　⑥中空
⑦合胞体
問題7　平滑筋の収縮と弛緩
①ミオシン　②活性　③リン酸　④不活性

問題8　cAMPによる心筋収縮力増大と平滑筋弛緩作用のメカニズム
①上昇　②上昇　③上昇　④不活性　⑤高く

問題9　基本の型
①単収縮　②心筋　③強縮　④疲労　⑤拘縮　⑥弛緩
⑦硬直

問題10　等尺性収縮と等張性収縮
①等尺性　②等張性

問題11　骨格筋収縮のエネルギー源
①ATP　②ADP　③能動

問題12　筋肉の疲労
①酸素　②交感　③乳酸　④肝臓　⑤グリコーゲン
⑥二酸化炭素

Chapter 3

神経系の機能　▶p.31〜46

問題1　神経系の分類と働き
①脊髄　②脳幹　③大脳皮質　④体性
⑤自律[④⑤順不同]　⑥感覚　⑦求心性[⑥⑦順不同]
⑧運動　⑨遠心性[⑧⑨順不同]　⑩交感
⑪副交感 [⑩⑪順不同]

問題2　ニューロンの構造と働き
①樹状突起　②軸索　③軸索終末　④シュワン
⑤乏突起膠

問題3　有髄神経線維の構造と特徴
①ミエリン　②ランビエ　③跳躍　④有髄　⑤無髄

問題4　神経系の情報伝達方法
①マイナス　②プラス　③カリウム　④マイナス
⑤ナトリウム　⑥脱分極　⑦シナプス小胞
⑧シナプス間隙　⑨受容体

問題5　脳の構造と機能
①脊髄　②1.3　③140　④大脳縦裂　⑤大脳溝　⑥皮質
⑦髄質　⑧大脳基底核

問題6　大脳辺縁系の機能
①古　②大脳辺縁系　③新

問題7　大脳皮質の機能的区分
①運動　②体性感覚　③前頭　④運動　⑤失語　⑥左
⑦頭頂　⑧知覚　⑨側頭　⑩聴覚　⑪失語　⑫後頭

問題8　脳幹
①第三脳室　②大脳皮質　③下垂体　④体温　⑤摂食
⑥四丘体　⑦対光　⑧呼吸　⑨心臓　⑩血管

問題9　脳幹網様体と小脳
①緊張　②覚醒　③睡眠　④後頭　⑤平衡　⑥姿勢

問題10　脳室と脳脊髄液
①中心管　②側　③第三　④中脳水道　⑤第四
⑥室間孔　⑦脈絡叢　⑧静脈　⑨クモ　⑩髄　⑪水頭症

問題11　脳波とは
①α　②β　③θ　④浅い　⑤δ　⑥深い

問題12　レム睡眠とノンレム睡眠
①δ　②ノンレム　③副交感　④θ　⑤レム

問題13　脊髄
①延髄　②前角　③緊張　④協調　⑤後根　⑥後角

問題14　脊髄反射
①無意識的　②求心性　③遠心性　④反射弓　⑤膝蓋腱
⑥体性　⑦自律

問題15　脳神経
①嗅　②視　③動眼　④滑車　⑤三叉　⑥外転　⑦顔面
⑧内耳　⑨舌咽　⑩迷走　⑪副　⑫舌下　⑬迷走

問題16　脊髄神経
①8　②12　③5　④5　⑤1　⑥前根　⑦後根
⑧骨格　⑨アセチルコリン　⑩ニコチン性

問題17　交感神経系と副交感神経系
①神経節　②節前　③節後　④胸髄　⑤腰髄　⑥仙髄
⑦腹部　⑧骨盤

問題18　コリン作動性受容体
①ムスカリン性　②ニコチン性　③副交感　④減少
⑤低下　⑥平滑　⑦収縮　⑧中枢　⑨骨格

問題19　アドレナリン作動性受容体
①収縮　②交感　③増加　④増大　⑤脂肪

問題20　交感神経系の血圧調節
①延髄　②交感　③Nor　④α1　⑤α1　⑥β1
⑦α1　⑧β1

Chapter 4
血液と生体防御　▶p.47〜63

問題1　血液の成分
①外　②1/13　③血漿　④血球　⑤血清　⑥赤血球
⑦白血球　⑧血小板［⑦⑧順不同］　⑨男性
⑩7.35〜7.45

問題2　血清と血漿
①血餅　②血清　③血漿　④フィブリノゲン

問題3　各血球の役割
①赤血球　②ヘマトクリット　③白血球　④血小板

問題4　血球の産生（造血）
①造血幹細胞　②エリスロポエチン　③胸骨　④赤
⑤黄　⑥肝臓　⑦臍帯血

問題5　赤血球
①500万　②450万　③エリスロポエチン　④赤芽球

⑤脾臓　⑥120　⑦網状赤血球

問題6　ヘモグロビン
①ヘモグロビン　②ヘム　③グロビン　④ビリルビン
⑤ウロビリノーゲン　⑥黄疸

問題7　ヘモグロビンの働き
①オキシヘモグロビン　②デオキシヘモグロビン
③酸素　④動脈　⑤静脈

問題8　ヘモグロビン（Hb）量（ヘモグロビン濃度、血色素量）
①16　②14　③1.34　④21.44

問題9　ヘモグロビンの酸素飽和度
①95　②75　③低い

問題10　ヘマトクリット（Ht）値
①血球　②血漿　③45　④赤血球

問題11　貧血の種類
①酸素　②ヘモグロビン　③鉄欠乏性　④胃
⑤巨赤芽球性　⑥悪性　⑦ビタミンB12　⑧再生不良性
⑨腎性　⑩エリスロポエチン　⑪溶血性

問題12　貧血に用いられる指標
①MCV　②MCH　③MCHC

問題13　白血球の種類
①分画　②顆粒球　③好中球　④リンパ球　⑤好酸球
⑥3,000　⑦10,000

問題14　白血球の機能
①好中球　②マクロファージ　③食作用　④遊走
⑤化学走性　⑥好酸球　⑦好塩基球［⑥⑦順不同］
⑧単球　⑨リンパ球　⑩B　⑪T

問題15　サイトカイン
①サイトカイン　②インターロイキン
③インターフェロン

問題16　免疫
①免疫　②非特異的防御　③特異的防御

問題17　非特異的防御機構
①好中球　②単球　③貪食　④遊走　⑤膿　⑥大食

問題18　特異的防御機構
①リンパ球　②細胞性　③液性　④Tリンパ球
⑤Bリンパ球

問題19　Tリンパ球（T細胞）の働き
①リンフォカイン　②ヘルパーT　③サプレッサーT

④細胞傷害性T　⑤ナチュラルキラー

問題20　Bリンパ球（B細胞）の働き
①T細胞　②抗体　③抗原

問題21　抗体
①免疫グロブリン　②G　③A　④M　⑤D
⑥E[③～⑥順不同]　⑦抗原　⑧オプソニン　⑨感作
⑩応答　⑪補体

問題22　抗体価
①抗体価　②補体　③抗原抗体　④予防接種

問題23　アレルギー
①Ⅰ　②アナフィラキシーショック

問題24　血小板の形態
①もたない　②20万～40万　③10日　④凝集　⑤止血

問題25　血小板の働きー止血作用
①収縮　②血栓　③凝固　④コラーゲン
⑤トロンボキサンA_2　⑥粘着

問題26　血液凝固機序
①コラーゲン　②トロンボプラスチン
③プロトロンビン　④トロンビン　⑤フィブリノゲン
⑥フィブリン

問題27　血液凝固因子
①肝臓　②K　③Ca^{2+}

問題28　線維素溶解（線溶）
①線溶　②プラスミン　③フィブリン

問題29　血液凝固抑制剤（抗凝固剤）
①クエン酸ナトリウム　②Ca^{2+}　③静脈内
④ヘパリン　⑤経口　⑥クマリン誘導体　⑦ビタミンK

問題30　血液凝固試験
①出血　②血液凝固　③プロトロンビン
④シュウ酸ナトリウム

問題31　赤血球沈降速度（赤沈、血沈）
①クエン酸ナトリウム　②15　③亢進

問題32　血栓症と塞栓症
①血栓症　②塞栓症　③梗塞　④脳梗塞　⑤心筋梗塞

問題33　ABO式血液型
①A　②B　③AB　④O

問題34　輸血と交叉適合試験
①凝集　②血液型不適合　③交差適合

問題35　成分輸血
①全血　②成分

問題36　Rh式血液型
①陽性（＋）　②陰性（－）　③凝集　④溶血
⑤免疫グロブリン

問題37　白血球の型
①HLA　②拒絶

Chapter 5
循環　▶p.64～80

問題1　循環器系
①循環器　②心臓　③体　④肺[③④順不同]

問題2　体循環（大循環）
①左心室　②毛細血管　③右心房　④動脈　⑤静脈
⑥酸素　⑦二酸化炭素

問題3　肺循環（小循環）
①右心室　②左心房　③二酸化炭素　④酸素　⑤静脈
⑥動脈

問題4　心臓の構造
①左　②左心房　③左心室 [②③順不同]　④右心房
⑤右心室 [④⑤順不同]　⑥中隔　⑦弁　⑧厚い

問題5　心臓の弁
①僧帽　②二尖 [①②順不同]　③三尖　④大動脈
⑤肺動脈　⑥心臓弁膜　⑦閉鎖不全　⑧狭窄

問題6　心筋の特性
①横紋　②従う　③長い　④ギャップ　⑤特殊
⑥刺激伝導系

問題7　刺激伝導系と心拍動の自動性
①洞房結節　②房室結節　③ヒス束　④左脚・右脚
⑤プルキンエ線維　⑥ペースメーカー　⑦結節間路
⑧自動　⑨洞リズム

問題8　心臓のコントロール
①増加　②上昇　③減少　④下降　⑤アドレナリン

問題9　心臓の活動電位
①静止　②活動　③歩調取り　④Ca^{2+}　⑤Na^+
⑥心電図　⑦四肢誘導　⑧胸部誘導

問題10　心電図の波形
①P　②Q　③S　④T　⑤QRS　⑥ST時間

4

⑦PQ時間　⑧長く

問題11　不整脈
①不整脈　②心室期外収縮　③上室期外収縮
④房室ブロック　⑤心房粗動　⑥心房細動　⑦心室細動
⑧カリウム

問題12　1回拍出量と心拍出量
①収縮　②弛緩　③70　④5　⑤減少　⑥増加

問題13　心拍数と心音
①結滞　②洞房結節　③頻脈　④徐脈　⑤増加　⑥減少
⑦多い　⑧房室　⑨動脈　⑩心雑音

問題14　脈拍
①動脈壁　②橈骨　③総頸　④大腿　⑤足背

問題15　心臓神経支配
①自律神経　②心臓神経　③交感神経
④副交感神経［③④順不同］　⑤延髄

問題16　心臓反射
①心臓反射　②ベーンブリッジ　③大動脈神経
④頸動脈洞神経［③④順不同］　⑤頸動脈小体
⑥大動脈小体　⑦眼球心臓　⑧アシュネル［⑦⑧順不同］
⑨減少　⑩増加　⑪減少　⑫呼吸性不整脈

問題17　動脈系（大動脈、動脈、細動脈）
①内膜　②中膜　③外膜　④厚く　⑤大動脈　⑥細動脈
⑦抵抗

問題18　静脈系（大静脈、静脈、細静脈）
①中膜　②弁　③容量　④門脈

問題19　毛細血管
①網目　②1　③高く　④吻合　⑤終末動脈

問題20　冠状血管
①大動脈　②冠状静脈洞　③右心房　④狭心症
⑤心筋梗塞

問題21　血液の分配
①収縮力　②血管平滑筋　③増加　④減少　⑤増加
⑥脳

問題22　微小循環
①細動脈　②毛細血管　③交感

問題23　毛細血管壁を介する体液の移動
①間質液　②拡散　③濾過［②③順不同］　④毛細血管
⑤コロイド浸透　⑥タンパク質　⑦毛細血管透過性

問題24　血流変動の平滑化
①伸展　②高く　③高く　④高く　⑤低く　⑥大きく
⑦高く

問題25　収縮期血圧と拡張期血圧（弛緩期血圧）
①収縮期　②拡張期　③脈圧　④心拍出量　⑤平均血圧
⑥拡張期血圧　⑦脈圧　⑧細動脈　⑨交感
⑩アドレナリン　⑪心拍数

問題26　血圧測定法
①左心室　②上腕動脈　③収縮期　④拡張期　⑤心臓
⑥高く　⑦弾力性　⑧収縮期　⑨拡張期

問題27　静脈圧
①低く　②弁　③自律　④運動

問題28　中心静脈
①中心静脈圧　②うっ滞　③脈圧　④肺静脈圧
⑤中心静脈圧

問題29　静脈還流
①細静脈　②下大静脈　③上大静脈［②③順不同］
④右心房

問題30　内皮細胞から産生・遊離される物質
①一酸化窒素　②L-アルギニン　③プロスタサイクリン
④Ca^{2+}

問題31　血管内皮細胞障害によってもたらされる疾患
①高血圧　②血栓　③動脈硬化

問題32　リンパ管
①弁　②内皮細胞　③間質液　④毛細リンパ管

問題33　リンパ液・リンパ球
①細胞外液　②リンパ球　③フィブリノゲン　④白血球
⑤毛細リンパ管　⑥内頸静脈

問題34　リンパ節の役割
①リンパ節　②抗体　③濾過　④腫脹

問題35　浮腫
①増加　②低下　③上昇　④増加

Chapter 6
呼吸　▶p.81〜90

問題1　呼吸と呼吸器系
①酸素　②二酸化炭素　③呼吸　④気道

5

問題2　気道の構造
①主　②終末細　③呼吸　④右　⑤後

問題3　肺実質と肺間質
①気腔　②肺実質　③間質　④右肺

問題4　主な呼吸筋
①胸腔　②呼吸　③横隔膜　④肋間　⑤骨格　⑥随意

問題5　横隔膜
①横隔　②収縮　③下がり　④弛緩

問題6　肋間筋
①外肋間　②内肋間　③肋間　④吸気　⑤呼気　⑥呼気

問題7　腹式呼吸と胸式呼吸
①横隔膜　②外肋間筋　③腹式　④胸式

問題8　肺サーファクタント
①肺胞上皮細胞　②ガス交換　③肺サーファクタント
④表面活性物質

問題9　新生児呼吸窮迫症候群
①低体重出生児　②呼吸不全　③新生児呼吸窮迫症候群
④人工肺サーファクタント

問題10　換気力学
①胸腔内圧　②換気量　③換気速度
④コンプライアンス　⑤気道抵抗

問題11　弾性抵抗と粘性抵抗
①弾性　②肺気腫　③肺線維症　④粘性　⑤喘息

問題12　4つの基本量
①1回換気量　②500　③予備吸気量　④予備呼気量
⑤残気量

問題13　4つの基本容量
①1回換気量　②予備吸気量[①②順不同]
③予備呼気量　④残気量　⑤スパイログラム

問題14　スパイロメトリー
①努力性肺活量　②最大努力呼出　③スパイロメトリー
④穏やか

問題15　1秒率と閉塞性肺疾患
①努力性肺活量　②1秒率　③70　④気管支喘息
⑤慢性気管支炎　⑥肺気腫[⑤⑥順不同]
⑦閉塞性肺疾患

問題16　％肺活量と拘束性肺疾患
①％肺活量　②80　③増加　④減少　⑤間質性
⑥拘束性

問題17　フロー・ボリューム曲線
①最大努力呼出　②フロー・ボリューム
③スパイロメーター　④呼息　⑤吸息　⑥穏やか
⑦急激

問題18　肺胞気のO$_2$およびCO$_2$分圧を推定する肺胞気式
①肺胞気　②呼気終末　③100　④低い

問題19　肺胞気-動脈血O$_2$分圧較差（AaDo$_2$）の成因
①シャント　②拡散障害　③静脈血　④動脈血

問題20　pHの維持
①酸塩基平衡　②炭酸脱水酵素　③7.40　④酸性
⑤アシドーシス　⑥アルカリ性　⑦アルカローシス

問題21　アシドーシスを防ぐ肺と腎臓
①アシドーシス　②呼吸性アシドーシス
③代謝性アシドーシス　④呼吸性アルカローシス
⑤代謝性アルカローシス

問題22　呼吸不全と動脈血O$_2$分圧
①95　②60　③チアノーゼ　④45
⑤CO$_2$ナルコーシス　⑥O$_2$　⑦低下　⑧脳

Chapter 7
消化吸収　▶p.91〜101

問題1　消化管壁の構造
①粘膜　②筋層　③漿膜　④粘膜筋板　⑤輪状　⑥縦走
⑦蠕動運動

問題2　消化管の内在神経系
①自律神経　②内在神経　③壁内神経
④アウエルバッハ　⑤マイスナー

問題3　消化管の構造
①横紋　②平滑　③噴門　④幽門　⑤斜走　⑥十二指腸
⑦空腸　⑧回腸　⑨直腸　⑩上行　⑪横行　⑫下行
⑬S状

問題4　消化管の括約筋
①輪状　②噴門括約　③幽門括約　④回盲括約
⑤内肛門括約　⑥外肛門括約　⑦平滑　⑧横紋

問題5　咀嚼
①唾液　②側頭　③咬　④内側翼突
⑤外側翼突[②〜⑤順不同]　⑥横紋

問題6　嚥下
①咽頭　②三叉　③随意　④延髄　⑤不随意　⑥喉頭蓋

⑦蠕動　⑧不随意

問題7　嚥下困難
①狭窄　②麻痺　③筋萎縮性側索硬化症
④重症筋無力症　⑤筋ジストロフィー　⑥アカラシア
⑦誤嚥　⑧右側　⑨舌

問題8　胃底腺の分泌物
①ペプシノーゲン　②塩酸　③タンパク質　④1〜2
⑤粘液　⑥内因子　⑦悪性貧血

問題9　胃酸分泌の促進および抑制因子
①プロトンポンプ　②ガストリン　③ヒスタミン
④プロスタグランジン　⑤シメチジン
⑥オメプラゾール

問題10　消化性潰瘍
①胃潰瘍　②十二指腸潰瘍 [①②順不同]　③ペプシン
④ヘリコバクター・ピロリ　⑤非ステロイド系抗炎症
⑥プロスタグランジン

問題11　小腸における2段階消化
①酸性　②セクレチン　③アルカリ性　④管腔内消化
⑤膜消化　⑥栄養吸収細胞

問題12　栄養素の消化吸収
①オリゴ糖　②オリゴペプチド　③グルコース
④アミノペプチダーゼ　⑤アミノ酸　⑥リパーゼ
⑦脂肪酸　⑧グリセロール

問題13　小腸粘膜の表面積
①輪状ヒダ　②空腸　③絨毛　④微絨毛　⑤刷子縁
⑥200

問題14　脂質の消化吸収
①管腔内　②胆汁酸　③ミセル　④リパーゼ　⑤脂肪酸
⑥グリセロール[⑤⑥順不同]

問題15　リポタンパク質
①カイロミクロン　②リンパ管　③静脈血　④中性脂肪
⑤小さい　⑥HDL　⑦動脈硬化　⑧LDL　⑨LCAT

問題16　胆汁酸の腸肝循環
①十二指腸　②門脈　③コレステロール

問題17　ビリルビンと黄疸
①胆汁酸　②胆汁色素　③ウロビリノーゲン
④間接ビリルビン　⑤直接ビリルビン　⑥黄疸
⑦生理的黄疸　⑧核黄疸

問題18　胆石
①胆汁酸　②レシチン[①②順不同]　③コレステロール
④低く　⑤高い

問題19　オッディの括約筋
①総胆管　②膵管 [①②順不同]　③十二指腸
④コレシストキニン　⑤胆汁　⑥膵液 [⑤⑥順不同]

問題20　大腸の働き
①水分　②ビタミンK　③食物繊維　④発酵

問題21　排便反射
①仙髄　②骨盤内臓　③内肛門括約　④陰部
⑤外肛門括約

問題22　便秘
①大蠕動　②便秘　③弛緩性　④痙攣性

Chapter 8
栄養と代謝　▶p.102〜108

問題1　栄養素
①糖質　②脂質　③タンパク質 [①〜③順不同]
④ビタミン　⑤ミネラル [④⑤順不同]

問題2　糖質
①炭水化物　②エネルギー　③デンプン　④グルコース
⑤グリコーゲン

問題3　脂質
①中性脂肪　②コレステロール　③脂肪酸
④グリセリン　⑤コレステロールエステル　⑥リン脂質
⑦遊離コレステロール

問題4　タンパク質
①アミノ酸　②ポリペプチド　③オリゴペプチド

問題5　異化反応（代謝）
①代謝　②異化反応　③還元状態　④酸化状態
⑤酸化反応　⑥ATP

問題6　同化反応（生合成）
①生合成　②同化反応　③グリコーゲン　④タンパク質

問題7　解糖系
①ピルビン酸　②酸素　③ATP　④TCA回路

問題8　糖新生
①解糖系　②糖新生　③アミノ酸
④グリセロール [③④順不同]　⑤血糖値

問題9　ヘキソキナーゼとグルコキナーゼ
①グルコース・トランスポーター　②ヘキソキナーゼ
③グルコキナーゼ　④グリコーゲン　⑤インスリン

⑥血糖値

問題10　TCA回路
①アセチルCoA　②乳酸　③クエン酸

問題11　細胞内呼吸
①外呼吸　②内呼吸　③ミトコンドリア　④TCA回路

問題12　ビタミンB１の関与
①ビタミンB₁　②アセチルCoA　③乳酸

問題13　オキサロ酢酸補充経路
①アセチルCoA　②オキサロ酢酸　③ピルビン酸
④ケトン血症

問題14　電子伝達系
①酸化　②ATP　③酸化的リン酸化

問題15　脱共役
①脱共役　②共役　③熱　④褐色脂肪組織
⑤生理的脱共役タンパク質

Chapter 9
体温とその調節　▶p.109〜116

問題1　代謝による熱産生
①TCA回路　②電子伝達系　③ATP　④70　⑤30
⑥代謝

問題2　ふるえと非ふるえによる熱産生
①拮抗　②骨格　③ATP　④脱共役　⑤100　⑥脂肪
⑦ミトコンドリア

問題3　熱放散
①対流　②伝導　③輻射　④蒸発　⑤発汗　⑥低ければ

問題4　発汗の神経支配
①交感　②アセチルコリン　③コリン作動性
④ノルアドレナリン

問題5　発汗の種類
①エクリン　②腋窩　③辛い　④舌咽　⑤三叉

問題6　汗腺
①エクリン　②アポクリン　③腋窩　④毛幹　⑤熱放散
⑥体臭　⑦能動汗腺

問題7　体温の測定部位
①核心温　②外層温　③直腸温　④口腔温　⑤鼓膜温
⑥平均

問題8　サーカディアン・リズム（概日リズム）
①低く　②高く　③日内変動　④25　⑤時刻　⑥部位

問題9　外因性発熱物質と内因性発熱物質
①食細胞　②インターフェロン　③血液-脳関門
④プロスタグランジン　⑤視床下部

問題10　内毒素と外毒素
①グラム陰性菌　②内毒素　③グラム陽性菌　④外毒素
⑤強く　⑥弱く

問題11　ライ症候群
①解熱薬　②免疫　③脳症　④ウイルス

問題12　発熱
①上がる　②収縮　③ふるえ　④悪寒　⑤下がり
⑥拡張　⑦発汗

問題13　熱型
①弛張　②敗血症　③稽留　④腸チフス　⑤間欠
⑥マラリア

問題14　高熱
①熱産生　②熱放散　③解熱　④物理的　⑤熱中症
⑥悪性高熱　⑦筋弛緩

問題15　熱中症の新分類
①めまい　②冷却　③経口　④頭痛
⑤嘔吐 [④⑤順不同]　⑥点滴　⑦意識障害　⑧BUN
⑨DIC

Chapter10
尿の生成と排泄　▶p.117〜126

問題1　ネフロン
①腎小体　②尿細管　③糸球体
④ボウマン囊 [③④順不同]　⑤近位尿細管
⑥ヘンレ・ループ　⑦遠位尿細管 [⑤〜⑦順不同]
⑧100　⑨低い

問題2　糸球体の微細構造
①毛細血管　②上皮　③メサンギウム　④足　⑤濾過

問題3　門脈系
①輸入　②輸出　③門脈　④肝臓　⑤下垂体　⑥細静脈

問題4　サイズ・バリアとチャージ・バリア
①タンパク質　②サイズ・バリア　③チャージ・バリア

問題5　腎臓の血流
①多く　②1/5　③高い　④低下　⑤傍糸球体細胞
⑥上昇

問題6　スターリングの仮説
①血圧　②膠質浸透圧　③高い　④低い　⑤高い
⑥高い　⑦高い　⑧濾過　⑨低く

問題7　腎臓の基本的機能
①濾過　②再吸収　③分泌

問題8　原尿
①原尿　②99　③1　④1.5　⑤糸球体濾過値
⑥クリアランス

問題9　不可避的尿量
①400　②乏尿　③無尿　④多尿

問題10　クリアランス
①血漿　②尿　③濾過　④血流量

問題11　代表的な物質のクリアランス
①再吸収　②分泌　③血糖値　④糸球体濾過値
⑤腎血漿流量　⑥クレアチニン　⑦静脈注射

問題12　酸性物質の排泄
①酸化　②ATP　③異化　④アシドーシス　⑤尿中
⑥肺

問題13　代謝性アシドーシス
①HCO_3^-　②低下　③Cl^-　④糖尿病　⑤尿毒症

問題14　排尿の神経支配
①平滑　②内尿道括約　③骨盤　④下腹［③④順不同］
⑤陰部　⑥外尿道括約　⑦横紋

問題15　排尿のしくみ
①下腹　②弛緩　③収縮　④骨盤　⑤収縮　⑥弛緩
⑦随意

問題16　腎不全
①急性腎不全　②乏尿　③急性尿細管壊死
④慢性腎不全　⑤浮腫　⑥腎性貧血　⑦尿毒症

問題17　血漿クレアチニン値とBUN
①2　②尿素　③タンパク質　④アンモニア　⑤20

問題18　BUN/クレアチニン比
①10　②GFR　③上昇　④尿素　⑤20　⑥尿細管
⑦減少

問題19　各利尿薬の特徴
①Na^+　②ループ利尿薬　③ヘンレ・ループ上行脚

④フロセミド　⑤サイアザイド利尿薬　⑥遠位尿細管
⑦スピロノラクトン　⑧アルドステロン

問題20　自由水クリアランス
①等張　②再吸収　③遠位尿細管　④高張　⑤不感蒸散

Chapter11
内分泌　▶p.127～142

問題1　内分泌
①外分泌　②内分泌　③導管　④ホルモン　⑤血管
⑥神経内分泌

問題2　ホルモンの作用
①受容体　②Gタンパク質　③リン脂質二重層

問題3　ホルモンの化学構造
①ペプチド　②消化管　③ステロイド　④副腎皮質
⑤カテコールアミン　⑥甲状腺　⑦水溶性　⑧細胞膜
⑨脂溶性　⑩細胞質

問題4　ホルモン分泌の調節
①視床下部　②放出ホルモン　③下垂体前葉
④刺激ホルモン　⑤内分泌腺　⑥標的器官　⑦抑制
⑧ネガティブ・フィードバック

問題5　放出ホルモン
①甲状腺刺激ホルモン　②副腎皮質刺激ホルモン
③性腺刺激ホルモン　④成長ホルモン　⑤プロラクチン
⑥下垂体前葉　⑦刺激ホルモン　⑧成長ホルモン
⑨プロラクチン

問題6　下垂体前葉ホルモン
①甲状腺刺激　②副腎皮質刺激　③性腺刺激　④成長
⑤プロラクチン　⑥刺激ホルモン　⑦甲状腺
⑧副腎皮質　⑨卵巣　⑩精巣［⑦～⑩順不同］　⑪効果器

問題7　下垂体後葉ホルモン
①バゾプレシン　②再吸収　③尿崩症　④収縮　⑤射出
⑥エストロゲン　⑦プロゲステロン　⑧促進

問題8　副腎皮質ホルモン
①コルチゾール　②コルチゾン［①②順不同］　③アルドステロン　④アンドロゲン　⑤ステロイド

問題9　糖質コルチコイド
①束状層　②コルチゾール　③コルチゾン　④抗炎症
⑤グリコーゲン貯留　⑥ACTH

問題10　電解質コルチコイド
①球状層　②アルドステロン　③Na⁺
④アンジオテンシンⅡ　⑤コン症候群

問題11　ストレスホルモン
①糖代謝　②体液量調節［①②順不同］　③免疫抑制
④感染　⑤ストレッサー　⑥CRH　⑦ACTH

問題12　ネガティブ・フィードバック
①視床下部　②下垂体前葉　③促進　④過剰　⑤CRH
⑥ACTH　⑦抑制

問題13　クッシング症候群
①コルチゾール　②クッシング病　③副腎腺腫
④副腎がん

問題14　クッシング症候群の合併症
①上昇　②骨粗鬆症　③促進　④中心性肥満

問題15　アジソン病
①アジソン病　②低下　③低血圧　④副腎クリーゼ
⑤シーハン症候群

問題16　カテコールアミン
①アドレナリン　②ノルアドレナリン　③ドーパミン
④カテコールアミン　⑤増大　⑥収縮　⑦上昇

問題17　アドレナリン受容体
①収縮　②増大　③高血圧　④拡張　⑤気管支喘息

問題18　カテコールアミンの生合成
①アミノ酸　②ドーパミン　③ノルアドレナリン
④アドレナリン

問題19　甲状腺ホルモン
①亢進　②トリヨードサイロニン　③サイロキシン
④低下　⑤T₄　⑥T₃　⑦ヨウ素

問題20　甲状腺機能亢進症
①バセドウ病　②甲状腺腫　③頻脈［②③順不同］
④減少　⑤低下　⑥眼球突出　⑦下垂体前葉　⑧低下

問題21　甲状腺機能低下症
①粘液水腫　②クレチン症　③上昇　④橋本病　⑤女性
⑥バセドウ病

問題22　膵臓ホルモン
①グルカゴン　②上昇　③分解　④インスリン　⑤低下
⑥合成　⑦ソマトスタチン　⑧抑制

問題23　インスリンの分泌
①上昇　②B　③グルコース　④K⁺　⑤Ca²⁺　⑥促進

問題24　卵巣ホルモン
①エストロゲン　②抑制　③プロゲステロン　④抑制
⑤黄体形成ホルモン　⑥上昇

問題25　精巣ホルモン
①テストステロン　②LH　③FSH　④精子
⑤コレステロール

問題26　消化管ホルモン
①ガストリン　②促進　③セクレチン　④促進　⑤抑制
⑥CCK-PZ　⑦胆嚢　⑧促進　⑨抑制　⑩ペプチド

問題27　血糖調節に関与するホルモン
①インスリン　②グルカゴン　③アドレナリン
④コルチゾール　⑤甲状腺ホルモン［③〜⑤順不同］
⑥レプチン

問題28　糖尿病の診断基準
①126　②200　③200　④6.5

問題29　糖尿病の分類
①1型　②2型　③若年型　④成人型　⑤1型
⑥1型　⑦アルツハイマー病

問題30　HbA1c
①グルコース　②ヘモグロビン　③糖化ヘモグロビン
④HbA1c　⑤6.5　⑥血糖

問題31　昇圧ホルモン
①アンジオテンシンⅠ　②ACE　③アンジオテンシンⅡ
④アルドステロン　⑤増加　⑥バゾプレシン　⑦増加
⑧収縮

問題32　降圧ホルモン
①エストロゲン　②ブラジキニン　③拡張　④レニン
⑤減少

問題33　カルシウム調節に関与するホルモン
①パラソルモン　②促進　③促進　④カルシトニン
⑤抑制　⑥促進　⑦低下　⑧テタニー

問題34　活性型ビタミンD₃
①紫外線　②肝臓　③促進　④促進　⑤10　⑥くる病

問題35　内分泌様器官のホルモン
①エリスロポエチン　②レニン　③Ca²⁺　④心臓
⑤ガストリン　⑥セクレチン　⑦胆嚢　⑧胎盤　⑨抑制
⑩脂肪組織　⑪コルチゾール

問題36　レプチン
①視床下部　②抑制　③増大　④低下　⑤インスリン

Chapter12

感覚　▶p.143〜151

問題1　感覚
①恒常性　②感覚受容器　③感覚中枢　④感覚伝導路
⑤3　⑥視床

問題2　感覚の分類
①視覚　②聴覚　③平衡覚　④嗅覚
⑤味覚［①〜⑤順不同］　⑥特定部位　⑦皮膚感覚
⑧筋感覚［⑦⑧順不同］　⑨身体全体　⑩内臓痛覚
⑪臓器感覚［⑩⑪順不同］　⑫内臓

問題3　眼の機能
①水晶体　②虹彩　③毛様体　④網膜　⑤後頭葉

問題4　視細胞
①網膜　②錐状体　③杆状体　④杆状体

問題5　錐状体の異常
①赤　②緑［①②順不同］　③青　④色覚異常　⑤赤緑
⑥X連鎖劣性（潜性）　⑦男性

問題6　杆状体の異常
①ロドプシン　②光　③ビタミンA　④夜盲症

問題7　耳の構造と機能
①側頭葉　②耳介　③外耳道［②③順不同］　④鼓膜
⑤鼓室　⑥耳管　⑦聴覚　⑧平衡覚［⑦⑧順不同］
⑨伝音　⑩感音

問題8　音の伝搬
①鼓膜　②耳小骨　③前庭窓　④外リンパ　⑤内リンパ
⑥有毛細胞　⑦側頭葉　⑧高い

問題9　伝音系と感音系
①空気　②外耳　③中耳　④鼓膜　⑤内耳　⑥大脳皮質
⑦内耳　⑧蝸牛　⑨前庭窓　⑩有毛細胞　⑪骨伝導
⑫気導聴力　⑬骨導聴力

問題10　平衡覚にかかわる器官
①内耳　②前庭　③半規管　④3　⑤三半規管
⑥頭頂葉

問題11　嗅覚
①嗅部　②嗅細胞　③嗅毛　④嗅球　⑤海馬

問題12　味覚
①味蕾　②舌乳頭　③味毛　④大脳皮質　⑤亜鉛

問題13　皮膚の感覚受容器
①触覚　②圧覚　③痛覚　④温覚　⑤冷覚［④⑤順不同］
⑥マイスナー小体　⑦パチニ小体　⑧自由神経終末

問題14　順応速度
①速い　②遅い　③遅い　④痛覚　⑤多い　⑥遅く
⑦多い　⑧危険

問題15　筋の受容器
①伸展　②並列　③張力　④直列

問題16　関連痛
①心筋梗塞　②右肩甲骨部　③腰部［②③順不同］
④左背部　⑤みぞおち　⑥鼠径部

問題17　痛み
①自由神経終末　②脱分極　③ATP　④K^+

問題18　脊髄神経
①末梢神経系　②8　③12　④5　⑤5　⑥1
⑦後根　⑧前根

問題19　皮膚分布
①脳神経　②脊髄神経　③後角　④皮膚分節
⑤脊髄視床路　⑥大脳皮質

問題20　かゆみ
①ヒスタミン　②H_1受容体　③低い　④軽減
⑤デルマドローム　⑥モルヒネ

Chapter 1

細胞の基本機能　▶p.152〜153

問題1　解答5

解説：血漿で最も多いイオンはNa^+とCl^-であり、血液には塩（NaCl）が含まれると考えると覚えやすい。血漿の陰イオンではCl^-に次いでHCO_3^-が多い。血漿の陰イオンで図に示されていないのは4および5で、多いほうが4、少ないほうが5である。重炭酸イオンの基準値24 mEq/Lは血液酸塩基平衡でも重要な値である（→『新訂版　図解ワンポイント生理学』、p.18、図1-3、p.180、図6-15、サイオ出版）。本問は血漿に関する問題であるが、細胞内液についても同様のグラフを確認するとよい。細胞内液では、血漿とは逆にNa^+が少なくK^+が多いことがポイントである。

問題2　解答3

解説：体液（成人男性の体重の約60%）の水分のうち約2/3は細胞内液（体重の約40%）であり、残りが細胞外液（体重の約20%）として存在する。生命活動の基本単位は細胞であることから、細胞内に最も水分が多いと考えると覚えやすい。細胞外液には、間質液（体重の約15%）、血漿（体重の約5%）、リンパ液（微量）、脳脊髄液（100〜160 mL）などがある。

問題3　解答3

解説：成人の体液量は体重の約60%で、この割合は、年齢・性別・脂肪量によって変化する。一般に小児では水分量が多く（体重の70〜80%）、高齢者や皮下脂肪の多い女性ではその割合が少ない（体重の約50%）。（→『新訂版　図解ワンポイント生理学』、p.18、表1-2、サイオ出版）

問題4　解答3

解説：血漿に溶解している高分子（アルブミンなどのタンパク質）によって生じる浸透圧は膠質浸透圧とよばれ、イオンなどによる浸透圧とは区別される。血漿濃度がNa^+などに比べると低いために浸透圧に及ぼす影響は小さいが、分子量が大きく血管外に漏出しにくいため、血漿浸透圧を安定的に保つ。アルブミンは栄養状態の指標とされるが、薬物や遊離脂肪酸と結合して運搬する役割も果たしている。脂溶性の高い物質が水分の多い血漿中に溶解できるのは、これらの血漿タンパク質が存在するからである。また、分子量の高いタンパク質と結合した物質は糸球体で濾過されにくく、これらの物質の体外への排泄を防ぐ役割もある。

問題5　解答2

解説：タンパク質（アルブミン）による膠質浸透圧は、Na^+やCl^-による電解質浸透圧の1/200ほどの値（約25 mmHg）であるが、血管外の膠質浸透圧はゼロ（アルブミンがない）なので、血管内に水を引き込む（水は浸透圧の高いほうに移動する）は例外のない原理である。アルブミンが減少して膠質浸透圧が低下すると水を引き込めなくなり、腹水貯留（浮腫）が起こる。

問題6　解答3

解説：クワシオルコル kwashiorkorはアフリカの言葉で「離乳して起こる病」を意味している。母乳で育っていた間は栄養が保たれていたが、離乳とともに栄養素、とくにタンパク質が不足して発育障害と浮腫がみられる。タンパク質摂取が不足して自らのアルブミンを分解する結果、膠質浸透圧が低下して浮腫が現れる。手足はやせ細っているが、腹水でお腹が膨れる。肝腫大は、タンパク質欠乏でリポタンパク質が形成できず肝細胞内に脂肪が蓄積される低栄養性脂肪肝に起因する。クワシオルコルを最初に報告したWilliam（William BM (1935) Kwashiorkor, Lancet、1151-1152）は6か月から4歳の乳幼児に多くみられたと述べている（『新訂版　図解ワンポイント生理学』、p.233、Nursing Eye、サイオ出版より）。

問題7　解答1

解説：0.9%は0.9 g/dL＝9 g/Lである。食塩（NaCl）の分子量は58.5なので9 g/L＝9/58.5＝0.154 mol/L＝154 mmol/L＝154 mEq/Lとなる（1価のイオンではmmol/LでもmEq/Lでも同じ数値になるが、イオンの濃度はmEq/L（メック）で表すのが正しい）。浸透圧は溶質の分子数あるいはイオン数に比例するので、NaClがNa^+とCl^-に100%解離した場合は、浸透圧はmEq/Lで表した濃度の2倍の値になる。すなわち、2×154＝308 mOsm/kgとなり、血漿浸透圧の基準値290 mOsm/kgにほぼ等しい（→『新訂版　図解ワンポイント生理学』、p.258、図11-7、サイオ出版）。実際には解離度が100%よりやや低いので、0.9%の食塩水で等張 isotonicである。

問題8　解答1

解説：5%＝5 g/dL＝50 g/Lで、ブドウ糖（グルコース）の分子量は180なので、50 g/L＝50/180＝0.278 mol/L＝278 mmol/Lとなり、血漿の浸透圧にほぼ等しい（等張）。生理食塩水と5%ブドウ糖液が等張輸液の代表である。どちらも等張液だが、体内での分布の仕方が異なる。生理食塩水の電解質組成は細胞外液に似ており、投与後に細胞外液（血管内と細胞間質）に分布する。一方、ブドウ糖液は電解質を含まないため、血管内や間質に長くとどまらない。投与後にブドウ糖は速やかに体内に吸収されるため、水分のみを補給することになり、血管内から容

易に細胞間質を経て細胞内液にも水分が分布する。5％ブドウ糖液の浸透圧は血漿浸透圧に近いので、電解質を入れずに水分のみを補充したいときに用いたり、注射剤の溶解希釈にも使用されたりする。

問題9　解答2
解説：リボソーム ribosomeは、RNAをもとにタンパク質を合成する場所である。リボソームには粗面小胞体に付着するものと、細胞質内に遊離するものがある。粗面小胞体では、細胞膜に埋め込まれるタンパク質や細胞外に分泌されるタンパク質が合成される。一方、遊離リボソームでは、細胞質内で利用されるタンパク質が合成される。リソソームは膜に包まれた球形の小体に加水分解酵素を多く含んでおり、不要になった細胞の構成成分や細胞内に取り込んだ物質を分解している。ゴルジ装置は、粗面小胞体でつくられたタンパク質に糖などを付加して細胞表面に運べるようにしている。

問題10　解答2
解説：アルブミン、血液凝固因子などの血漿タンパク質の大部分は肝臓で合成される。血漿タンパク質でも抗体は、Bリンパ球から分化した形質細胞で合成される。

問題11　解答4、5
解説：pH、体温、浸透圧などが一定に保たれていることをアメリカの生理学者キャノンWalter Bradford Cannon（1871-1945）がホメオスタシスhomeostasisと表現した。日本語では恒常性と訳される。

問題12　解答1
解説：細胞分裂に先立つS期（DNA合成期）に、核に含まれるDNAと全く同じDNAが複製されるため、選択肢1が正しい。遺伝形質を支配して親から子へと伝えられる因子を遺伝子とよぶが、その遺伝子の実態がDNAである。DNAは2本のヌクレオチド鎖（塩基・糖・リン酸からなる）が、水素結合とよばれるゆるい結合で結ばれている。選択肢3は「転写」、選択肢4は「翻訳」に対する説明である。

問題13　解答3
解説：アミノ酸をリボソームに運ぶのは転移RNA（tRNA）。DNAは2本鎖。選択肢4は転写でなく、翻訳。

問題14　解答2
解説：生物といえるものは以下の3条件をすべて満たすものである。①外界と隔てる構造をもつ、②エネルギー（ATP）を産生できる、③遺伝子をもつ。ウイルスは、②の条件を満たさず、他の細胞に寄生して増殖するので生物とはいえない。ウイルスは、遺伝子である核酸（DNAまたはRNA）をもっている。肝炎ウイルスでは、B型がDNAウイルス、他はRNAウイルスである。ちなみに、新型コロナウイルス（SARS-CoV-2）はRNAウイルスである。

問題15　解答1
解説：一過性にマイナスではなく、プラスの電位になる（オーバーシュート）。脱分極はNa$^+$の流入で起こる（内耳の有毛細胞は例外的にK$^+$の流入で脱分極が起こる）。跳躍伝導は、ランビエ絞輪 node of Ranvierで起こる。

問題16　解答2
解説：心電図でT波が高くなる（テント状T波）。トルソー徴候は低カリウム血症で起こる。高カリウム血症で下痢が起こることがある。腸蠕動音は大きくなる。低カリウム血症では筋力低下、脱力がみられる。

問題17　解答2
解説：地震などで倒壊した家具や建材に圧迫されることで骨格筋細胞が破壊され、救助後に圧迫から解除されたときに骨格筋細胞内のK$^+$やミオグロビン（Mb）が血中に出て、高K$^+$血症や高Mb血症を発症する。高K$^+$血症では心停止が起こることがあり、高Mb血症は急性腎不全などを発症する。これを圧坐症候群 crush syndromeという。筋腎代謝症候群 myo-nephropathic metabolic syndrome（MNMS）ともいう。Mbはヘモグロビン（Hb）の約1/4の分子量で骨格筋細胞の中で酸素を保持する働きをするタンパク質である。Mbの酸素解離曲線は直角双曲線で、HbよりもO$_2$親和性が高い。また、Mbは単量体なのでHbのようなボーア効果は示さない。Mbは筋損傷を伴うような激しい運動や薬剤による横紋筋融解 rhabdomyolysisなどで血中濃度が高くなり、腎臓の糸球体でろ過されて褐色のMb尿が出る。圧坐症候群のように大量のMbがろ過されると急性腎不全を発症する。

問題18　解答3
解説：静止膜電位は主に細胞内外のK$^+$の濃度比で決まり、細胞外（血管内）のK$^+$が高くなると静止膜電位が上昇してNa$^+$流入による活動電位の発生が起こらなくなる。心臓では不整脈、心室細動、心停止が起こる。血中K$^+$濃度の基準値は3.5〜4.9 mEq/Lで、5.5 mEq/L以上が高K$^+$血症である。日本看護協会でカリウム製剤の誤投与に関する注意喚起を行っている。

問題19　解答2
解説：ヒトに感染するコロナウイルスには、通常の風邪を毎年発症させる4種類のほかに、重症急性呼吸器症候群（SARS）を起こすSARS-CoV、中東呼吸器症候群（MERS）を起こすMERS-CoVの2種類があったが、coronavirus disease 2019（COVID-19）を発症させる新型コロナウイルスSARS-CoV-2が7種類目として加わった。感染症法では感染症を一類から五類に分類し、一〜三類感染症がヒトからヒトに感染する疾病である。ヒトからヒトに感染する疾病でも新型インフルエンザとCOVID-19は、それぞれ新型インフルエンザ等感染症および指定感染症に分類されている。SARSも以前は指定感染症であったが、現在は二類感染症である。

問題1　解答2、3
解説：アセチルコリンは副交感神経節後線維の神経伝達物質である。膀胱壁の排尿筋は、アセチルコリンにより収縮し、排尿を促進する。また、腓腹筋は運動神経によって支配される骨格筋で、運動神経から放出される神経伝達物質はアセチルコリン。多くの臓器には交感神経と副交感神経の両方が分布するが（二重支配）、例外的に汗腺と立毛筋は、交感神経による単独支配である。立毛筋は、交感神経支配であり、ノルアドレナリンによって収縮する。一方、汗腺を支配する交感神経は他の交感神経と異なりアセチルコリンを放出する。発汗は熱放散のためなので、皮膚の血管収縮を起こすノルアドレナリンは不都合なのでコリン作動性に進化してきた。身近な動物で汗をかくのは馬であるが、馬の汗腺の交感神経はノルアドレナリンが神経伝達物質である。交感神経が優位になると瞳孔が散大するが、瞳孔散大筋の交感神経節後線維の神経伝達物質はノルアドレナリンである。神経は、機能的にはコリン作動性神経とアドレナリン作動性神経に分類される。アセチルコリンを伝達物質とする神経がコリン作動性神経で、自律神経節前線維、副交感神経節後線維、汗腺の交感神経節後線維、副腎髄質の交感神経および運動神経である。ノルアドレナリンを伝達物質とする神経がアドレナリン作動性神経で、交感神経節後線維である。

　副交感神経と筋収縮は結び付きにくいので、膀胱と気管支の平滑筋は、副交感神経で収縮、交感神経で弛緩と意識して覚えておくことが重要である。

問題2　解答4
解説：筋収縮では、アクチンフィラメントおよびミオシンフィラメントの長さは短縮することなく筋節が短縮することで、筋全体が短縮する（スライディングセオリー）。ATP分解酵素が存在するのは、ミオシン頭部である。α運動ニューロンは錘外筋線維（いわゆる骨格筋）を収縮させ、筋紡錘を支配するのは、γ運動ニューロンである。筋小胞体は、カルシウムイオン（Ca^{2+}）を貯蔵したり放出したりすることで、筋収縮に必要なCa^{2+}濃度を制御している。

問題3　解答4
解説：スライディングセオリーを説明するものであり、選択肢4が正しい。筋収縮のエネルギー源はATPであり、運動神経の指令を受けて収縮する。筋収縮力（活動張力）は、生体内での無負荷時の筋の長さ（生体長）付近で最大になるため、関節可動域の中間付近で最大の力を発揮する。筋を伸展しすぎると、ミオシンフィラメントとアクチンフィラメントとの接触が減り活動張力は減少

する。一方、引っ張りに抵抗する力（静止張力）は、生体長あたりから発生しはじめ、伸展すればするほど増大する。

問題4　解答2
解説：アクチンとミオシンが結合して筋収縮が起こるためにはCa^{2+}が必要で、アクチンとミオシンが解離して筋弛緩が起こるためにはATPが必要である。体内のATPは絶えず産生していないと枯渇してしまうので、動物は死亡するとATPがなくなり、アクチンとミオシンが結合したままになり死後硬直 rigor mortis が起こる。

問題5　解答4
解説：筋委縮性側索硬化症 amyotrophic lateral sclerosis（ALS）は、脊髄の側索の変性および脊髄前角から出る運動神経の異常で起こる神経難病。眼球運動は、第Ⅲ脳神経（動眼神経）、第Ⅳ脳神経（滑車神経）および第Ⅵ脳神経（外転神経）で支配されている（→『新訂版　図解ワンポイント生理学』、p.88、表3-3、p.90、図3-18、サイオ出版）。これらの脳神経は脳幹の上部（中脳）から出ていてALSで障害されないので、瞼の開閉などでパソコン上の文字を指示して自分の意思を伝えることができる。顔面の筋は運動神経による支配が精密なので、ALSで運動神経が障害されても眼球運動が可能ということもある。ALSで現れにくい症状（陰性症状）には、この眼球運動障害の他に、感覚障害（痛みを感じる）、排泄障害（自分の意思で排尿、排便が可能）、褥瘡が生じにくいなどがある。

問題6　解答4
解説：重症筋無力症 myasthenia gravis（MG）は、骨格筋の細胞膜にあるニコチン性アセチルコリン受容体に対する抗体がつくられる自己免疫疾患で、眼瞼下垂と複視（物が二重に見える）がほぼ必ずみられる。他の自己免疫疾患と同様に女性に多い。心肥大はMGに特有の症状ではない。1日のなかでは、夕方に症状が悪化する（**問題7**参照）。MGの好発年齢は20〜30歳で、幼児の発症もある。

問題7　解答5
解説：重症筋無力症 myasthenia gravis（MG）は、神経筋接合部の骨格筋側にあるアセチルコリン（ACh）受容体を破壊する抗体が出現する自己免疫疾患である。他の自己免疫疾患と同様に女性に多く発症する。神経筋接合部における別の自己免疫疾患に運動神経末端からのACh分泌が阻害されるLambert-Eaton筋無力症候群がある。両者を区別する検査に末梢神経（運動神経）の連続刺激で筋電図（M波）の振幅変化を測定するHarvey-Masland試験がある。この検査で、MGではM波の振幅が減少（waning）、Lambert-Eaton筋無力症候群では振幅が増大（waxing）する。1日のなかでは、MGでは夕方に症状が悪化する。コリンエステラーゼはAChを分解する酵素なので、その阻害薬はMGで少なくなったACh受容体に少しでも多くAChを結合させて治療効果を発揮する。

コリンエステラーゼ阻害薬（商品名テンシロン）を用いて、MGの症状である眼瞼下垂や複視が消失したかどうか調べる検査をテンシロンテストという。眼瞼下垂や複視はMGでよくみられる症状で、テンシロンで改善されたかどうか患者自身がわかるので効果的な検査である。

問題8　解答2

解説：脳卒中の代表的な後遺症が痙縮spasticityで、手足がこわばることである。毒も薬で、A型ボツリヌス毒素製剤（商品名ボトックス）が痙縮の治療に使われる。痙縮がある筋に注射して治療する。効果は、注射後24時間以内に発現し、約3か月持続する。65歳以上に禁忌ということはないが、2歳未満には使用しない。

問題9　解答3

解説：ボツリヌス菌の毒素は、人類が知っている天然毒素のなかで最強で、1gで約2,000万人が死亡するといわれている。ボツリヌス菌は嫌気性のグラム陽性菌で、密封された食品にボツリヌス菌が混入して中毒を起こした例がある。また、乳児ボツリヌス症の予防のため、1歳未満の乳児にはハチミツを与えないことが常識になっている。ハチミツにボツリヌス菌の芽胞が含まれることがあり、芽胞から出たボツリヌス菌が嫌気的な大腸の中で増殖するからである。1歳以上になると腸内細菌が増えてきてボツリヌス菌の増殖を抑えるのでハチミツも安全である。散剤（粉薬）の飲ませ方としてミルクや離乳食に混ぜることはよくない。ミルクや離乳食の味が変わり嫌いになる恐れがあることと、飲み残し、食べ残しで必要量の薬剤が摂取出来ないことがあるからである。なお、ボツリヌス菌の毒素は、Lambert-Eaton筋無力症候群と同様に神経筋接合部におけるAChの分泌を阻害するので、呼吸筋が収縮出来なくなり死亡する。

問題10　解答4

解説：パーキンソン病の症状は非対称。はばたき振戦は肝性脳症でみられる。筋緊張が高まる固縮はパーキンソン病の典型的な症状の1つである。

問題11　解答5

解説：パーキンソン病の特徴は、無動、振戦、固縮で、ハンチントン病と対照的に動作がゆっくりになる。最初の一歩が踏み出しにくいので、床に足幅くらいの間隔でテープを貼ると歩き始めやすくなる。

問題12　解答2

解説：統合失調症の治療薬の抗精神病薬で体温が上昇することを悪性症候群neuroleptic malignant syndromeという。吸入麻酔薬が原因で体温が上昇する悪性高熱症malignant hyperthermiaは、骨格筋の筋小胞体からのCa^{2+}放出口であるリアノジン受容体の異常に起因し、悪性症候群もリアノジン受容体の異常が関係していると考えられる。統合失調症は脳内のドーパミン過剰が関係し、抗精神病薬はドーパミンを低下させ、統合失調症の

症状を抑える。しかし、ドーパミンが低下し過ぎるとパーキンソン病を発症する（薬剤性Parkinson症候群）。

問題13　解答4

解説：ミトコンドリアで行われる酸化的リン酸化は、赤筋線維（タイプⅠ）で優位に行われる。赤く見えるのは、鉄を含むシトクロームなどの酸化的リン酸化酵素やミオグロビンがタイプⅠ線維で多いからである。

問題14　解答1、2

解説：ヒラメ筋はふくらはぎの内側にあるインナー・マッスルで、一般にインナー・マッスルは赤筋線維（タイプⅠ）の比率が高い。タイプⅠ線維ではミオグロビンやミトコンドリアが多い。

問題15　解答2、4

解説：骨量の減少は脱水とは直接には関係しない。筋肉には水分が多く含まれるので、体重に対する筋重量の比が小さい小児や高齢者で脱水が起こりやすい。加齢とともに低下する渇中枢の感受性（感度）も脱水に関係する。末梢血管抵抗が加齢により大きくなるが、脱水との直接的関係はない。Na^+と水は必ず一緒に増減するので、加齢によるアルドステロンの分泌低下で遠位尿細管におけるNa^+（および水）の再吸収が低下して血液量が減少する。

問題16　解答2、4

解説：フレイルは問題17にもあるように、加齢とともに筋量が減少（サルコペニアsarcopenia）して日常生活が不自由になることをいう。選択肢のなかでは体重減少（筋量減少）、歩行速度の低下がフレイルの評価基準である（問題17、18参照）。

問題17　解答1

解説：frailty（フレイルfrailは形容詞）が最初に出て来る論文は、Buchner DM and Wagner EHの論文Preventing frail health. Clin Geriatr Med. 1992; 8: 1-17である。そこには以下のように書かれている：Frailty is a state of reduced physiologic reserve associated with increased susceptibility to disability.　Reduced physiologic capacity in neurologic control, mechanical performance, and energy metabolism are the major components of frailty.　frailtyというとShakespeareのHamletの中の有名な台詞"Frailty, thy name is woman!"があり、坪内逍遥の訳「弱き者、汝の名は女」もよく知られている。しかし、frailtyを弱い者とか虚弱と訳すことには違和感があり、日本語ではフレイルが用いられている。日本老年医学会では「frailtyの日本語訳についてこれまで「虚弱」が使われているが、frailtyには、しかるべき介入により再び健常な状態に戻るという可逆性が包含されているので、「虚弱」に代わって「フレイル」を使用する」としている。自立の状態から加齢とともに誰でもさまざまな機能が低下してフレイルの状態になり、そのまま歳

を重ねると要介護になる。そこで生活習慣の見直しなどにより、介護になることを遅らせ、できればフレイルから自立に戻ることが望ましい。

問題18　解答5

解説：筋委縮 muscle atrophyには、筋委縮性側索硬化症（ALS）、ケネディ病、ギラン・バレー症候群などでみられる神経原性筋萎縮とデュシェンヌ型筋ジストロフィーなどでみられる筋原性筋萎縮があり、前者は遠位筋から、後者は近位筋から萎縮が起こる。また、加齢に伴う筋委縮をサルコペニア sarcopeniaという。sarcoは筋、peniaは減少を意味する。サルコペニアのなかでも加齢に伴う一次性（原発性）サルコペニアは速筋で起こりやすく、寝たきりなどによる二次性サルコペニアは遅筋で起こりやすい。

問題19　解答2、4

解説：筋委縮が近位筋から始まるのはDuchenne型筋ジストロフィーなどの筋原性筋委縮の特徴である。Duchenne型筋ジストロフィーでは登攀性起立（Gowers徴候）がみられる。Gowers徴候は、立ち上がるときに手を膝に置き、次いで手を大腿部の下から上に移動させるような肢位を取るので登攀性起立といわれる。Guillaume-Benjamin-Amand Duchenne（1806〜1875）はフランスの神経内科医。William R. Gowers（1845〜1915）は、イギリスの神経内科医。

問題20　解答1

解説：力は質量と加速度の積。ワット（W）は仕事率の単位、ジュール（J）は仕事量の単位で、W＝仕事量（J）/時間（s）の関係がある。筋収縮のパワーも単位がWで、W＝J/sに注意すると、パワーが筋収縮の強さと速度の積であることがわかる。ニュートンは力の単位。酸素摂取効率勾配 oxygen uptake efficiency slope（OUES）は運動耐容能を反映する指標として広く用いられているが、その単位が論文によりまちまちであった。筆者（内田）は、Uchida K（2018）Unit of oxygen uptake efficiency slope.https://doi.org/10.7600/jpfsm.7.171で、OUESの単位が酸素摂取量の単位と同じであることを示した。単位に注意すると式の意味も明確になる。「式を見たら単位に注意する」という習慣が大切である。

Chapter 3
神経系の機能　▶p.155〜159

問題1　解答3

解説：三叉神経（第Ⅴ脳神経）は、顔面の体性感覚（顔の皮膚と粘膜の感覚）、および咀嚼筋を支配する。橋の外側端で脳に出入りしている。脳神経では最も太く、太い感覚根と細い運動根からなる。

問題2　解答1

解説：三叉神経を求心路として起こるのは、瞬目反射である。

問題3　解答1、4

解説：副交感神経という神経があるのではなく、解剖学的に実在する動眼神経や迷走神経が機能的に副交感神経の作用を発揮する（→『新訂版　図解ワンポイント生理学』、p.88、表3-3、サイオ出版）。

問題4　解答3

解説：死の三徴候とは、心停止、呼吸停止、脳機能停止をいう。脳死判定に含まれる対光反射の消失が脳機能停止（脳死）に該当する。

問題5　解答2

解説：輻輳反射convergence reflexの「輻」は訓読みで「ヤ」と読み、車輪のスポークのことである。輳には集まるという意味があり、輻輳は、スポークが中心部（轂）に集まることを示している。輻輳反射は、遠方を見ていて、急に近くを見ると左右の眼球が中央に寄る現象をいう。バレー徴候は次の**問題6**参照。トレンデレンブルグ徴候は、片脚立ちをしたときに遊脚（あげた脚）側の骨盤が低下する徴候で、股関節脱臼などで中殿筋の筋力が低下したときなどにみられる。膝蓋腱反射は、**問題7、8**参照。Jean Alexandre Barré（1880-1967）はフランスの神経内科医、Friedrich Trendelenburg（1844-1924）はドイツの外科医。

問題6　解答4

解説：脳卒中の早期治療開始の呼びかけとしてFAST（ファスト）という言葉がある（アメリカ脳卒中協会が示しているACT-FAST）。Fはfaceで顔の表情の左右差が現れる、Aはarmで麻痺が起こっている側の手が下がって回内するバレー徴候、Sはspeechで呂律が回らない、言葉が出てこない、TはtimeでF、A、Sなどの脳卒中の症状が現れてから4時間半以内にt-PA tissue plasminogen activatorを点滴すれば血栓を効果的に溶解できることを示している。FASTにバランスのB（歩行バランスの乱れ）および眼のE（左右の見え方の違い）を加えたBE-FASTという標語もある。

問題7　解答2、5

解説：膝蓋腱反射は、筋紡錘→感覚神経（Ⅰa）→脊髄→運動神経→大腿四頭筋の経路で起こる反射（**問題8**参照）。

問題8　解答2

解説：膝蓋腱反射 knee jerk reflexは、筋紡錘の伸展→感覚神経（Ⅰa）→第2〜第4腰髄（反射中枢）→α運動神経→大腿四頭筋の反射弓で起こる単シナプス反射である。単シナプス反射は、この膝蓋腱反射（伸張反射stretch reflex）だけである。α運動神経は錘外筋線維（いわゆる骨格筋）、γ運動神経は錘内筋線維（筋紡錘）を収

縮させる。錘外筋線維と錘内筋線維を同時に収縮させて筋収縮時にも筋紡錘が緩まないようにする（伸展受容器としての筋紡錘の感度を維持する）仕組みをα-γ連関という。Ｉb線維は、筋収縮の張力を感知する腱器官からの求心性神経である。筋紡錘や腱器官のようなセンサーは、筋が過度に伸展あるいは収縮して断裂することを防いでいる。

問題9　解答3
解説：前頭葉のブローカ野に運動性言語中枢があり、障害されると意味はわかっても発語が出来なくなる（ブローカ失語）。側頭葉のウェルニッケ野に感覚性言語中枢があり、障害されると発語は流暢でも言語の理解が出来なくなる（ウェルニッケ失語）。一次聴覚野が側頭葉にあるので、ウェルニッケ野は聴覚性言語中枢ともよばれる（→『新訂版　図解ワンポイント生理学』、p.75、サイオ出版および**問題21**参照）。

問題10　解答1
解説：図のAの領域は前頭連合野（前頭前野）を示していて、ここで論理的思考を制御している。

問題11　解答1
解説：レム睡眠中は骨格筋が弛緩して筋電図の振幅が小さくなる。ニコチンには覚醒作用がある。ノンレム睡眠は大脳皮質を休息させる睡眠なのでエネルギー代謝は低下している。レム睡眠 REM sleepとノンレム睡眠 non-REM sleepを合わせて約90分の周期で繰り返す。

問題12　解答1
解説：入眠直後の深いノンレム睡眠（ステージ4）で現れる脳波の周波数が小さいのでノンレム睡眠は徐波睡眠といわれる。レム睡眠の特徴は、名前の由来である急速眼球運動 Rapid Eye Movementで、脳波は覚醒時の脳波に近いθ波がみられる。レム睡眠時には筋弛緩が起こる。ノンレム睡眠は大脳皮質を休息させる睡眠で、大脳皮質の発達とともに増加する。レム睡眠は脳幹が休んでいる睡眠で、自律神経系の調節が乱れる。レム睡眠時には大脳皮質は覚醒に近い状態にあり、夢をみる。ノンレム睡眠とレム睡眠を交互に繰り返すので、夢は毎日みているが、ノンレム睡眠で目覚めたときは夢をみていなかったと感じる。

問題13　解答3
解説：γ-アミノ酪酸 γ-amino butyric acid（GABA）は脳内の抑制性神経伝達物質。瞳孔散大筋は交感神経支配で、伝達物質はノルアドレナリン。アドレナリンが皮膚などの血管平滑筋の$α_1$受容体に結合すると血管収縮が起こり、骨格筋の$β_2$受容体に結合すると血管拡張が起こる。通常は$α_1$作用のほうが強いが、α遮断薬使用中は$β_2$作用による血管拡張が起こり、アドレナリンで血圧が低下するという「アドレナリン反転現象」が起こる。統合失調症の抗精神病薬にはα遮断薬に似た作用がある

ので、アドレナリンで血圧が低下して起立性低血圧などが起こることもあるので注意が必要である。セロトニンは心筋には作用しない。ドーパミンは汗腺には作用しない。

問題14　解答1
解説：うつ病の原因として脳内のシナプスでセロトニンが受容体に結合する前に再取り込みされてしまうことがあるので、再取り込みを阻害してセロトニンを効率よく受容体に結合させる薬が選択的セロトニン再取り込み阻害薬 selective serotonin reuptake inhibitor（SSRI）である。SSRIはパニック障害にも有効とされている。抗コリン作用は、SSRIのほうが三環系抗うつ薬よりも弱い。うつ状態が改善しても1か月程度は服用する。SSRIの効果が表れるまでに2週間ほどかかる。

問題15　解答2、4
解説：緑内障は房水が過剰になり眼圧が上昇することによって起こる。アトロピン（抗コリン薬）は房水の排出を阻害して眼圧を上げてしまうので緑内障には禁忌。高齢の男性でしばしばみられる前立腺肥大は、尿道を圧迫して排尿を障害する。膀胱の平滑筋は副交感神経で収縮し、関与する神経伝達物質はアセチルコリンなので、抗コリン薬を使うと膀胱の収縮が阻害されて、ますます尿が出にくくなる。

問題16　解答2
解説：小脳失調で麻痺が生じたり、血圧が不安定になることはない。姿勢保持は困難になる（**問題20**参照）。身体がこわばることはなく、むしろ筋緊張の低下が起こる。

問題17　解答1、2
解説：選択肢のなかで、把握反射および緊張性頸反射は出生時にみられる。

問題18　解答3
解説：吸啜反射やモロー反射は出生時からみられるが、それぞれ6か月および4か月ころに消失する。ランドー反射は、生後3か月ころに出現して、2歳ころに消失する。探索反射は10か月ではまだ出現しない。Ernst Moro（1874-1951）はオーストリア、Leopold Landau（1848-1920）はドイツの医師。

問題19　解答3
解説：反射は学習で身につけるものではなく、自分の身体を守る本能的に備わっている行動である。モロー反射も落下を防ぐために起こる行為である。

問題20　解答3、4
解説：姿勢反射は姿勢を崩すような外乱があったときに転倒しないように姿勢を保持することで小脳の機能である（**問題16**参照）。随意運動を調節する中心経路は錐体路（皮質脊髄路）であり、この中心経路を微調整しているのが、大脳基底核および小脳が関与する錐体外路である。

問題21　解答1、3
解説：前頭葉の前頭連合野は、判断・思考・計画・創造・注意・抑制などの機能をもち、障害による主な症状として意欲低下・注意障害・脱抑制・易怒性などを来す。そのため、選択肢1、3が正しい。感覚性言語野（ウェルニッケWernicke野）は側頭葉に存在し、運動性言語野（ブローカBroca野）は前頭葉に存在する。平衡機能障害は、小脳の障害により生じる。小脳の障害では、構音障害、歩行障害、平衡障害、めまい、眼振などが出現する。左右がわからない左右失認は、頭頂葉の障害でみられることがある。

問題22　解答2
解説：後頭葉にあるのは視覚野である。

問題23　解答2、4
解説：自律神経過反射は、第6頚髄より上の脊髄を損傷したときに現れ、高血圧、徐脈、激しい頭痛、顔面紅潮、損傷部位より上の発汗などの症状を伴う。

問題24　解答1
解説：第1腰髄の損傷なので**問題23**のような自律神経過反射による血圧上昇はない。第1腰髄より下の仙髄に排尿筋および外尿道括約筋を支配する排尿中枢があるので、排尿が障害される。

問題25　解答2
解説：舌下神経は延髄から始まり、舌下神経管を通過し舌筋を支配する（体性運動性）。そのため、選択肢2が正しい。舌下神経が障害を受けると、舌の運動障害・萎縮・線維束性収縮などを来す。顔面神経は、顔面の表情筋、舌前半の味覚と唾液腺の分泌を支配する。動眼神経は、眼窩内の外眼筋と眼球内の平滑筋（瞳孔括約筋・毛様体筋）を支配する。三叉神経は、顔面の体性感覚、咀嚼筋を支配する。

問題26　解答4
解説：昏睡comaの程度を調べるスケールのGlasgow coma scale（GCS）が該当する。日本には、Japan coma scale（JCS）がある。Borgスケールは、運動負荷試験で被験者の自覚的運動強度を調べるときに用いる。フェイススケールは、痛みの程度を顔の表情のイラストで尋ねるときに用いる。ブリストルスケールは、便の形状や硬さを尋ねるときに用いるイラストで、イギリスのBristol大学で開発された。

問題27　解答3
解説：延髄は、脊髄につながる部分であり、生命維持に不可欠な呼吸・循環・消化などの中枢がある。中脳・橋・延髄から脳幹が形成される。脳幹は、①大脳皮質と脊髄の間を結ぶ神経線維の通路、②脳神経を出す神経核の存在する場所、③呼吸・循環などの生命活動に必要な機能の中枢である。大脳は、前頭葉（精神活動、運動性言語、随意運動）・頭頂葉（体性感覚、読み・書き・計算、物体の認識）・側頭葉（聴覚、感覚性言語、視覚性認知）・後頭葉（視覚）の4つの領域に分けられ、部位により働きが異なる。小脳は、四肢・体幹の動きの調節や、平衡・眼球運動の調節にかかわる。脊髄は、大脳とともに中枢神経系を構成する。中枢神経系は、運動、感覚、自律機能などの生体の諸機能を統括する。

問題28　解答3、4
解説：視床下部は、体温調節・浸透圧調節・摂食/飲水行動などを制御する重要な中枢である。視床下部は内分泌の中枢でもあり、下垂体前葉ホルモン調節因子の分泌や下垂体後葉ホルモンの分泌にかかわる。姿勢の調節には、小脳が関与している（身体が傾くと大脳にその情報を送り、自動的に筋の働きを微妙に調節して正しい姿勢に戻す）。また、大脳に向かう感覚系の神経経路の中継所としての機能を視床が担っている。記憶は、海馬で一時保存された後に大脳新皮質（側頭葉など）へ送られて長期保存されると考えられている（長期記憶）。

問題29　解答3
解説：自律神経系の伝達物質は、交感神経節後線維の末端からはノルアドレナリンが放出される。しかし、その他の部位（副交感神経節後線維の末端、交感神経と副交感神経の神経節における節前ニューロンと節後ニューロンのシナプス）では、アセチルコリンが放出される。図中の「エ」は運動筋接合部であり、運動神経の末端からはアセチルコリンが放出される。交感神経は節前線維が短く、節後線維が長い（副交感神経はこの逆である）ことを図から読み取ることで正答を導ける。交感神経の節前線維が短い理由は、交感神経がシナプスを形成する場である交感神経幹が脊柱の両側にあるためである。また、交感神経は胸髄・腰髄から出ることに着目して図を読み取ることでも、選択肢3が正答と判断できる。

問題30　解答1、2
解説：選択肢のなかの散瞳および精神性発汗が交感神経の作用。腸蠕動のように消化を促進させる作用は副交感神経の作用。膀胱排尿筋は副交感神経で収縮（「骨格筋の機能」**問題1**参照）。グリコーゲン合成の促進は副交感神経の作用。交感神経は合成でなく、分解の促進である。

問題31　解答1、4
解説：副交感神経というとリラックスしているときに優位になる神経なので、気管支や膀胱の平滑筋が副交感神経で収縮、交感神経で弛緩ということを逆に勘違いしやすい。しかし、理屈を考えるとすぐわかる。安静時は副交感神経優位で、呼吸も大きな換気は必要ないので気管支収縮、運動時は交感神経優位で、換気亢進のために気管支拡張である。膀胱もたとえばトイレが混んでいるときは膀胱を弛緩させて排尿を我慢するが、このとき早く順番が来ないかと交感神経優位になり、自分の番が来て排尿できるときはホッとして副交感神経優位になり、膀

胱が収縮して排尿する。

問題32　解答 5
解説：骨格筋を支配する運動ニューロンの軸索は、筋の中に入ると枝分かれし、筋線維の中央付近に付着して終わる。この部分を神経筋接合部とよび、神経終末から放出されるアセチルコリンによって筋線維を興奮させるシナプスの一種である。神経伝達物質は数十種類以上存在する。主な神経伝達物質の作用を以下に述べる。ノルアドレナリンとグルタミン酸は、中枢神経系（脳）にてニューロンを興奮させる。GABAは中枢神経系（脳）にてニューロンの興奮を抑制する。グリシンは脊髄・下位脳幹にてニューロンの興奮を抑制する。ドパミンは身体の運動・意欲・学習などを引き起こす。セロトニンは気分・食欲・睡眠を制御する。

問題33　解答 1
解説：カテコール環とアミンをもった化合物をカテコールアミンとよぶ。生体では、ドーパミン、ノルアドレナリン、アドレナリンの 3 種類があり、神経伝達物質などとして機能している。

問題34　解答 4
解説：正座→膝から下の血行が障害→太い有髄線維のAβ線維が機能停止→圧覚、触覚がなくなる→無髄線維であるC線維の遅い痛覚（slow pain）は残りジンジン・ビリビリする（しびれ感）→C線維も機能停止→感覚がなくなる。

問題35　解答 1、4
解説：多発性硬化症 multiple sclerosis（MS）は中枢神経系の脱髄疾患なので、末梢のさまざまな神経症状が現れる。炎症や免疫反応の亢進によりIgGは増加する。視力低下が起こるが網脈絡炎によるものではない。MRIは多発性硬化症に必須の検査である。末梢神経が障害されることはない。

問題36　解答 2
解説：多発性硬化症は自己免疫疾患の 1 つと考えられており、女性に多い。発症は 20〜40歳が多い。視力障害、運動麻痺、排尿排便障害などの後遺障害がある。人種差があり、日本人は欧米白人の約 1/30 の有病率である。

問題37　解答 2
解説：ギラン・バレー症候群は、末梢神経系の脱髄疾患で、図の運動神経（イ）が障害される。Georges Guillain（1876-1961）はフランスの神経内科医である。

問題38　解答 5
解説：中枢神経系の脱髄疾患が多発性硬化症、末梢神経系の脱髄疾患がギラン・バレー症候群である。多発性硬化症は、比較的若年の女性に多く、白色人種に多い。多発性硬化症もギラン・バレー症候群は自己免疫疾患と考え

られている。新型コロナウイルス（SARS-CoV-2）の感染症（COVID-19）の神経障害の 1 つとしてギラン・バレー症候群の症状が現れることも指摘されている。

Chapter 4
血液と生体防御　▶p.159〜162

問題1　解答 2
解説：貧血はヘモグロビンが減少した状態である。

問題2　解答 4
解説：鉄欠乏は、貧血の原因として最多である（鉄欠乏性貧血）。鉄欠乏性貧血では、爪甲が正常の場合に比べて弱いために、スプーンネイル（写真）になりやすい傾向があるが、臨床ではまれである。動悸などの貧血症状や異食症、口角炎、舌炎などの症状がみられる。さらに、胃を全摘すると、鉄とビタミンB_{12}の吸収が低下し、貧血の原因となる。

問題3　解答 1、4、5
解説：悪性貧血で黄疸がみられることもあるが、異食症が現れることはない。悪性貧血は大球性の貧血である。溶血性貧血では黄疸が出ることは知られているが、悪性貧血でも黄疸はみられる。そのため、設問では「2 つを選べ」となっているが、正解は 3 つある。

問題4　解答 2
解説：ビタミンB_{12}の欠乏で巨赤芽球性貧血（悪性貧血など）を発症する。

問題5　解答 3
解説：白血球には、好中球、好酸球、好塩基球、リンパ球、単球の 5 種類がある。そのうち、好中球は末梢血で最多の白血球で（40〜60％）、感染防御に重要な役割を果たす。ただし、ステロイド使用時には、感染症と関係なく末梢血の白血球数が増加することを覚えておくとよい（薬剤も考慮して検査データを検討することが重要である）。がん化学療法などで好中球≦500/mm^{3}まで減少すると感染リスクが非常に高くなり、生命に危険が及ぶ。好中球減少時には、手洗い、含嗽、歯磨きをしっかり行うとともに、非加熱の食品を避ける・面会制限などの感染予防がとられる。好酸球は寄生虫感染を防ぎ、好塩基球はI型アレルギーに関与する。単球はマクロファージに分化して貪食能を発揮し、リンパ球は細胞性免疫および液性免疫に関与する。

問題6　解答 3
解説：クエン酸の結晶はクエン酸ナトリウムで、これを血液に入れるとCa^{2+}とNa^+が交換して、血漿からCa^{2+}が除去されて血液が凝固しなくなる。Ca^{2+}は血液凝固の

第4因子である。

問題7　解答5
解説：血漿からフィブリノーゲンを除いたものが血清である。血漿と血清は、血液凝固の第Ⅰ因子であるフィブリノーゲンの有無の違いだけなので、コレステロール、中性脂肪、血糖値などは血漿でも血清でも同じである。

問題8　解答3、5
解説：血小板が血管の損傷部位に集まり、出血を防止する。トロンボプラスチンは、血液凝固の第Ⅲ因子で、第Ⅶ因子と複合体をつくり、第Ⅹ因子を活性化する。この反応が遅滞すると血液凝固が進まず、活性化部分トロンボプラスチン時間が延長する。

問題9　解答2、5
解説：貪食能をもつのは好中球と単球。単球は、血管外に出るとマクロファージ（大食細胞）とよばれる。

問題10　解答5
解説：貪食能を有する細胞として、好中球、単球、マクロファージ（単球が血管外に遊走し、マクロファージに分化する）がある。選択肢にある血管内皮細胞は、血液と直接接する最内層に存在し、血管拡張物質である一酸化窒素（NO）とプロスタサイクリン（別名：PGI_2）を分泌することで血管トーヌス（血管の緊張の程度）を調節している。線維芽細胞は、結合組織を構成する細胞あり、コラーゲン、エラスチン、ヒアルロン酸といった真皮の成分を作り出す。なお、組織には上皮、結合、筋、神経の4種類がある。上皮組織は体表面や消化管の表面をおおう組織である。上記4種類の組織のうち、上皮、筋、神経組織のいずれにも分類されない組織（血液、骨、軟骨など）が結合組織に分類されると考えるとよい。

問題11　解答1
解説：ペニシリン中毒もアナフィラキシーショックであり、アドレナリンが第一選択薬である。

問題12　解答4
解説：アナフィラキシーショックでは血圧が低下し、救急車の到着を待つ余裕はないので、Ⅰ型アレルギーがある人は、子どもを含めエピペン（アドレナリン自己注射薬）を携帯して、万一のときは自分でアドレナリンを筋注する。注射後の吸収が皮下注射ではゆっくりで、筋肉注射で速い。

問題13　解答4
解説：選択肢のショックのなかで抗原抗体反応に関係するのはアナフィラキシーショックである。

問題14　解答5
解説：アナフィラキシーショックは、Ⅰ型アレルギーで起こる。

問題15　解答2、3
解説：アナフィラキシーショックでは血圧が低下するので、動悸や頻脈が起こる。**問題14**のようにアナフィラキシーショックは、Ⅰ型アレルギーである。アドレリンが第一選択薬であるが、副腎皮質ステロイドも用いられる。

問題16　解答1
解説：ラテックスlatexは、ゴムの木から取れる乳液で、天然ゴムの原料。タンパク質を含み、それが体内に入るとⅠ型アレルギーを起こす人がいる。キゥィ、バナナ、アボカドなどにも類似のタンパク質が含まれているおり、ラテックス・フルーツ症候群とよばれる。

問題17　解答4
解説：輸血後にそれぞれの副作用（有害事象）があらわれる時間は、溶血性反応は24時間以内、末梢血管収縮反応は6時間以内、アナフィラキシー反応は30分以内、PT-GVHDは1〜2週間。アナフィラキシー反応は即時型アレルギーの反応なのでアレルゲンが体内に入ってから15〜30分で現れる。新型コロナウイルスのワクチンで稀にアナフィラキシーショックが起こることがあり、摂取後に15〜30分待機して経過を観察するのもそのためである。

問題18　解答3
解説：Tリンパ球が関与するⅣ型アレルギーの代表的なものがツベルクリン反応である。

問題19　解答2
解説：免疫機能は、白血球の中のBリンパ球およびTリンパ球が関与する。

問題20　解答3、4
解説：EBウイルス（Epstein-Barr virus）はBリンパ球に感染し、感染したBリンパ球を排除するためにTリンパ球が増えるので白血球減少ではなく増加。無顆粒球症agranulocytosisは、無顆粒球（リンパ球および単球）が関係する疾患ではなく、顆粒球 granulocyteがなくなった病態である。aは否定を意味する接頭語なので、英文表記が参考になる。白血球が3,000個/μL未満が白血球減少症、好中球が1,000個/μL未満が好中球減少症neutropenia leukopenia、好中球が500個/μL未満が無顆粒球症で、重篤な好中球減少症に相当する。

問題21　解答2
解説：白血球の最も重要な機能は、生体外異物（細菌など）の貪食作用である。酸素を運搬するのは赤血球に含まれるヘモグロビンである。白血球は骨髄で産生され、寿命を迎えると脾臓や肝臓で破壊される。白血球は、末梢血中に4,300〜8,000個/μLほど存在する。

問題22　解答1
解説：図の実線で示されている抗体はIgAで、初乳にも含

まれ、新生児免疫に寄与する。図の一点鎖線で示されている抗体はIgGで、胎児にも含まれる。破線で示されている抗体はIgMである。

問題23　解答 4

解説：抗体は、Bリンパ球から分化した形質細胞で産生される（→『新訂版　図解ワンポイント生理学』、p.114 図4−9、サイオ出版）。

問題24　解答 3

解説：ヘルパーT細胞により刺激されたB細胞は、形質細胞（プラズマ細胞）に分化し、抗体を産生する。肥満細胞や好塩基球の表面にはIgEが結合しており、ヒスタミン等の化学伝達物質の遊離にかかわっている。好中球は、細菌などの異物や組織破壊産物を細胞内に取り込み、プロテアーゼ（タンパク質分解酵素）や活性酸素などにより、それらを消化する（貪食作用）。

問題25　解答 1、3

解説：SLEは自己免疫疾患で、一般に自己免疫疾患は女性に多い。SLEはⅢ型アレルギーである。

問題26　解答 3

解説：人工乳にはビタミンKが含まれている。ビタミンKが母乳に移行しにくいことから、母親がビタミンK不足でなくても母乳栄養児でビタミンK欠乏が起こりやすい。ビタミンK不足による新生児メレナは、生後2〜4日の発症が多い。発症時にビタミンK₂を摂取しても間に合わない。

問題27　解答 2

解説：血中ビリルビン増加により、皮膚・粘膜が黄染する病態を黄疸とよぶ。総ビリルビン値 ≧ 2〜3 mg/dLになると出現する。黄疸は、眼球結膜で確認しやすい。直接ビリルビンが増加すると、掻痒感が出現しやすくなる。腎機能が低下すると、クレアチニンの尿中排泄量が減少し血中クレアチニン濃度が上昇する。クレアチニンは筋肉で産生されるため、男性は女性よりも基準値が高い。血中クレアチニン濃度と年齢からeGFR (estimated glomerular filtration rate) を算出し、腎機能のスクリーニングに広く活用されている。心臓と腎臓のいずれか一方が機能低下すると他方にも悪影響を及ぼすことがわかり（心腎連関）、慢性腎臓病（CKD: chronic kidney disease）のスクリーニング目的でeGFRが考案された。

問題28　解答 2

解説：新生児にとって空気中のO₂（約21％）は高濃度である。ビリルビンが酸化されて酸化障害から児を守るために胎児ヘモグロビンのγ₁、γ₂鎖が分解されてビリルビンが増加する新生児黄疸は生理的である（**問題30**参照）。新生児黄疸におけるビリルビン上昇の許容範囲が低出生体重児では低い（成熟児で約15mg/dL、低出生体重児で約12 mg/dL）ので、高ビリルビン血症に注意が必

要である。なお、新生児でも核黄疸は危険なので、哺乳力の低下などが起こったら注意する。核黄疸では、波長420〜460 nmの光を当てて間接ビリルビンを水溶性に変える光線療法を行う。

問題29　解答 3

解説：生後24時間以内の黄疸（早発黄疸）の多くは溶血性黄疸であり、生理的ではない。ビリルビンが酸化されると緑色のビリベルジン biliverdinになり、緑便になることがある（→『新訂版　図解ワンポイント生理学』、p.196、図7−7、サイオ出版）。verdは緑の意。

問題30　解答 5

解説：ヘモグロビン（Hb）は、ビリベルジンに還元され、さらにビリルビンに還元される。胎児Hbはα₁、α₂、γ₁、γ₂の四量体、成人Hbはα₁、α₂、β₁、β₂の四量体である。出生の前からγ₁、γ₂は分解され、β₁、β₂が少しずつ増えて行く。空気中の酸素濃度は約21％で新生児が出生後に自分の肺で呼吸するときに酸素による障害（活性酸素）を受けるおそれがある。ビリルビンは水素原子をたくさんもつ化合物で酸化を受けやすい。γ₁、γ₂の分解で増加するビリルビンが酸化されて、新生児を酸化障害から守るという巧妙なしくみである。血中ビリルビンは約2.5 mg/dLの濃度で黄疸が現れる。新生児の血中ビリルビンはその濃度を超えて黄疸が現れるが、それは新生児を酸化障害から守っているわけで新生児黄疸は生理的黄疸である。ただし、哺乳力が低下するなどがみられたら病的な核黄疸を疑う。ビリルビンは酸化されてビリベルジンに戻るが、ビリベルジンは緑色で緑便がみられることがある（→『新訂版　図解ワンポイント生理学』、p.196 図7−7、サイオ出版）。

問題31　解答 5

解説：ワルファリンはビタミンKと化学構造が似ているので、肝臓で血液凝固因子を合成する酵素がビタミンKの代わりにワルファリンに結合して、血液凝固因子が合成できなくなる。

問題32　解答 1

解説：チアノーゼは英語でcyanosisで、cyanはインクジェットプリンタの青インクである。チアノーゼの皮膚の色は青といっても、青インクような鮮やかな青ではなく、紫に近い。

問題33　解答 4

解説：酸素供給が不足すると、腎臓からエリスロポエチン（赤血球産生を増加させるホルモン）が分泌される。つまり選択肢4が正しい。腎機能低下に伴いエリスロポエチン産生が減少し、腎性貧血を来す。透析療法を受ける末期腎不全患者はほぼ全例が貧血になる。エリスロポエチン製剤と鉄剤の投与により貧血を改善できるが、シャント閉塞を予防するために貧血の管理目標値は低く抑える（赤血球増加により血液の粘稠度が高まる）。エリ

スロポエチン製剤の販売以前は輸血が広く行われたため、透析患者は輸血に起因する肝炎ウイルス（HBV・HCV）の保有率が一般人口よりも高い。しかし、透析によりウイルスが除去されるためか、肝細胞がんへの進展するリスクは一般のHBV、HCV感染患者よりも低いとされる。

問題34　解答 2
解説：造血幹細胞は基本的に血中には存在しない。エリスロポエチンは高地などで起こる低酸素血症に反応して分泌され赤血球を増やす（**問題33**参照）。

問題35　解答 4
解説：遅延型過敏症（遅延型アレルギー）は、Tリンパ球が関与するIV型アレルギーでツベルクリン反応が代表的なものである。

問題36　解答 3
解説：不規則抗体は不完全抗体ともよばれ、この抗体で溶血が起こることがある。

問題37　解答 4
解説：血小板は血管が傷ついた箇所に集まって血液凝固を起こして修復する。

問題38　解答 2
解説：麻疹（はしか）は感染力が非常に強く、飛沫感染はもちろん、大きな部屋で感染者から離れていても空気感染する。

Chapter 5
循環　▶p.163〜165

問題1　解答 1
解説：心臓の左下は、僧帽弁領域でI音がII音よりも大きく聴こえる。

問題2　解答 1、5
解説：肢誘導は、標準肢誘導がI、II、III、増幅単極肢誘導がaV$_R$、aV$_L$、aV$_F$である。

問題3　解答 1
解説：洞房結節→房室結節→ヒス束（右脚・左脚）→プルキンエ Prukinje線維の順に活動電位が伝わり、心拍数を規定する。これらは組織学的に特殊心筋線維、機能的には刺激伝導系とよばれる。腱索は、心室の乳頭筋と房室弁をつないでおり、心室が収縮するときに乳頭筋も同時に収縮し、房室弁がめくれないようにしている（心室から心房へ血液の逆流を防止する）。

問題4　解答 2
解説：胸管は、下肢と骨盤からの左・右腰リンパ本幹と、腹部内臓からの腸リンパ本幹が合流してできたリンパ管であり、左の静脈角に注ぐ。リンパ管は、毛細血管から漏れ出た間質液を集めて静脈に戻す機能がある。タンパク質は分子量が大きいため、一般に毛細血管から漏れ出さず、選択肢 4 は除外される。また、リンパ管は、逆流防止の弁をもつ。がん細胞のリンパ行性転移を考慮し、選択肢 3 は除外される。

問題5　解答 2
解説：心臓は特殊心筋線維に分類される刺激伝導系をもつ。プルキンエ線維が心筋線維に入り込んでいることや、心筋細胞同士がギャップ結合というイオンの連絡通路で連結されていることで、心房全体あるいは心室全体で収縮できる（機能的合胞体）。刺激伝導系のうち、洞房結節が最初に自動的に興奮することで心拍数を発生させている（ペースメーカー）。心拍数は交感神経によって促進され、副交感神経によって抑制される。血管運動中枢は延髄に存在し、血管の収縮・弛緩を制御することで血圧を調節する。

問題6　解答 4
解説：MRIは高磁場を使用するのでペースメーカーは禁忌である。

問題7　解答 3
解説：固有心筋は横紋筋である。骨格筋よりも不応期が長く、安静時でも約200 ms（0.2秒）ある。血液を左心室に充分満たすために必要な時間である。活動電位にプラトー相があるのもそのためで、このプラトー相が絶対不応期（刺激を受け付けない時間）に対応する。左心室と右心室の後負荷（血管抵抗）を比較すると左心室のほうが大きく、それに打ち勝って血液を駆出するために左心室壁のほうが厚い。

問題8　解答 3
解説：血圧は、心拍出量と総末梢血管抵抗の積により決まる（オームの法則と類似）。副交感神経が興奮すれば血管平滑筋が弛緩して血管の直径が広がり、血管抵抗は低下する。循環血液量が減少すると、静脈還流量（右心房へ戻る血液量）が減少し、心臓を広げる力が弱まるため心収縮力も低下する（フランク・スターリングの法則）。血液の粘稠度が低下すれば、血液が血管を通過するときの抵抗が減少する。また、脳組織などではPaO_2の上昇により血管収縮が健常組織で起こり、傷害された組織で血流が保たれる傾向がみられる。

問題9　解答 1
解説：日本人の高血圧の約90 ％は、原因が特定できず、高塩分食、運動不足などの生活習慣が関係する本態性高血圧 essential hypertensionである。原因が明らかな高血圧である二次性高血圧 secondary hypertensionのな

かで多くみられるのが原発性アルドステロン症 primary aldosteronism（コン症候群 Conn syndrome）である。

問題10　解答 3
解説：アルドステロンなどホルモンが作用するのは遠位尿細管である。副腎皮質ホルモンであるアルドステロンはアンジオテンシンⅡによって分泌が促進されるが、アンジオテンシンⅡの産生を促進させることはない。

問題11　解答 4、5
解説：抗血小板薬は血栓形成を防止し、硝酸薬は冠動脈を拡張させて血流を確保する。副腎皮質ホルモンのコルチゾールには糖新生、抗炎症作用があり、アルドステロンには遠位尿細管におけるNa^+の再吸収およびK^+の排出の促進作用がある。コルチゾールは副腎皮質刺激ホルモン（ACTH）により、アルドステロンはアンジオテンシンⅡ（AngⅡ）により分泌が亢進する。AngⅡには強力な血管収縮作用があり、アルドステロンの血液量増加作用と相俟って血圧を上昇させる（→『新訂版　図解ワンポイント生理学』、p.280、図11-19、サイオ出版）。したがって、AngⅠをAngⅡに変換するアンジオテンシン変換酵素 angiotensin converting enzyme（ACE）の阻害薬が降圧薬になる。AngⅡ受容体拮抗薬も降圧薬である。スルホニル尿素薬（SU薬）は膵臓のランゲルハンス島B（β）細胞のATP感受性K^+チャネルを閉じることでインスリン分泌を促進させる経口糖尿病薬である（→『新訂版　図解ワンポイント生理学』、p.268、図11-13、サイオ出版）。心臓にもATP感受性K^+チャネルがあり、これもSU薬で閉じられるので、心筋梗塞でもK^+が心筋細胞から出ずに、痛みを感じないままに病状が進行する無症候性心筋虚血 silent myocardial ischemiaが起こることがある。（→『新訂版　図解ワンポイント生理学』、p.279、305、サイオ出版）

　新型コロナウイルス（SARS-CoV-2）がACE2に結合して細胞内に入ることが注目されている。ACE2はAngⅡからアミノ酸を1個はずして血圧上昇作用をなくす酵素で、高血圧に対しては望ましいが、新型コロナウイルス感染症 coronavirus disease 2019（COVID-19）を起こす。COVID-19に子どもが感染しにくく、高血圧などの持病がある人で重症化しやすいことがACE2の発現量と関係していることも考えられる。SARS-CoV-2はRNAウイルスで変異が起こりやすく、たとえばN501Yでは、スパイクタンパク質の501番目のアミノ酸がN（アスパラギン）からY（チロシン）に変化してACE2と結合しやすくなっている。

問題12　解答 4
解説：薬と食品の相互作用として有名なのが、ワルファリンと納豆と並んでグレープフルーツとカルシウム拮抗薬である。グレープフルーツに含まれるフラノクマリン furanocoumarinがカルシウム拮抗薬の分解酵素であるシトクロムP450 cytochrome P450を阻害することによりカルシウム拮抗薬の降圧作用が効き過ぎることにな

る。グレープフルーツは、ジュースも果実もフラノクマリンを含み、摂取時間を空けてもカルシウム拮抗薬に影響する。柑橘類のなかでもフラノクマリンを含まない温州ミカンやレモンは大丈夫とされている。

問題13　解答 2
解説：小腸（空腸）の栄養吸収細胞に吸収された中性脂肪（トリグリセリド）は、カイロミクロン（キロミクロン）となりリンパ管に入るため選択肢 2 が正しい。リンパ管には弁があり、最終的に左右の静脈角に合流する。動脈の流れは中枢から末梢の向きであり、リンパや静脈の流れはその逆である。

問題14　解答 3
解説：リンパ液の組成は細胞外液の間質液と同じで、赤血球は含まれない。**問題13**の解説にあるようにリンパ液に脂肪成分が含まれる。リンパ液は静脈に流入する。

問題15　解答 5
解説：洞房結節（上大静脈が右心房に開口する部位に存在する）がペースメーカーとなる。そのため、選択肢 5 が正しい。選択肢 1 は房室結節であり、洞房結節に問題が発生したときに房室結節がペースメーカーを代行するが、その場合は心拍数が低下する（自発的に興奮する頻度が洞房結節よりも遅いため）。

問題16　解答 2
解説：動脈も静脈も 3 層構造であるが、中膜（血管平滑筋）の厚さが異なり、動脈では中膜が発達している。そのため選択肢 2 が正答となる。選択肢 1 は、動脈でなく「静脈の血流・リンパ」に置き換えると正しい。逆流を防ぐ弁が備わっているのは、静脈・リンパ管である。大動脈、とくに心臓に近い部位にある弾性動脈は、高い血圧を受け止めるために弾性線維が豊富である。動脈には弾性があるため、収縮期に拡張した血管が拡張期にゆっくり元に戻ろうとすることで拡張期も血圧（血管壁にかかる圧力）が発生する。

問題17　解答 5
解説：心筋梗塞の心電図の特徴は、急性期（発作から数日以内）ではST上昇、亜急性期（発作から数週間）ではT波の逆転、陳旧性期（発作から数か月以上）では異常Q波である。

問題18　解答 4
解説：心筋梗塞の際の血清逸脱酵素について、主なものを反応の早い順に並べるとクレアチンキナーゼ creatine kinase（CK）＞　アラニンアミノ基転移酵素 alanine aminotransferase（ALT）＞　乳酸脱水素酵素 lactate dehaydogenase（LD）となる。

問題19　解答 2
解説：AST（アスパラギン酸アミノ基転移酵素）は心筋

梗塞の発症後9時間前後で反応する。ASTとALT（アラニントランスアミナーゼ）は肝細胞に多く含まれるので、両者が血中にともに増加したときは肝疾患が考えられる。ASTのみの増加では心筋梗塞や筋疾患が考えられる。LD（乳酸脱水素酵素）は心筋梗塞発症後18時間前後で反応する。CK（クレアチンキナーゼ）は心筋や平滑筋の障害によって上昇するマーカーであり、心筋梗塞の発症後3時間前後でピークを迎える。

問題20　解答2
解説：急性左心不全の症状は呼吸困難で、起坐位になると肺が広がりやすくなり、楽になる。

問題21　解答2、3
解説：心房性ナトリウム利尿ペプチド atrial natriuretic peptide（ANP）は、心房から分泌されるアミノ酸28個のペプチドである。脳性ナトリウム利尿ペプチド brain natriuretic peptide（BNP）は、心室から分泌されるアミノ酸32個のペプチドである。両者ともに利尿、レニン分泌の抑制、冠動脈血流量の増加、心肥大の抑制、脂肪細胞の褐色化作用がある。心不全のときは、心係数（体表面積当たりの心拍出量）の低下または肺動脈楔入圧の上昇が起こっている。心係数の低下を代償するために心室肥大が起こり、心室から分泌されるBNPが増加する。

問題22　解答2
解説：閉塞性動脈硬化症（ASO）は、腹部や下肢の動脈に好発し、末梢血流量の減少、歩行による痛み（間欠性跛行）がみられる。原因は、非化膿性炎症ではなく、粥状硬化（アテローム硬化）である。

問題23　解答1
解説：前問の解説のように、ASOでは歩行による痛み（間欠性跛行）がみられる。跛は傾くの意味で、跛行は片足を引きずって歩くことをいう。下肢のASOでみられる症状の1つで、一定距離を歩くと動脈硬化に起因するしびれや痛みが生じ、しばらく休むとまた歩行が可能になる。線維束性収縮は、運動神経や脊髄前角細胞の障害で痙攣が生じる。ASOでは、足背動脈の拍動は減弱する。

Chapter 6

呼吸　▶p.165～168

問題1　解答4
解説：肺サーファクタントがないと、小さな肺胞から虚脱して呼吸窮迫症候群 respiratory distress syndrome（RDS）を発症する。肺サーファクタントは新生児が自分の肺で呼吸するために不可欠で、在胎34週までに準備される。早産の新生児は肺サーファクタントが整う前に生まれるのでRDSを防ぐために人工肺サーファクタント

が使われる（→『新訂版　図解ワンポイント生理学』、p.168、サイオ出版）。

問題2　解答4
解説：呼吸不全は、$PaO_2 < 60$ Torr（$SpO_2 < 90\%$）の状態で、$PaCO_2$が基準値（40Torr）を維持していればⅠ型呼吸不全、$PaCO_2$が基準値以上になっていればⅡ型呼吸不全（→『新訂版　図解ワンポイント生理学』、p.182、表6-11、サイオ出版）。

問題3　解答3、4
解説：吸息時には、横隔膜と外肋間筋が収縮して肺が広がる（**問題26**参照）。

問題4　解答1、4
解説：肺活量の測定のように大きく呼出するときは、腹直筋と横隔膜が収縮する（**問題26**参照）。

問題5　解答5
解説：肺活量＝予備旧器量＋1回換気量＋予備呼気量で、⑤が該当する。

問題6　解答4
解説：1秒率＝（2300/3500）×100　≒　66％

問題7　解答1
解説：肺活量＋残気量＝全肺気量

問題8　解答3、4
解説：1秒率＝1秒量/努力肺活量、機能的残気量＝1回換気量＋残気量、肺活量＝予備吸気量＋1回換気量＋予備呼気量が正しい。

問題9　解答5
解説：検査結果で％肺活量は基準値に達しているが、1秒率が顕著に低下していて閉塞性肺疾患であることがわかる。胸部エックス線写真に現れている肺の過膨張も慢性閉塞性肺疾患 chronic obstructive pulmonary disease（COPD）の特徴である。フロー・ボリューム曲線ではフローが大きく低下している5が該当する。

問題10　解答3
解説：過換気になると動脈血二酸化炭素分圧（$PaCO_2$）が低下して脳を含む体循環系の血管が収縮する。脳波測定中に過換気を行うと脳血管が収縮して、睡眠時の脳波に似た徐波が現れる。一方、肺血管は、動脈血酸素分圧（PaO_2）が低下すると収縮する。これを低酸素性肺血管収縮 hypoxic pulmonary vasoconstrictionという。低酸素の肺胞には血流を少なくして、換気血流比を維持するためにこのような血管収縮が起こる。

問題11　解答4
解説：問題文で注目するところは呼吸数 35回/分で過呼

吸なので、pHの上昇、PaO_2の上昇、$PaCO_2$の低下が起こる。

問題12　解答 3

解説：下痢はアルカリ性の消化液の喪失でアシドーシス。嘔吐は酸性の胃酸の喪失でアルカローシス。過換気はCO_2の過剰排泄を起こすのでアルカローシス。

問題13　解答 1

解説：動脈血血漿のpHが7.30で、$PaCO_2$が上昇しているので呼吸性アシドーシス。

問題14　解答 3

解説：慢性閉塞性肺疾患（COPD）のなかでもとくに肺気腫は気腔が拡大するので残気量が増大する。COPDでは速く吐けないので1秒率が低下するが、％肺活量は維持される。肺コンプライアンス（C）は肺のやわらかさを示す量で、COPDではCが上昇する。COPDの気流閉塞は不可逆性である。

問題15　解答 3

解説：1回換気量により吸入酸素濃度気が変化しにくい高流量システムはベンチュリーマスク。

問題16　解答 2

解説：換気が低下すると呼吸性アシドーシスになる。$PaCO_2$の基準値は40 Torr。$PaCO_2$が上昇して呼吸性アシドーシスになる。$PaCO_2$が低下すると換気が抑制される。

問題17　解答 3

解説：左葉には2本の葉気管支がある。右気管支は、左気管支に比べ、短く、太く、分岐角度が小さいので、誤飲異物は右気管支に入りやすい（→『新訂版　図解ワンポイント生理学』、p.160、図6-1、サイオ出版）。

問題18　解答 2、4

解説：気管の軟骨は筒状ではなく、食道と接する部分は気管筋である（→『新訂版　図解ワンポイント生理学』、p.160、図6-1、サイオ出版）。気管支が副交感神経で収縮、交感神経で弛緩することは、安静時（副交感神経優位）には換気量少（気管支縮小）、運動時（交感神経優位）には換気量大（気管支拡張）と考えると間違わない。気管が食道の背側ならば気管切開は難しい。

問題19　解答 4

解説：気管内吸引中は、一時的に呼吸が停止するので動脈血O_2飽和度（SpO_2）が低下しやすい。

問題20　解答 2、4

解説：生体はATPを産生する副産物として酸性の物質（CO_2、乳酸など）をつくるので体内のpHが酸性になる宿命を負っている。それを防いで動脈血血漿のpHを7.40に保っているのは肺と腎臓の作用である。

問題21　解答 2

解説：動脈血O_2飽和度（SpO_2）の90％以下は、動脈血O_2分圧（PaO_2）の60 Torr未満に相当し、呼吸不全の状態である（問題22参照）。パルスオキシメータは歩行中も使用できるが、寒さなどで末梢の血行障害があるときは正しく測れないので、温水などで手を温めてから測定する。ヘモグロビンの酸素解離曲線がS字曲線であることからわかるように、SpO_2はPaO_2に比例はしない。

問題22　解答 2

解説：動脈血酸素分圧（PaO_2）が60 Torr未満になると呼吸不全なので、PaO_2の変動に注意しなければならない。しかし、動脈血を頻繁に採取するわけにいかないので、パルスオキシメータでヘモグロビン（Hb）の酸素飽和度（SpO_2）をモニタリングして、SpO_2が90％未満になったらPaO_2が60 Torr未満になっているので呼吸不全である（→『新訂版　図解ワンポイント生理学』、p.182、表6-11、図6-16、サイオ出版）。

問題23　解答 2、4

解説：ヘモグロビン（Hb）の酸素解離曲線が動脈血のpH（pHa）の低下、CO_2分圧（$PaCO_2$）の上昇で右方シフトすることをボーア効果 Bohr effectという。右方シフトによりHbからO_2が離れやすくなる。ボーア効果ではないが、HbとO_2の結合が発熱反応であることから体温上昇でも右方シフトが起こる。pHaの低下、$PaCO_2$の上昇、体温上昇は運動時に起こるので、運動によりHbの酸素解離曲線が右方シフトすると考えればよい。右方シフトによりHbから離れやすくなったO_2が運動時の骨格筋で効率よく使われる。

問題24　解答 4

解説：飢餓状態では体内の脂肪を消費するので、糖尿病のときのようにケトン体を産生して代謝性アシドーシスになる。過換気は呼吸性アルカローシス。乳酸シドーシスは代謝性アシドーシス。CO_2ナルコーシスは、動脈血CO_2分圧（$PaCO_2$）が大きく上昇したⅡ型呼吸不全の状態。（→『新訂版　図解ワンポイント生理学』、p.283、サイオ出版）。

問題25　解答 1

解説：睡眠時の呼吸は不随意運動。機能的残気量や残気量は、最大呼気時でもゼロにはならない。シャントがあるので、健常者でも$AaDO_2$（肺胞気O_2分圧－動脈血O_2分圧）が約5 Torr存在する。

問題26　解答 2

解説：胸腔内圧は常に陰圧。吸気時に横隔膜および外肋間筋（呼吸筋）が収縮して肺を拡げ、呼気時には呼吸筋が弛緩して肺が自然に収縮する。肺活量の測定のように大きく呼出するときは内肋間筋および腹直筋が収縮して大

きく呼出する。深呼吸のように呼吸容積を大きくする呼吸は胸式呼吸である。動脈血CO_2分圧の上昇で換気が亢進する。

問題27　解答1

解説：肺でのO_2とCO_2のガス交換は、それぞれの分圧差による拡散 diffusionによって行われる。血漿への溶解度に関して、O_2はCO_2の約 1/20 しかない。O_2分圧が低下すれば、O_2はヘモグロビン（Hb）から離れやすくなる。静脈血のHb酸素飽和度は安静時には約75％で、決してゼロではない。

Chapter 7
消化吸収　▶p.168〜169

問題1　解答2

解説：咬筋は下顎を引き上げて上下の歯を咬み合わせて咀嚼（そしゃく）運動を行う。

問題2　解答4

解説：迷走神経が咽頭と喉頭の運動を支配し、嚥下（えんげ）に関与する。

問題3　解答1

解説：唾液に含まれるムチンは食塊を滑らかにさせる。咀嚼は随意運動。舌の運動は舌下神経で支配されている。顎関節を形成するのは側頭骨と下顎骨である。

問題4　解答4

解説：食塊は、嘔吐のとき以外は蠕動（ぜんどう）運動で前へ前へと送られる。

問題5　解答2

解説：脂質が消化されるためには、胆汁に含まれる両親媒性の胆汁酸に結合して、水にも油にも溶ける性質になる必要がある。胆汁酸は回腸で吸収されて、肝臓に戻る（胆汁酸の腸肝循環）。胆汁酸はコレステロールを骨格とする化合物なので、この腸循環を阻害して血中コレステロールを下げる薬もある。

問題6　解答3

解説：胆汁の主成分は胆汁酸で、消化酵素は含まれない。胆汁が産生されるところは肝臓で、胆嚢は貯蔵して濃縮するところである。胆汁酸は水にも油にも溶ける両親媒性で、脂肪を水溶性にして消化するために不可欠である。胆汁酸は十二指腸に分泌され、その約95％が回腸で吸収されて肝臓に戻る。これを腸肝循環 enterohepatic circulationという。高コレステロール血症（脂質異常症）では、この腸肝循環を阻害して胆汁酸を糞便中に排出してコレステロールを下げる治療法がある。

問題7　解答3、5

解説：排便反射は、直腸壁の伸展→骨盤神経（副交感神経）→仙髄→直腸の経路で起こる。

問題8　解答4

解説：中性脂肪は脂肪酸とグリセリンに分解されて、小腸（空腸）の栄養胃吸収細胞に吸収された後、栄養胃吸収細胞内で中性脂肪に再合成され、リンパ管に吸収される。リンパ管は血管に合流するので、高脂肪食を続けていると血中の中性脂肪が増加する。胸管thoracic ductは、弁をもつ太いリンパ管である。

問題9　解答1

解説：膵液は 3 大栄養素すべての消化酵素を含む。セクレチンによって膵液の分泌量が増える（膵酵素の量はCCK-PZで増える）。選択肢 4 はインスリンで、膵液の分泌はインスリンのような内分泌ではなく、消化管に直接に分泌される外分泌である。

問題10　解答3

解説：選択肢のセクレチン以外は、胃酸分泌促進因子である（→『新訂版　図解ワンポイント生理学』、p.190、図7－4、p.274、図11-17、サイオ出版）。消化性潰瘍（胃潰瘍、十二指腸潰瘍）は、胃酸分泌を抑制するH 2 ブロッカーやプロトンポンプ・インヒビター（PPI）により薬で治癒できるようになったが、最近、PPIよりも酸性環境で安定で長時間有効な胃酸分泌阻害薬としてカリウムイオン競合型アシッドブロッカー potassium-competitive acid blocker（P-CAB）が登場した。

問題11　解答1

解説：ガストリンgastrinは胃の幽門部のG細胞から分泌され、主細胞からのペプシノゲンの分泌を、壁細胞からの胃酸の分泌を促進させる。gastrは、ギリシャ語で胃の意味である。セクレチンは膵液の分泌を促進させる膵臓ホルモンで、ガストリンの分泌を抑制するので胃酸分泌が低下する。胃抑制ペプチドは十二指腸で分泌され、胃酸分泌および胃運動は抑制し、インスリン分泌は促進させる。コレシストキニンcholecystokinin（CCK）は十二指腸で分泌され、胆嚢収縮および膵酵素分泌を促進させる。膵酵素分泌を促進させるホルモンとしてパンクレオザイミン pancreozymin（PZ）があったが、CCKとまったく同じ化学構造であることがわかり、現在はCCK-PZとよばれる。なお、CCKは脳にも存在し記憶に関係するといわれている。CCKのようなホルモンを脳腸ホルモン brain-gut hormoneという。

問題12　解答1

解説：胃酸は塩酸で、pH 1 〜 2 である。

Chapter 8

代謝と栄養 ▶p.169

問題1 解答1
解説：動物の貯蔵糖質であるグリコーゲン glycogenは、肝臓と骨格筋で合成され貯蔵されるグルコースの重合物である。植物の貯蔵糖質であるデンプンに相当する。グリコーゲンは、グリコーゲンホスホリラーゼ glycogen phosphorylaseによりグルコース-1-リン酸になり、さらにグルコース-6-リン酸になる。肝臓では、脱リン酸化素 glucose-6-phosphatase の働きでグルコース-6-リン酸がグルコースになり、血中に出る。一方、骨格筋にはこの脱リン酸化素がないので、グルコース-6-リン酸は解糖系をピルビン酸に向かって進み、骨格筋のグリコーゲンは骨格筋細胞内でのみ使われるところが肝臓のグリコーゲンとの違いである。

問題2 解答1
解説：唾液にはタンパク分解酵素は含まれない。タンパク質がそのままのかたちで体内に入るとアレルギーを起こす。「血液と生体防御 **問題16**、p.20」のラテックス（天然ゴム）や花粉もタンパク質が関与している。

問題3 解答3
解説：痛風 goutは、高尿酸血症 hyperuricemiaで発症し、男性のほうが多い。痛風結節になると痛みは感じなくなる。

問題4 解答4
解説：日本人の食事摂取基準（2010）におけるカルシウムの摂取基準は、650 mg/日で、Aさんはカルシウムが不足しているので牛乳を追加する。日本人の食事摂取基準は、5年ごとに改訂され、厚生労働省のホームページに掲載されるので、最新の基準を確認しておくとよい。

問題5 解答2
解説：肝性脳症 hepatic encephalopathy（「骨格筋の機能 **問題10**」、p.10参照）は、アンモニアの神経毒性に起因する。意識障害や昏睡が起こる（**問題6** 参照）。

問題6 解答3
解説：肝性脳症は劇症肝炎などでみられ、血中アンモニア濃度が上昇し、意識障害が起こる。ウェルニッケ脳症はビタミンB₁（チアミン）の欠乏で起こり、慢性アルコール中毒もその原因の1つである。アルコールの分解にビタミンB₁が使われるのでビタミンB₁の欠乏が起こる。その結果、動眼神経麻痺で眼球運動障害、小脳失調で歩行障害が起こる。健忘などを伴うウェルニッケ脳症をWernicke-Korsakoff症候群という。栄養事情の改善で脚気 beriberiは少なくなったが、アルコールの多飲がビタ

ミンB₁を欠乏させて脚気を発症させることがある。

Chapter 9

体温とその調節 ▶p.169～170

問題1 解答1
解説：視床下部の体温調節のセットポイントが高く設定されると、体温をその設定温度に上げるために立毛（熱放散を抑える皮膚血管の収縮）が起こる。風邪の引き始めがこの状態で、悪寒やふるえも設定温に近づけるためのものである。逆に風邪が治って設定温が下がったときは発汗して体温を下げる。「汗をかけば風邪が治る」は、正しくは「風邪が治ったから汗をかく」である。選択肢の発汗、代謝抑制、皮膚血管拡張は体温低下をもたらす反応。

問題2 解答1
解説：周期熱または間欠熱という熱型で、マラリアなどでみられる。

問題3 解答5
解説：視床下部に体温調節の中枢がある。

問題4 解答3
解説：ふるえは骨格筋の付随的収縮で起こる。筋収縮では必ずATPが消費されるが、ふるえは筋収縮による仕事がゼロで、ATPがすべて熱に変換される。

問題5 解答5
解説：精神性発汗は体温調節とは関係なく、精神的緊張で手掌、足底、腋窩、顔面に起こる。

問題6 解答4
解説：視床下部に体温調節の中枢がある（**問題3** 参照）。

問題7 解答2
解説：甲状腺ホルモンには代謝亢進作用があるので、低下が体温低下をもたらす。

Chapter 10

尿の生成と排泄 ▶p.170～172

問題1 解答3、4
解説：肝臓があるので右腎のほうが低い。腎臓は重量当たりの安静時の血流量が最も多い臓器（心拍出量の約25%）で、薄紅白色よりも褐色に近い。Henle係蹄は馬蹄型の形状から係蹄とよばれた。輪奈という用語もあった。

ループ利尿薬と関連させてヘンレ・ループとよぶほうがわかりやすい。Friedrich Gustav Jakob Henle (1809-1885) はドイツの解剖学者。

問題2　解答2
解説：成人の膀胱の容量は約500 mLであるが、満杯になる前の350 mL程度で尿意を感じる。

問題3　解答4
解説：1日の尿量100 mL以下は無尿 anuria、400 mL以下は乏尿 oliguria、。頻尿 pollakisuriaは量ではなく、回数で決まり、通常は昼間4〜6回以上、夜間1回以上が頻尿とされる。希尿oligakisuriaは頻尿の逆で、排尿回数の減少である。

問題4　解答3
解説：**問題10**の解説のように、1分間の尿量は約1 mL/分なので、1日の尿量は $1 \times 60 \times 24 \fallingdotseq 1.4$ L/日である。1日の尿量400 mL以下は乏尿 oliguria、100 mL以下は無尿 anuria)である。

問題5　解答1
解説：薄い尿でも無色ということはない。**問題10**の解説のように、1分間の尿量は約1 mL/分なので、1日の尿量は $1 \times 60 \times 24 = 1.4$ L/日である。1日の尿量400 mL以下は乏尿。アンモニアは尿素が分解されて発生するが、排尿直後にはその反応が進んでおらずアンモニア臭はない。

問題6　解答3
解説：副交感神経で膀胱平滑筋が収縮、内尿道括約筋が弛緩して排尿が起こる。

問題7　解答4
解説：クレアチニンのクリアランスから糸球体濾過値 glomerular filtration rate (GFR) が推定される（**問題11**参照）。

問題8　解答4、5
解説：血液酸塩基平衡を維持しているのは肺と腎臓であるから、この問題の5が正解であることはすぐわかるが、もう1つの正解である4の低カルシウム血症は少し難しいかもしれない。ビタミンD₃はコレステロール合成経路の化合物である7-デヒドロコレステロール（プロビタミンD₃）が紫外線の作用でプレビタミンD₃に変化し、さらに肝臓で25位、腎臓で1位にそれぞれOH基が入り活性化される。したがって、日光を極端に避けたり、肝臓病あるいは腎臓病の人はビタミンD₃が活性化されず、カルシウムを豊富に含む食品を摂取しても小腸で効率よくカルシウムが吸収できず、低カルシウム血症になる。くる病は今ではほとんどみられなくなったが、「現代版くる病」への注意が指摘されている (Itoh M et al. Vitamin-D-deficient rickets in Japan. (2017) *Glob*

Pediatr Health 4: doi: 10.1177/2333794X17711342.)。紫外線を当てることを極端に避けて育てられた乳児の骨が正常に成長せず、乳児期のハイハイのときはわからないが、立ち上がるようになったときに自重を支えきれずO脚になることで気づく。紫外線は浴びすぎると皮膚疾患や白内障の原因になるが、極端に避けることもよくない。自然に外に出て1日に計30分程度日に当たることはしたほうがよい（→『新訂版　図解ワンポイント生理学』、p.283、サイオ出版）。

問題9　解答5
解説：第103回のこの問題を見たとき、選択肢にあった「必要条件」という言葉に驚いた。高校の数学で習っていても多くの受験者が忘れていたであろうからである。しっかり勉強していれば、選択肢1〜3が誤りであることはすぐわかる。選択肢1の糖尿病は慢性腎臓病 chronic kidney disease (CKD) 発症につながる最大の疾患である。糖尿病は心血管疾患のリスクでもあるので選択肢5が正しいこともわかるはずである。したがって、選択肢4の「必要条件」が気になっても正解5を選ぶことはできるが、この際、必要条件、十分条件を復習しておこう。A→Bが成立するとき、AはBであるための十分条件、BはAであるための必要条件という。A→B およびB→Aが同時に成立するとき、AはBであるための必要十分条件、BはAであるための必要十分条件である。集合で考えるとわかりやすい。A→Bは、Aの集合がBに含まれ、B→Aは、Bの集合がAに含まれ、A→BおよびB→AならばAとBの集合は一致する。この国試問題に即してみるならば、GFRの低下と微量アルブミン尿の集合がCKDの集合に含まれるので、選択肢4は、「糸球体濾過量 (GFR) の低下は診断の十分条件である」ならば正しい。

問題10　解答3
解説：クリアランス ＝（尿中濃度/血中濃度）× 1分間の尿量で、1分間の尿量は、約1 mL/分と思っていればよいので、近似的にクリアランス (mL/分) ＝ 尿中濃度/血中濃度である。ア、イ、ウ、エの物質について、尿中濃度/血中濃度からクリアランスの概略値を求めてみると、それぞれ1.2、7.5、75および0 mL/分となる。このなかで、クレアチニンのクリアランス、すなわち糸球体濾過値 (GFR) に近いのはウである。クレアチニンの血清濃度は健康診断でも測定され、約1 mg/dLが基準値であることは知っていなければいけないので、このような計算をしなくてもウが正解であることはわかる。

問題11　解答1
解説：クレアチニン creatinine (Cr) は、筋細胞内のクレアチンリン酸 creatine phosphateの最終分解産物で、筋細胞内で非酵素的につくられ、尿中に排泄される。Crは糸球体で濾過されるが、再吸収も分泌もされない（ただし、尿細管においてわずかに分泌される）ので、Crのクリアランスは糸球体濾過値 glomerular filtration rate (GFR) に相当する。かつてはイヌリンがGFRの測定に

用いられたが、イヌリンは体内にはない物質なので静注する必要があった。Crは体内にあるので静注の必要はない。Crのクリアランスは、尿中のCr濃度 × 1 分当たりの尿量/血漿中のCr濃度で算出されるが、血漿中のCr濃度と年齢から推定GFR estimated GFR（eGFR）を求める式がある。尿中Cr濃度や尿量を測定する手間がなく便利である。eGFR（mL/min/1.73 m^2）= 194×Cr$^{-1.094}$×年齢（歳）$^{-0.287}$。1.73 m^2 は、日本人男性の平均体表面積で、女性はこの式で得られるeGFRの0.739倍である。血漿Cr濃度も年齢も高いほどeGFRが小さいことがわかる。血漿Cr濃度が高いということは、糸球体での濾過に問題があり、Crが血中に多く残っていることを意味している。加齢によるeGFRの低下は濾過機能の低下である。血漿Cr濃度の基準値は、男性1.2 mg/dL未満、女性1.0 mg/dL未満である。**問題10**のように 1 mg/dL程度を目安にすればよい。Crは筋肉量に影響されるので、極端に筋量が多い、あるいは少ない人には、筋量の影響を受けにくいシスタチンC cystatin C用いた予測式がある。

問題12　解答 4

解説：CKDの重症度は、eGFRの低下と微量アルブミン尿の程度で判定される。重症になると透析が必要になり、低塩分、低タンパク質の食事が必要になる。生野菜は通常は推奨される食材であるが、透析患者にとっては生野菜に多く含まれるK$^+$の排出が腎臓の負担になるので制限される。タンパク質も動物性食品だけでなく、米やパンなどの植物性タンパク質も制限が必要になる。

問題13　解答 2、5

解説：検査結果のなかで血圧および血清クレアチニンが大きく基準値を外れているので、選択肢 2 および 5 がただちに行われる。血清Cr値は、**問題11**の解説のように男性では 1.2 mg/dL未満が基準値である。IgA腎症は、検尿で血尿やタンパク尿を認め、腎臓の糸球体に免疫グロブリン（抗体）のIgAが沈着する病気で多くは慢性の経過をたどる（指定難病66）。腎臓の組織を一部採取し、顕微鏡で調べる検査（腎生検）で診断される。悪化させる原因は扁桃炎、慢性上咽頭炎、根尖性歯周病など。IgA腎症に対する標準的治療の 1 つになっている扁桃摘出＋ステロイドパルス療法（扁摘パルス）が行われる。

問題14　解答 1

解説：腎臓におけるNa$^+$の再吸収で量的に多いのは近位尿細管における再吸収で、アルドステロンなどのホルモンによる微調整は遠位尿細管で行われる。

問題15　解答 1

解説：作用発現が速いので選択肢 2 のような眠前の服用は避ける。ループ利尿薬に抗不整脈作用はない。ヘンレ・ループでのK$^+$の再吸収を阻害するので、副作用としては低K$^+$血症がある。

問題16　解答 4

解説：腹腔内の器官（臓器）は、腹膜によるおおわれ方の違いから、腹膜内器官、半腹膜器官、後腹膜器官に分類される。腹膜内器官には胃、小腸、脾臓などがある。半腹膜器官には、肝臓、上行結腸、下行結腸、子宮などがある。後腹膜器官には、腎臓、副腎、膵臓、十二指腸などがある。

Chapter11

内分泌　▶p.172〜175

問題 1　解答 2

解説：LHは、黄体形成、排卵誘発、男性ホルモン産生促進などの作用があり、第二次性徴の発現に関与する。

問題 2　解答 1

解説：下垂体後葉ホルモンのオキシトシンは、児の吸啜刺激で分泌が亢進し、射乳と子宮収縮が促進される。下垂体前葉ホルモンのプロラクチンは、乳汁の産生を促進させる。

問題 3　解答 5

解説：副腎皮質ホルモンのコルチゾールは、細胞膜の脂質二重層を構成するリン脂質を分解するホスホリパーゼA$_2$を抑制する。その結果、アラキドン酸カスケードが起こらないので炎症性のプロスタグランジンE$_2$がつくられず、炎症が抑制される（→『新訂版　図解ワンポイント生理学』、p.120、図 4 -13、サイオ出版）。

問題 4　解答 4

解説：細胞膜に受容体があるホルモンは水溶性ホルモンである。1 および 3 はコレステロール骨格をもつホルモンで脂溶性、2 はベンゼン環を 2 つもつホルモンで脂溶性（→『新訂版　図解ワンポイント生理学』、p.250　表11-1 、サイオ出版）。

問題 5　解答 1

解説：インクレチンは小腸から分泌され、インスリンの分泌を促進させるホルモンの総称である。インクレチンは、食後の血糖上昇に応じて分泌されるので、インクレチン関連薬（DPP-4阻害薬、GLP-1受容体作動薬）は低血糖を起こしにくいという特長がある。DPP-4阻害薬には、全身の皮膚に紅斑や水泡が現れる水泡性類天疱瘡 bullous pemphigoidという自己免疫疾患を発症させる副作用（有害事象）に注意する必要があることが最近わかった。

問題 6　解答 3、5

解説：甲状腺ホルモンの分泌亢進（バセドウ病）の身体所見は、代謝亢進による頻脈、便秘でなく下痢、皮膚乾燥ではなく発汗亢進である。

問題7　解答4
解説：プロラクチンおよび成長ホルモンは刺激ホルモンではないが、下垂体前葉から分泌される。

問題8　解答2
解説：バゾプレシン（抗利尿ホルモンantidiuretic hormone ADH）は下垂体後葉ホルモンである。しかし、バゾプレシンが産生されるところは視床下部の神経分泌細胞 neurosecretory cellで、神経軸索を通って下垂体後葉に運ばれ、血中に分泌される。バゾプレシンのように軸索輸送される分泌形式を神経分泌という。もう1つの下垂体後葉ホルモンであるオキシトンも神経分泌のホルモンである（→『新訂版　図解ワンポイント生理学』、p.283、サイオ出版）。

問題9　解答3
解説：腎臓の尿細管における再吸収がホルモンで微調整されるのは近位尿細管ではなく、遠位尿細管である。アルドステロンは副腎皮質ホルモン。アルドステロンは、アンジオテンシンIIによって分泌が促進される。

問題10　解答4
解説：ソマトスタチンsomatostatinは、膵臓のランゲルハンス島のD（δ）細胞から分泌され、A（α）細胞からのグルカゴン、B（β）細胞からのインスリンのどちらの分泌も抑制する。ソマトスタチンは視床下部でも分泌され、成長ホルモン分泌の抑制も行う。somatoは体、statは一定という意味で、成長を止める（成長ホルモン分泌の抑制）。

問題11　解答3
解説：テストステロン（男性ホルモン）はタンパク質合成を促進する。テストステロンは、蛋白同化ステロイド（筋肉増強剤）の1つとしてもスポーツ選手のドーピング禁止物質になっている。

問題12　解答4
解説：レニン reninは腎臓の傍糸球体細胞から分泌される。renは、adrenalineからもわかるように腎臓を意味するラテン語（⇒『新訂版　図解ワンポイント生理学』、p.265、サイオ出版）。

問題13　解答2、4
解説：成長ホルモンは下垂体前葉ホルモンなので分泌低下で低身長症になる。シーハン症候群は下垂体前葉細胞の虚血性壊死によって起こるので下垂体前葉ホルモンが低下する。選択肢1、3および5は下垂体前葉ホルモンの過剰で起こる。Harold Leeming Sheehan（1900〜1988）は、イギリスの病理学者。

問題14　解答2
解説：クッシング症候群はコルチゾールが過剰になる疾患である。さまざまな症状があるが、選択肢のなかで貧血や肝機能低下はよくみられるわけではない。脂肪がつきやすくなり（中心性肥満）、体重は増加する（→『新訂版　図解ワンポイント生理学』、p.262、図11-10、サイオ出版）。Williams Cushing（1869〜1939）は、アメリカの脳外科医。

問題15　解答1
解説：卵胞ホルモンはエストロゲンのことで閉経後に低下する。LHおよびFSHは性腺刺激ホルモン（ゴナドトロピン）で、閉経後に分泌が増加する。ACTHは閉経の前後で大きな変化はない。

問題16　解答1、5
解説：レニンは腎臓の傍糸球体細胞から分泌されレニン-アンジオテンシン-アルドステロン系で血圧を上昇させる。ノルアドレナリンは交感神経末端の神経伝達物質で、血管収縮を起こして血圧を上昇させる。

問題17　解答2
解説：閉経後の女性のエストロゲン（エストラジオール）は副腎皮質ホルモンのアンドロゲン（テストステロン）からつくられる。テストステロンが芳香化酵素アロマターゼ aromataseの働きでエストラジオールになる。（→『新訂版　図解ワンポイント生理学』、p.272、図11-16、サイオ出版）。

問題18　解答1
解説：褐色細胞腫 pheochromocytomaは、カテコールアミンが過剰に分泌される副腎髄質の腫瘍である。副腎髄質から分泌されるホルモンの約3/4はアドレナリンなので、アドレナリンの過剰によって現れる代表的な症状、高血圧 hypertension、高血糖 hyperglycemia、代謝亢進 hypermetabolism、発汗 hyperhydrosis、頭痛 headacheを考えればよい。

問題19　解答4
解説：アンドロゲン androgenは男性ホルモンの総称で、主成分がテストステロン testosterone。同様にエストロゲン estrogenは女性ホルモンの総称で、主成分がエストラジオール estradiol（**問題17**参照）。

問題20　解答1
解説：血中Ca^{2+}濃度は、副甲状腺（上皮小体）ホルモンのパラソルモンで上昇、甲状腺ホルモンのカルシトニンで低下（→『新訂版　図解ワンポイント生理学』、p.282、図11-20、サイオ出版）。

問題21　解答2
解説：「血液が濃い→血漿浸透圧が上昇→ADHの分泌を増やす→尿量を減らす→血液量を増やす→血液を薄める」という流れで「抗利尿ホルモン(ADH)の分泌は、血漿浸透圧の上昇とともに増加する」ことは自明であるが、**図11-2**（本文、p.130）を頭に入れておくと、患者さんの

血漿浸透圧が高いと聞いて、ADHが増えているとすぐわかる。

問題22　解答 2
解説：ネガティブ・フィードバックを甲状腺ホルモンおよび副腎皮質ホルモン（コルチゾール）を例に説明した図（→『新訂版　図解ワンポイント生理学』、p.252、図11-5、p.260、図11-9、サイオ出版）。

問題23　解答 1
解説：アドレナリンは副腎髄質から、成長ホルモンは下垂体前葉から、レニンは腎臓から分泌される。

問題24　解答 1
解説：バゾプレシン（ADH、抗利尿ホルモン）は尿量減少、アンジオテンシンⅡは血管収縮である。コルチゾールと同じ副腎皮質ホルモンであるアルドステロンは血中カリウム値を低下させるが、コルチゾールが血中カリウム値に直接影響することはない。

問題25　解答 1、3
解説：選択肢 2、4 および 5 のホルモンは下垂体前葉から分泌される。

問題26　解答 4
解説：プロゲステロンには代謝亢進作用があるので、排卵後に分泌が増えるプロゲステロンで体温（基礎体温）が上昇する。基礎体温は、生命維持に必要な体温で、朝起きて活動前に仰臥位で測定した体温が相当する。基礎代謝量と同様である。排卵および子宮収縮に関して、エストロゲンとプロゲステロンは互いに逆の働きをする（→『新訂版　図解ワンポイント生理学』、p.270、表11-12、サイオ出版）。プロゲステロンは排卵を抑制するので排卵前には分泌されず、設問の図のエのように排卵後に分泌される（→『新訂版　図解ワンポイント生理学』、p.270、図11-14、サイオ出版）。

問題27　解答 4、5
解説：日本人女性の平均閉経年齢は約50歳。閉経後は卵巣ホルモン（エストロゲン、プロゲステロン）が減少するので、その分泌を刺激するゴナドトロピン（性腺刺激ホルモン）のFSHおよびLHの分泌が増加する。骨量を減少させるのは**問題28**のようにエストロゲンである。

問題28　解答 2
解説：エストロゲンは骨吸収（骨からCa²⁺が溶け出すこと）を抑制する働きがあるが、閉経後はエストロゲンが減少して骨吸収の亢進が起こる。また、加齢とともに皮膚でのビタミンDの合成が低下して、食品からのCa²⁺の吸収が低下することも骨粗鬆症の原因になる。

問題29　解答 4
解説：成長ホルモンは血糖値をさらに上げてしまう。カ

ルシトニンは血中Ca²⁺濃度をさらに下げてしまう。ヨードは甲状腺ホルモンに必要な元素であるが、過剰に摂取すれば甲状腺ホルモンが増えるというわけではない。

問題30　解答 1
解説：ADHは尿量を減らすので尿浸透圧は高くなる。過剰な飲水は血中Na⁺濃度を低くさせる。アルドステロンは、遠位尿細管でNa⁺の再吸収およびK⁺の排泄を促進させる。

問題31　解答 4
解説：選択肢 1、2 および 3 は食欲を抑制させる。レプチンは脂肪細胞が分泌するホルモン。

問題32　解答 1
解説：インスリンが血糖を下げることは誰でも知っているが、インスリンは脂肪やグルコーゲンの合成を促進させる「貯め込むホルモン」という認識が必要である。野生の動物は満腹になるようなことは少なく、空腹のときが多いので血糖を上げるホルモンは多いが、下げるホルモンはインスリンだけである。進化してもヒトの生理機能は動物と同じで、空腹に耐えるようになっているが、飽食して、身体を動かさない生活習慣を続ければ、インスリンが過剰に分泌され、脂肪合成も進み、やがて糖尿病になる。インスリンを無駄使いしないようにしたい。2021年は、インスリン発見100周年で、発見の現場であるカナダのトロント大学で記念のシンポジウムが開かれた。

問題33　解答 4
解説：グリコーゲンやコレステロールの合成は、食事が取れてエネルギー（ATP）に余裕があるときに行われる同化反応 anabolismである。乳酸は、ピルビン酸と同じ炭素数 3 の分子でエネルギー的には同等である。飢餓状態では図中の「エ」のような異化反応catabolismを進めてATPを産生させる。糖尿病は血中のグルコース（血糖）が使えない状態なので、一種の飢餓状態である。それで、糖尿病でも図中の「エ」の反応が進み、ケトン体が産生される（糖尿病のケトアシドーシス）。

問題34　解答 1
解説：糖尿病ということは、インスリンの低下あるいはインスリン抵抗性であるから、この問題は「インスリン低下で抑制されるものはどれか」あるいはさらに「インスリン増加で促進されるものはどれか」と考えたほうがわかりやすい。インスリンはグリコーゲンや脂肪の合成を促進するので 3 および 4 は逆である。糖尿病は多尿になるので 2 も逆である。インスリン増加で骨格筋や脂肪組織に血糖が取り込まれやすくなるので 1 が正しい。

問題35　解答 1
解説：慢性腎臓病（CKD）の多くは糖尿病性腎症に起因

するので、透析導入患者の減少が目標になっている（尿の生成と排泄　**問題 9**、p.29参照）。

問題36　解答 4
解説：副腎皮質ホルモンのアルドステロンは、遠位尿細管でNa$^+$の尿から血液への再吸収を促進させる。「水は浸透圧の高いほうに移動する」（細胞の基本機能　**問題 6**参照）という原理から、Na$^+$と一緒に水が移動して、循環血液量が増加する。

問題37　解答 1
解説：アンジオテンシンⅡ（AngⅡ）は、その名（angio：血管、tens：押さえる）のように細動脈を収縮させる。毛細血管には血管平滑筋がないので収縮することはない。AngⅡは血圧を上昇させるのでレニン分泌は抑制される。AngⅡは、副腎皮質ホルモンのアルドステロン分泌を促進させる（レニン-アンジオテンシン-アルドステロン系）。同じ副腎皮質ホルモンでもコルチゾールは、副腎皮質刺激ホルモンACTHで分泌が刺激される。

Chapter12
感覚　▶p.175〜176

問題 1　解答 1
解説：嗅覚の一次中枢は嗅球で、嗅球は記憶を保管する海馬の近くにある。匂いの感覚は、視覚、聴覚、味覚、触覚などと異なり、大脳新皮質を経由せずに、嗅覚受容器から直接に海馬に入るのでは記憶に残りやすい。嗅覚は食べ物の腐敗を感知したり、異性の存在を感知したりして生命維持、種族維持に必要な本能的な感覚である。

問題 2　解答 1、4
解説：内臓痛は、臓器の急激な伸展、筋の痙攣などで起こる。選択肢 2、3 および 5 では内臓の痛みは生じない。

問題 3　解答 2
解説：選択肢 1、3 および 4 の障害は限局した感覚障害ではなく、複数の神経機能が障害される。

問題 4　解答 1
解説：基本味は、酸味、苦み、甘み、塩味、旨味の 5 種。味覚に関係する舌の前方 2／3 は顔面神経支配、後方 1／3 は舌咽神経支配。一般に冷たいほうが味を感じにくくなる。1 つの味蕾が複数の基本味を感知する。

問題 5　解答 5
解説：生体にとって危険が大きい刺激を感知する受容器ほど数が多く、順応が起こりにくい。痛覚は最も危険な刺激を感知する、最も重要な感覚で、皮膚の痛覚受容器の数が最も多く、順応しない（→『新訂版　図解ワンポイント生理学』、p.298、表12-8、サイオ出版）。

問題 6　解答 4
解説：内耳の平衡感覚の受容器で前庭は重力を、半規管は角加速度を感知する（→『新訂版　図解ワンポイント生理学』、p.294、表12-6、サイオ出版）。

問題 7　解答 2
解説：球形嚢は重力を感知する前庭を構成する平衡受容器で、頭部の傾きを感知する。蝸牛は聴覚受容器。半規管は角加速度を感知する平衡受容器。卵形嚢は球形嚢とともに前庭を構成する平衡受容器で、骨の振動とは関係ない。

問題 8　解答 2
解説：胃、腸などの管腔臓器、肝臓、腎臓などの実質臓器も切開で痛みを感じることはない。

問題 9　解答 1
解説：味覚受容器は舌にある味蕾 taste budの中の味細胞である。亜鉛が欠乏すると味細胞が減少して味覚障害が起こる。

問題10　解答 3
解説：閉眼で片足立ちをすると開眼時よりもバランスが取りにくいことは誰もが感じる。

問題11　解答 1
解説：加齢とともに動脈硬化で血管が硬くなり、細動脈の血管抵抗も増加する。

問題12　解答 4
解説：加齢とともに筋肉量が減少（体内の水分量も減少）、胸腺も縮小、嗅覚に限らず感覚の閾値が高くなる（感度が低下する）。高齢者はもちろん、30歳台から周波数17,000 Hz以上の音（モスキート音という）が聴きにくくなる。高齢者でも蚊の羽音は聞こえるので、実際の蚊の羽音は 17,000 Hzほど高くはない。

問題13　解答 2
解説：メニエール病は内リンパ水腫で発症する回転性のめまいで、特発性内リンパ水腫とよばれることもある。リンパ液が増えると症状が出るので、日常的に減塩に留意することも重要である。Prosper Ménière（1799〜1862）はフランスの内科医。

問題14　解答 2、5
解説：リンパ液の動きを内耳の前庭および 3 つの半規管で感知するのが平衡感覚である。半規管は 3 次元に対応して、前半規管、後半規管、外半規管の 3 つがある。三半規管が 1 つあるわけではない。

問題15　解答5

解説：一次視覚野は後頭葉にある。網膜の視細胞の杆体（杆状体）rod cellは光の強さ（形）を感知し、錐体（錐状体）cone cellが色を感知する。一般に、生体にとって危険が大きい刺激を感知する感覚点ほど数が多い。杆体の数が錐体の数に比べて圧倒的に多いことは、生体にとって色よりも形の情報が重要であることを示している。たとえば、道路を渡るとき、左右を見て確認するのは車の色ではなく、車が来るかどうかである（→『新訂版　図解ワンポイント生理学』、p.290、表12-4、サイオ出版）。

問題16　解答3

解説：左胸部、左上腕、左前腕の内側、左手の小指などに痛みを感じる心筋梗塞の関連痛referred painがよく知られている。

・計算問題・

輸液に関する計算問題

問題1　解答2

解説：10％溶液10 mLには、塩酸リドカインが（10/100）（g/mL）×10（mL）＝1（g）が含まれる。したがって、これを500 mLのブトウ糖液に加えると、その溶液中には、1 g（1,000 mg）/500（mL）＝2（mg/mL）が含まれる。求める注入速度をa（mL/分）とすると、ブドウ糖液1 mLに2 mgの塩酸リドカインが含まれるので、a（mL/分）×2（mg/mL）＝2（mg/分）で、a=1.0（mL/分）となる。

問題2　解答4

解説：250 mg/5 mLなので1 mL中には5 mg含まれる（5 mg/mL）。したがって、200 mg与薬するのには、200（mg）/5（mg/mL）＝4（mL）が必要である。

問題3　解答2

解説：550 mL/2時間なので、1分間には550（mL）/120（分）≒4.6（mL/分）が点滴される。1 mLで15滴なので、1分間の適下数は、4.6（mL/分）×15（滴/分）≒69（滴/分）となる。

問題4　解答3

解説：500 mL/2時間なので、1分間には500（mL）/120（分）≒4.2（mL/分）が点滴される。1 mLで20滴なので、1分当たりの滴下数は、4.2（mL/分）×20（滴/mL）≒84（滴/分）となる。

問題5　解答4

解説：500 mLを毎時50 mLで輸液するので、500（mL）/50（mL/時）＝10（時間）がかかる。したがって、終了予定時刻は10+10=20時（午後8時）である。

問題6　解答3

解説：360 mLを3時間なので、1分間には360（mL）/180（分）≒2（mL/分）が点滴される。20滴で1 mLなので、2（mL/分）×20（滴/mL）≒40（滴/分）となる

問題7　解答2

解説：750 mL/5時間なので、1分間には750（mL）/300（分）≒2.5（mL/分）が点滴される。20滴で1 mLなので、2.5（mL/分）×20（滴/mL）≒50（滴/分）となる

問題8　解答2

解説：1,800 mL/1日なので、1分間には1,800（mL）/（24×60）（分）≒1.25（mL/分）が点滴される。20滴で1 mLなので、1.25（mL/分）×20（滴/mL）≒25（滴/分）となる。

問題9　解答①1、②5

解説：15（mg）/20（mg）＝0.75の比率なので、0.75×2（mL）≒1.50（mL）の注射量となる。小数点以下第2位を四捨五入して1.5（mL）となる。

問題10　解答①3、②0、③0

解説：50（滴/分）の速度で80分間輸液したので、50（滴/分）×80（分）=4,000（滴）が投与された。「成人用輸液セットでは20滴で1 mL」なので、4,000（滴）/20（滴/mL）=200（mL）投与された。したがって、残量は、500-200=300（mL）である。

この問題は第105回の午前の問題で、「成人用輸液セットでは20滴で1 mL」であることを知っていることが前提になっている。ところが第105回の午後の問題に下記が出題されている。

成人用輸液セット1 mL当たりの滴下数はどれか。（第105回2016午後）

1．20滴　　2．40滴　　3．60滴　　4．80滴

この問題が午前に出題されていたら解答しやすかったと思われるが、「成人用輸液セットでは20滴で1 mL」は誰もが知っていなければならない事項である。**問題11**では、「小児用輸液セットでは60滴で1 mL」が必須知識になっている、また、**問題12**では、問題文の中に「20滴で1 mL」と書かれている。

問題11　解答① 4、② 0

解説：1 kg当たり 1 日100 mLの輸液なので、9.6 kgでは、9.6 (kg) × 100 (mL/kg/日) =960 (mL/日) が投与された。「小児用輸液セットでは60滴で 1 mL」なので、960 (mL/日) × 60 (滴/mL) =960 × 60 (滴/日)、1 分当りでは、960 × 60 (滴/日) /24 (時間) /60 (分) =40 (滴/分) となる。

問題12　解答① 6、② 3

解説：1,500 mLを朝 9 時からその日の17時までの 8 時間で点滴するので、1 分間には1,500 (mL) / (8 × 60) (分) ≒3.13 (mL/分) が点滴される。20滴で 1 mLなので、3.13 (mL/分) × 20 (滴/mL) ≒63 (滴/分) となる

希釈液に関する計算問題
問題1　解答3

解説：5 ％溶液なので、グルコン酸クロルヘキシジンの 5 (g) が100 (mL) の精製水に溶けている。すなわち、0.05 (g/mL) で、薬液 1 mLに0.05 gの試薬が含まれる。0.2 ％希釈液には、グルコン酸クロルヘキシジンの0.2 (g) が100 (mL) の精製水に溶けている。1,000 mLの希釈液には、0.2 (g/dL) × 1.0 (dL) ＝ 2 (g) のグルコン酸クロルヘキシジンが含まれるので、2 (g) /0.05 (g/mL) =40 (mL) の 5 ％溶液が必要である。

補足説明：0.2 (g/dL) =0.002 (g/mL) なので、0.002 (g/mL) × 1,000 (mL) ＝ 2 (g)

問題2　解答① 8、② 0

解説：すなわち、0.05 (g/mL) で、薬液 1 mLに0.05 gの試薬が含まれる。0.2 ％希釈液には、クロルヘキシジングルコン酸塩の0.2 (g) が100 (mL) の精製水に溶けている。2,000 mLの希釈液には、0.2 (g/dL) × 2,000 (mL) ＝ 4 (g) が含まれるので、4 (g) /0.05 (g/mL) =80 (mL) の 5 ％溶液が必要である。

補足説明：0.2 (g/dL) =0.002 (g/mL) なので、0.002 (g/mL) × 2,000 (mL) ＝ 4 (g)

問題3　解答① 5、② 0

解説：6 ％のA消毒液には試薬Aの 6 (g) が100 (mL) の精製水に溶けている。すなわち、0.06 (g/mL) で、薬液 1 mLに0.06 gの試薬が含まれる。0.02 ％のA消毒液には、試薬Aの0.02 (g) が100 (mL) の精製水に溶けている。この消毒液1,500 mLには、0.02 (g/dL) × 1,500 (mL) ＝ 0.3 (g) の試薬Aが含まれるので、0.3 (g) /0.06 (g/mL) ＝ 5 (mL) の 6 ％A消毒液が必要である。

補足説明：0.02 (g/dL) ＝ 0.0002 (g/mL) なので、0.0002 (g/mL) × 1,500 (mL) ＝ 0.3 (g)

問題4　解答① 1、② 7

解説：6 ％の次亜塩素酸ナトリウム液には次亜塩素酸ナトリウムの 6 (g) が100 (mL) の精製水に溶けている。

すなわち、0.06 (g/mL) で、薬液 1 mLに0.06 gの試薬が含まれる。0.1 ％の次亜塩素酸ナトリウム液には、次亜塩素酸ナトリウムの0.1 (g) が100 (mL) ＝ 1 dLの精製水に溶けている。この次亜塩素酸ナトリウム液1,000 mLには、0.1 (g/100 mL) × 1,000 (mL) ＝ 1 (g) の次亜塩素酸ナトリウムが含まれるので、1 (g) /0.06 (g/mL) ＝ 16.5 (mL) の 6 ％次亜塩素酸ナトリウム液が必要である。小数点以下第 1 位を四捨五入して17 mLとなる。

酸素ボンベに関する計算問題
問題1　解答4

解説：150 (kg/cm²) 充填のガスボンベの目盛りが90 (kg/cm²) ということは、ボンベ内に500 (L) × (90/150) ＝300 (L) が残っている。したがって、300 (L) / 2 (L/分) ＝150 (分) 使用可能である。

問題2　解答4

解説：問題 1 と同様に、150 (kgf/cm²) 充填のガスボンベの目盛りが90 (kgf/cm²) ということは、ボンベ内に500 (L) × (90/150) ＝300 (L) が残っている。したがって、300 (L) / 2 (L/分) ＝150 (分) 使用可能である。

問題3　解答① 5、② 0

解説：14.7 MPa充填のガスボンベの目盛りが4.4 MPaということは、ボンベ内に500 (L) × (4.4/14.7) ≒150 (L) が残っていることになる。したがって、150 (L) / 3 (L/分) ＝50 (分) 使用可能である。

問題4　解答① 5、② 7

解説：14.7 MPa充填のガスボンベの目盛りが 5 MPaということは、ボンベ内に500 (L) × (5/14.7) ≒170 (L) が残っていることになる。したがって、170 (L) / 3 (L/分) ＝56.7 (分) 使用可能である。

---

column　圧力の単位

　圧力の単位は国際単位系（SI単位系）ではパスカル（Pa）であるが、実用的には体内の分圧にはトル（Torr）、血圧には水銀柱ミリメートル（mmHg）が用いられる。天気予報でよく出て来る気圧の単位はヘクトパスカル（hPa）で、以前はhPaと同じ単位であるミリバール（mbar）が使われていた。ガスボンベは大きさによらず、未使用の状態では150気圧で充填されている。問題 1 ではkg/cm²と書いてあるがこの単位は、現在は使われておらず、問題 2 のようにkgf/cm²と書く。さらに、問題 3 および問題 4 のようにSI単位のPが使われるようになって来た。1 気圧＝1 kgf/cm²≒98000 Paなので、150気圧＝150×98000 Pa=14.7×10⁶ Pa ＝ 14.7 MPaとなる。（→『新訂版　図解ワンポイント生理学』、p.150、サイオ出版）